KB039067

한국
의사들이
사는 법

한국
의사들이
사는 법

안종주 지음

■ 머리말

1

우리는 2000년 의사 파업을 계기로 사회가 정상 작동되고 있지 않음을 느꼈다. 잘못된 의료 관행을 뜯어고치기 위한 수술 작업인 의약분업이 오히려 국민들을 벼랑 끝으로 밀어내고 있다. 건강보험료는 더 올라가고 개인 호주머니에서 직접 지불해야 하는 의료비도 크게 늘어났다. 그런데도 중병에 걸리면 목돈이 들어가는 것은 예나 지금이나 마찬가지이다. 더욱 늘어나야 할 보건소 등 공공 의료기관의 의사들은 사표를 내고 의사 파업 이후 돈벌이 환경이 매우 좋아진 개원가의 문을 앞다퉈 두드리고 있다. 실력 있는 의사들을 지금보다 훨씬 많이 데려와도 모자랄 판인 공공 의료기관에서는 오히려 질 좋은 의사가 줄어들고 있는 것이다. 국민을 상대로 한 싸움인 의사 파업에서 승리한 의사들은 전리품으로 엄청나게 높아진 건강보험 수가를 챙겼으며 곧바로 건강보험 재정 파탄을 가져왔다. 정치권과 정부는 재정 파탄을 해결하기 위해 국민들로부터 세금을 더 걷기로 했고, 담배에 건강부담금을 몇십 배 더 많이 매겨 부족한 재정을 메우고 있으며, 한쪽에서는 민간 의료보험제도를 본격 도입해야 한다고 목청을 높이고 있다. 의사들도 이런 목소리에 가세하고 있다. 민간 의료보험의 시행은 저소득층과 서민들의 의료 접근을 더욱 낮출 것이다. 병원 이용에서도 부익부 빈익빈 현상이 더욱 심해질 것이 분명하다.

의약분업과 의사 파업은 이처럼 한국의 의료를 위기로 몰아넣고 있다. 이 시점에서 한국 의료의 위기가 왜 생겼으며 어떤 상태인지를 정확하게 진단할 필요가 있다. 이런 진단을 토대로 이를 극복하기 위한 전략을 세워야 할 것이다. 이를 위해서는 한국 의사들의 세계를 속속들이 들여다볼 필요가 있다. 한국 의료의 위기를 정확하게 진단하고 그 극복 방안을 찾아 실천하는 것은 위기의 한국 사회를 정확하게 진단하고 위기를 탈출하는 데 밑거름 구실도 할 수 있으리라 본다.

2

한국 의료의 위기는 의사 집단에서 비롯한 것이다. 따라서 한국 의료의 위기를 분석하는 것은 곧 한국의 의사 사회를 분석하는 것이다. 하지만 2002년 한국에서 의사에 관한 글을 쓰기란 쉽지 않다. 2000년 정부와 시민단체, 그리고 약사, 국민들을 적으로 한 싸움에서 승리한 의사들을 비판하는 글을 쓴다는 것은 그들로부터 심한 비난을 받을 가능성이 매우 크기 때문이다. 그래서 심하게 말하면 '아파도 병원 문턱을 넘지 않을 각오'를 하고서 쓸 수밖에 없는 것이 의사에 대한 비판의 글이다.

어느 기자는 이런 이야기를 한 적이 있다. "기자 사회에서 절대 끼여들어서는 안되는 일이 3개 있다. 그 하나가 종교집단간 또는 종교

집단 내 분쟁이고 두번째가 사학 내부 분규이며 끝으로 의사와 약사 또는 한의사와 약사, 의사와 한의사 등 보건복지부 이익집단간 분쟁이다." 이들 집단들의 싸움에 끼여들어 어느 한쪽을 두둔했다가는 반대편으로부터 엄청난 항의와 협박을 받게 될 것이고 양쪽 모두를 비판할 경우 모두로부터 손가락질을 받을 것이기 때문에 아예 끼여들지 않는 것이 현명하다는 것이다. 하지만 지식인이라면 이를 그냥 두고볼 수만은 없다. 나름대로의 철학과 잣대를 가지고 올바른 길을 안내하지 않을 수 없다. 비록 어느 한쪽으로부터 돌팔매질을 당하더라도 약자와 사회 전체, 그리고 국민의 이익을 위해 나서지 않을 수 없다.

어느 집단이든 집단의 이익이 있게 마련이다. 이는 집단의 이익을 위해 노력하는 것 자체가 죄악이 될 수는 없다는 것을 뜻한다. 한국 의사들의 이익을 대변하는 곳은 대한의사협회. 대한의사협회는 우리 사회에서 가장 대표적인 의사 이익집단으로 자리매김해오면서 많은 공과(功過)를 함께 지니고 있을 것이다. 여기서는 공(功)보다는 과(過)에 칼날을 들이댈 것이다. 그 동안 우리 사회에서 만연했던 각종 의료 비리를 뿌리뽑는 데 대한의사협회는 과연 얼마만큼 심혈을 기울여왔는가. 그 동안 심각한 사회문제가 되어왔던 허위 진단서 발급, 유령 교통사고 환자 만들기, 태아 성감별, 무분별한 낙태와 제왕절개 수술, 주사제 남용, 항생제 과다 처방, 건강보험 허위 청구 또는 과다 청구 등등 그 많은 의료 비리와 부도덕을 뿌리뽑기 위해 얼마나 노력했는가 묻고 싶다. 이런 의료 비리 척결보다는 자신들의 주머니를 불리기 위한 일에 더 발벗고 나서 극한 투쟁까지 일삼은 것은 아닌지 지난 일을 살펴보길 바란다.

어찌 보면 우리나라 사람처럼 자신들에게 해가 될 의사들의 집단 행동에 대해 관대한 아량을 보이는 국민들을 지구상에서 찾기가 쉽지 않을 것이다. 의사들의 집단행동에 정부, 정치권, 시민단체, 언론, 사회지도층, 종교계 등 그 어느 누구도 효과적인 대응을 하지 못했다. 그리고 그 결과는 어설픈 의약분업과 엄청난 국민 부담 증가를 가져왔다. 심하게 말하면 의사들만 배불리기에 성공했다. 물론 그 곁에서 떡고물을 말없이 챙긴 집단도 있을 수 있겠지만 말이다.

이제 우리 사회는 의사 집단의 성격을 확실하게 알아야 할 때가 됐다. 이들의 특성과 이들이 최근 벌였던 파업의 소용돌이 속에서 행한 언행을 냉철하게 분석해 그 대응책을 내놓아야 한다. 그것은 정부나 학자, 언론, 시민단체, 정치권 등 가운데 어느 한 집단이 떠맡아 해결해야 할 문제는 아니며 해결할 수 있는 문제도 더더욱 아니다. 대한민국에서 숨쉬고 있는 모든 이들이 해내야 할 일이다. 그래야만 앞으로 이와 유사한 사안이 터졌을 때 현명하게 대처할 수 있다. 그들은 다시 의사일 수도 있고 변호사나 교사 등 다른 집단일 수도 있다. 특히 중점적으로 말해야 할 부분은 우리 사회에서 힘있는 집단들이 '막무가내식' 집단행동을 보일 때 어떤 처방을 해야 하는가이다. 2000년 의사 파업 때 정부가 내놓은 처방은 전혀 효과적이지 못했다. 그 처방은 의사들의 극한 투쟁이라는 중병을 다스리기는커녕 의사들의 상습 집단행동증을 부추기는 데 한몫을 한 것이 아닌가 하는 생각이 든다. 2000년 의약분업 대투쟁에서 집단행동으로 승리를 쟁취했다고 믿는 의사들은 2001년 들어서도 정부의 보험 재정 안정화 대책 등에 대해 걸핏하면 집단행동을 경고하고 나섰다. 2002년에도 다시 의사들이 집단행동을 벌일 조짐을 보이고 있다. 이제 한국에서는 의사들을 빼놓고 의료 개혁을 말하기 어렵다. 건강보험 재정 안정과 건강보험 수가, 건강보험료 인상 등이 문제가 될 때에도 반드시 의사라는 '거산(巨山)'을 넘어야 한다. 새로운 의료지불시스템인 포괄수가제나 전 국민 주치의 제도도 의사들과 한바탕 씨름을 벌여 이긴 뒤에야 이룰 수 있다. 공공 의료를 지금의 몇 배 이상의 수준으로 대폭 확충하기 위해서는 먼저 이를 반대하는 의사들과의 전면전에서 승리해야 한다. 2002년 한국 사회에서 의사는 정말 두려운 존재이고 앞으로도 상당 기간 그럴 것이다.

2000년 의사 파업은 겉으로는 의료 개혁을 내세웠지만 실제로는 의사들의 권리 — 그 권리의 핵심은 다름아닌 의사들이 편하게 돈을 많이 벌 수 있는 의료제도를 만들자는 것이다 — 를 더 많이 확보하기 위한 싸움이었다. 그 결과는 대성공이었다. 다시 말해 2000년 의사 파업은 부자 의사는 더욱 부자로, 보통 의사 역시 부자로 만들어준 결정적인 계기가 되었다.

2000년 의사 파업은 부자 의사를 양산하는 계기가 된 것은 분명하며 동시에 '가짜 의사'를 많이 만들어내는 촉매제 구실도 했다. 여기서 말하는 '가짜 의사'는 무자격 의사, 이른바 돌팔이 의사를 말하는 것이 아니다. 의사 본연의 임무인 환자를 돌보는 일보다는 돈 버는 일에 더 관심을 쏟는 의사를 말한다. 가짜 의사란 수단과 방법을 가리지 않고 돈을 버는 의사라고도 할 수 있다. 의사가 어떻게 해서라도 하루빨리 환자의 병을 완쾌시키고 환자에게 정확한 건강 정보 또는 의료 정보를 알기 쉽고 친절하게 가르쳐주기보다는 대충대충 환자를 보고 어떻게 해서라도 자주 환자가 병·의원을 찾게 만들며 똑같은 효능의 약이라도 더 비싼 약을 처방하거나 투약하는 의사들이 바로 '가짜 의사'이다. 제약회사로부터 리베이트 받은 약만을 처방하는 의사, 국내외에서 열리는 학회나 해외여행 때 지원금을 대주거나 기부금품을 준 제약회사의 약만 처방하는 의사, 돈을 받고 특정 병원에 교통사고 환자를 보내주는 의사, 치료할 것이 없는 데도 교통사고 환자 등을 병원에 붙잡아두는 의사는, 비록 유수 의과대학에서 전공의 과정을 마치고 전문의 자격까지 딴 의사라 할지라도 가짜 의사에 지나지 않는다. 자신의 친인척 가운데 약사 자격증을 지닌 사람을 자신의 병·의원 바로 옆 또는 같은 건물에 입주케 한 뒤 환자를 몰아주는 의사는 가짜 의사임에 틀림없다. 병원 옆에 자신이 돈을 댄 약국을 개설하고 약사면허증을 지닌 사람을 고용해 환자를 그곳으로 가게끔 유도하는 의사는 진짜 의사가 아니다.

또 건강보험 적용이 안되는 시술법이나 기기를 동원해 일반 진료비를 받아 챙기면서도 이를 사전에 환자에게 알리지 않는 파렴치한 의사들은 가짜 의사들이다. 의료에 대해 잘 모르기도 하고 치료를 받아야 하는 약자의 처지에 놓여 있는 환자의 약점을 교묘하게 이용해 비싼 진료를 받도록 유도하는 의사들 또한 가짜 의사다. 자신의 실수로 환자가 죽었거나 상태가 악화되는 의료 사고가 발생했을 때 진료기록부를 조작하거나 내용을 잘 모르는 환자들에게 책임을 떠넘기는 의사는 정말로 가짜 의사임에 틀림없다.

대한민국의 의사들은 이제 변해야 한다. 변하는 것도 조금이 아니라 완전히 바뀌는 환골탈태(換骨奪胎)가 이루어져야 한다. 의약분업과 관련한 주장을 수시로 바꿔 국민들을 헷갈리게 만들어 그 결과 의약분업 자체에 대해 부정적인 생각을 갖도록 만드는 일을 그만둬야 한다. 자신을 바꾸기 위해서는 지금까지 잘못한 부분을 툭 터놓고 반성해야 한다.

의사들은 의료제도를 탓하기 전에 의사로서의 양식과 인간으로서의 최소한의 양심마저 저버린 일은 없었는지 되돌아보고 국민들에게 자신들의 잘못을 낱낱이 고해야 할 것이다.

그리하여 이제는 '싸우는 의사(fighting doctor)'가 아니라 '치유하는 의사(curing doctor)'가 되어야 한다. '의사 먼저(doctor first)'가 아니라 '환자 먼저(patient first)'의 자세를 가져야 한다. 이런 자세와 철학이야말로 '역지사지(易地思之)'의 자세이며 더불어 살아가는 상생과 조화의 철학이다. 이런 자세와 철학만이 위기에 놓인 한국 의료를 살릴 수 있다. 이런 자세와 철학을 지닌 의사는 국민을 건강하게 하고 나라를 튼튼하게 만들 수 있다. 그런 의사야말로 인생에서 진정한 승리자가 될 수 있다.

3

이 책의 글은 파업에 동참한 의사들의 처지에서 보면 건전한 비판이 아닌 비난처럼 보일 수도 있겠다. 하지만 의약분업 때 온갖 수모를 당한 국민들로서는 이 글을 읽고 당시 가슴에 맺혔던 응어리를 풀어 내리는 특효약처럼 느낄 수 있을 것이다. 그리고 의사들의 세계에 대해 잘 모르는 사람들에게는 새로운 시각을 갖게 할 수 있으리라 믿는다.

필자는 오랫동안 의료 또는 보건복지 분야의 취재 보도를 하면서 의사들에게 음으로 양으로 신세를 진 일이 많다. 뛰어난 치료법이나 의사들을 소개한 적도 많다. 필자의 부탁을 받고 환자를 성심껏 진료해준 의사나 어려운 처지에 놓인 환자들을 때로는 무료로 치료해주는 의사도 있다. 일선 기자로 있으면서 쓴 마지막 기사는 김영삼 정권 때 이루어진 마구잡이식 의과대학 신설의 내막과 문제점을 파헤친 것이었다. 이 기사를 읽은 의사협회 간부들로부터 격려를 받기도 했다. 꼭 이런 이유 때문만은 아니겠지만 보건복지부 출입 기자로서 일선 기자를 마치고 데스크(부장)가 되어 내근을 할 때인 1998년, 의사협회는 상당한 상금이 부상으로 주어지는 녹십자언론인상 수상자로 필자를 선정하기도 했다. 그만큼 의사 집단과는 고운 정 미운 정이 많이 들었다고 할 수 있다. 하지만 1999년 의약분업이 실시되기 전과 2000년 의약분업이 이루어진 해, 그리고 2001년 의사들이 보여준 언행은 지금까지 가졌던 의사 집단에 대한 한 가닥 남은 희망마저도 빼앗아 갔다. 그래서 펜을 들었다. 평소 의사에 비판적인 생각을 가진 사람들도 이제는 '의사'라는 말만 들어도 진절머리가 나고 귀찮아서 의료 문제는 외면키로 했다는 사람들이 많았다. 하지만 누군가는 본격적인 의사 비판서를 내야 한다고 생각했다. 이왕 의사를 비판할 바에야 표현도 에둘러 하지 않기로 마음먹었다. 이 글 곳곳에서 의사들의 눈에 거슬릴 만한 표현을 볼 수 있을 것이다. 이는 비판을 제대로, 그리고 강력하게 받아야만 논쟁이 생기고 이를 계기로 반성과 함께 새로운 모습을 보이려는 의사들이 많아질 것이란 나름대로의 판단 끝에 이루어진 것이다.

이 책의 출판을 계기로 한국 의사들의 과거 모습과 한국 의료의 과거 모습을 되새김질해보고 우리들은 2000년 의약분업 파동 때 어디서 무엇을 했는지를 반성해보았으면 한다. 물론 여기에서 단 한 명의 의사라도 빠져서는 안된다. 그래서 이 책은 그 어느 누구보다도 의사들이 읽어야 할 것이다. 다른 의료계 종사자들도 이런 반성에 적극 참여해야 할 것이며 더불어 진정한 의사의 길은 무엇이고 이들이 해야 할 의료 개혁은 어떠해야 하는지를 논의해보자. 국민을 정말 편안하고 건강하게 만드는 정책을 펴는 것이 얼마나 어려운가가 이번 의약분업 파동으로 드러났다. 앞으로 의약분업뿐만 아니라 우리 앞에는 많은 의료 개혁 과제가 남아 있다. 이런 개혁은 비단 의료분야뿐만 아니라 복지분야, 환경분야, 교육분야, 세정분야, 금융분야 등 많은 분야에서 이루어져야 한다. 그때마다 의약분업 때 겪었던 홍역을 다시 치를 수는 없다. 이 책의 진정한 의미는 사회 개혁을 위한 하나의 밑알이 되는 것이다.

이 책의 출판을 결정해준 도서출판 한울 김종수 사장과 한울 가족 여러분, 그리고 초고를 읽고 많은 조언과 격려를 해준 한울의 차익종

기획실장께 감사드린다. 또 그 동안 의사들의 전화 공세 등에 시달리면서도 의사 파업을 소재로 풍자와 위트가 가득한 <한겨레그림판>을 그려온 장봉군 화백이 주옥같은 만평을 기꺼이 이 책에 사용할 수 있도록 허락해준 것에 감사드린다.

2002년 4월
관악산이 바라다보이는 과천에서
안종주

차례

3부 의사 파업과 의약분업 다시 보기

4부 한국 의료 희망 말하기

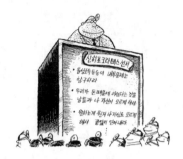

1부 한국 의사들이 사는 법

대개 회사원들은 틀에 박힌 직장생활을 하고 매달 월급을 받는다. 의사들도 마찬가지로 개원의사든 월급을 받는 봉직의사든 다람쥐 쳇바퀴 돌 듯이 환자를 진료하며 돈을 번다. 하지만 실제 의사들의 세계를 모르는 사람들이 그들의 세계를 들여다보면 보통의 회사 원과는 매우 다르다고 느낄 것이다. 앞으로 그 동안 감춰져왔던 그들만의 세계를 생생하게 이야기하려 한다.

1
한국 의사들의 돈 버는 비결

환자들은 의료에 대해 무지

한국 의사들의 돈 버는 비결을 알면 아마 누구라도 부자가 될 수 있을 것이다. 의사들은 여러 면에서 돈을 잘 벌 수 있는 조건을 두루 갖추고 있다. 이들은 석가모니가 그 해답을 찾고자 고행했던 화두인 생로병사(生老病死)와 모두 관련된 직업인이다. 아기를 가지거나 출산하기 위해서는 병원에 가야 한다. 또한 임신한 아기를 낳고 싶지 않을 때에도 그곳에 가야 한다.

한국인의 평균 수명이 74.4세이고 이 가운데 건강 수명은 64.3세인 것으로 최근 보건복지부 조사 결과 드러났다. 이는 10.1년이라는 기간 동안은 건강하지 못한 상태라는 뜻이다. 이 기간 내내 병원에 있거나 병원을 찾아가지는 않는다 하더라도 상당 기간은 병·의원의 신세를 질 수밖에 없으므로 동서고금을 막론하고 의사들은 돈을 벌 수밖에 없다.

간혹 신문에 보도되는 것처럼 자신의 고질병을 치료해주었거나 자신이 앓다가 숨겨간 질병 연구에 써달라고 수천만 원에서부터 수십억 원에 이르기까지 거액을 선뜻 기증하는 재벌 총수나 장삼이사(張三李四)들이 종종 나오는 것은 그만큼 의사들이 하는 일이 중요하다는 방증이다.

의사들은 돈을 버는 데 환자들이 의료에 대해 무지하다는 사실을 가장 많이 이용한다. 보건경제학 등에서는 이를 '정보의 비대칭성(asymmetry of information)'이라는 용어로 설명한다. 한마디로 의사들은 의료 정보에 대해 잘 알고 있는데 환자(일반 소비자)들은 무지에 가깝다는 것이다. 최근 매스컴 등을 통한 의료 정보의 범람과 인터넷 확산으로 이런 정보의 비대칭성이 많이 약화된 것이 아닌가 하고 생각할 수도 있으나 의료가 워낙 전문적인 분야라 이런 비대칭성 완화에 별 영향을 끼치지는 못하고 있다.

이런 것을 의사들은 매우 잘 안다. 그래서 이번 의약분업 사건 와중에 익명이 보장되는 사이버 공간에서 의사들이 마구 한풀이를 하면서 "의료에 대해 X도 모르는 것들이 의사들더러 이러쿵저러쿵 해라 간섭한다"고 글을 올리거나 "수능 400점 만점에 380점도 못 맞아 본 너희들이 뭘 알아. 우리가 의사(전문의)가 되기 위해 얼마나 피눈물 나는 노력을 했는지 알아. 그래서 의사로서 품위 있는 생활을 할 돈을 받겠다는데 웬 잔말이야"라고 자신있게 말한다.

만약 환자들이 의사만큼 의료 지식과 정보를 가지고 있다면 의사가 자기 마음대로 수요를 만들어내지 못한다. 그러나 현실은 그렇지 못해 의사들은 마음먹기에 따라 얼마든지 환자들에게 "이런 치료를 하면 이런 효과가 있습니다. 그런데 건강보험 적용이 안돼 돈이 조금 더 들어갑니다"라고 말해 그 환자가 의사가 권유하는 치료를 받게 만들 수 있다.

감기환자에게도 알부민 주사를

그리 큰 병을 앓아본 적이 없는 필자도 그런 경험을 했다. 어느 한 이비인후과 전문 의원에서 감기 증세로 치료를 받는데 의사는 대뜸 "빨리 치료하시고 싶으면 알부민 주사를 한 대 맞으면 됩니다. 그런 데 주사를 맞는 데 시간이 좀 걸리고 비용이 몇만 원 들어갑니다"라 고 권유한다. 사실 의사들의 권유에 "나는 그런 것 필요 없습니다"라 고 말할 환자들은 거의 없을 것이다. 그것을 거절하는 순간 다음 번 에 의사가 치료를 소홀히 하지 않을까 하는 생각도 들고 다른 곳으로 다시 치료를 받으러 가려면 또 다른 의원을 골라야 하기 때문이다. 그런데 이 의사는 나한테만 그렇게 하는 것이 아니었다. 이미 앞서 이런 주사를 맞고 있는 사람이 있었고 내 뒤에도 비슷한 환자가 있었 다. 이런 것으로 보아 이 의사는 상습적으로 환자들에게 이런 식의 권유를 하는 것 같았다.

이 의사는 최근에는 이산화탄소 레이저 기기를 도입해 진료실 한 복판에 설치해놓고 코가 막히거나 코가 좋지 않은 사람들에게 눈에 고글(보호 안경)을 쓰게 한 뒤 1, 2분 가량 레이저로 쬐게 한다. 환자 들에게는 이 치료를 받을 것인지, 받지 않을 것인지를 묻지도 않고 일방적으로 뒤로 젖혀지는 의자로 된 치료대에 눕도록 해 레이저빔을 쬐게 만든다. 환자들은 이런 치료를 받으면 금방 나을 것 같은 생각 을 하게 된다. 하지만 이 치료는 건강보험 적용을 받지 못하는 치료 법이어서 환자가 진료비를 100% 부담해야 한다. 이런 사실을 대부분 의 환자들은 알 턱이 없다. 이 때문에 이 병원을 찾은 많은 환자들은 간단한 감기나 감기 증세로 진료받고 난 뒤 자신의 호주머니에서 직 접 내야 하는 총 본인 부담금이 1만 원 가까이나 된다. 물론 처방전을 받아들고 약국에서 약값을 내는 것은 별도이다.

그리고 툭하면 이 의원과 같은 층 바로 옆에 들어선 약국에 가서 주사제를 받아오도록 주사제 처방을 낸다. 이 약국에 가면 주사제를 수백 개씩 쌓아놓고 있다. 이것만 보더라도 얼마나 주사제를 마구 처방하는가를 잘 알 수 있다.

또 "비보험 치료 항목은 환자에게 사전에 알려주어야 하는 것 아니냐"고 필자가 따지듯이 물으니까 "접수대 창구 옆에 레이저 치료에 관한 안내 지침서를 붙여놓았기 때문에 따로 고지할 필요가 없다"고 퉁명스럽게 대답하며 '별난 사람 다 보겠다'는 표정을 짓는다. 접수 창구로 가 자세히 살펴보니 위쪽 유리 칸막이에 "레이저 치료를 받으면 치료가 매우 빠르다. 하지만 3,000원을 부담해야 되므로 치료를 받고 싶지만 돈 문제가 부담이 되는 사람은 꼭 치료를 받을 필요는 없다"는 내용의 A4 용지 크기의 '레이저 치료 안내문'을 붙여놓았다 (아마 이 내용을 꼼꼼하게 읽거나 보는 환자들은 별로 없을 것이다). 3,000원 때문에 이런 좋은 치료를 놓치지 말라는 이야기로 들린다. 이런 식으로 법 망을 피해나가겠다는 의사의 발상 자체가 놀라울 따름이다. 이 의사가 하는 방식대로라면 모든 비보험 진료는 환자에게 따로 알리지 않고 병원 아무 곳이나 내용을 간단하게 적어놓기만 하면 된다.

이 레이저 치료가 얼마나 효과가 있는지는 모르지만 그렇게 치료 효과가 좋다면 의사들이 당연히 건강보험이 적용되도록 발벗고 나서야 하고 건강보험에 적용된 뒤 환자들에게 권해야 할 것이다. 하지만 이산화탄소 레이저 기기를 들여놓지 않은 다른 이비인후과 의원들도 많은 것으로 보아 일부 이비인후과 의원들이 값비싼 레이저 기기를 들여놓고 이를 이용해 돈을 벌고 있다는 인상을 지울 수 없다. 이런 식으로 하루에 수십 명의 환자에게 레이저 치료를 받게 한다면 1년도 되지 않아 기기비를 뽑고도 엄청나게 돈을 벌 수 있을 것 같다. 아무리 재주가 없는 의사라도 적어도 1년에 중형 아파트 한 채를 살 수 있는 돈을 벌 수 있지 않을까. 정말 떳떳하다면 이런 치료를 처음 받는 환자에게 이것은 건강보험 적용이 되지 않아 3,000원을 따로 내야 하고 그렇게 되면 진료비가 본인 부담만 8,000~9,000원이 나온다는 사실을 의사가 환자들에게 직접 알려야 할 것이다.

환자들은 자신이 앓고 있는 질병에 어떤 치료가 가장 바람직하며 어떤 의사가 가장 성실하게 진료하고 바가지를 안 씌우는지를 잘 모른다. 그리고 그 치료가 건강보험에 적용되는지, 건강보험이 적용되는 이와 비슷한 진료가 있는지를 잘 모른다.

의사들이 돈을 많이 번다는 것은 국민들이 그만큼 자신의 호주머니에서 직접 내거나(본인 부담금) 건강보험료 납부와 정부의 의료비 재정에 해당하는 국민의 세금 등을 통한 간접적인 방법으로 그만큼 돈을 많이 내는 것을 뜻한다. 의사들이 잘살면 잘살수록 국민들의 의료비 지출이 증가하는 것이다. 이처럼 의료비를 많이 지출한다고 해서 국민들의 건강권이 그만큼 비례해서 확보되는 것은 아니다. 물론 의사들이 생활에 찌들 정도로 벌이가 형편없게 되면 국민들의 건강권도 제대로 보장을 받지 못하겠지만 말이다.

따라서 국민들이 건강권을 제대로 보장받기 위해서는 적정한 수준에서 국민들의 의료비가 지출되도록 제도를 만들어야 하고 의사들의 벌이도 사회적으로 받아들일 수 있는 수준에서 유지되도록 해야 한다. 정부, 국민, 의사단체 등이 서로 합의해 그것이 월 500만 원이 됐든, 아니면 월 800만 원이 됐든 적정한 의사들의 평균 수입 선을 정해야 하며 이를 토대로 건강보험 수가 등 각종 의료정책을 꾸려나가야 할 것이다. 또 의사들의 과잉 진료를 막기 위한 각종 정책도 튼실하게 꾸려나가야 한다.

2
의사의 평균 연봉은 1억? 2억?

돈은 항우(項羽)보다 힘이 세다

자본주의 사회를 움직이는 가장 큰 힘은 돈이다. 요즘은 아무리 좋은 뜻을 가졌더라도 돈이 없으면 이를 실천하기 힘들다. 경제적으로 어려운 사람을 도우려고 해도 역시 돈이 필요하다. 자신이 가진 좋은 아이디어를 상품으로 개발하려고 해도 돈이 필요하다. 모든 일이 반드시 그렇지는 않지만 대체적으로 많은 돈이 있으면 더 많은 일을 할 수 있는 것이다.

그래서 '의사들이 얼마를 벌면 적당할까?'라는 물음에는 정답이 없다. 정답은 없지만 그나마 정답에 가까운 모범 답안은 낼 수 있을 것이다. 먼저 의사들이 얼마나 돈을 벌거나 받는지를 알 필요가 있다. 아마 의사들의 수입이 얼마나 되는지에 대한 세무 당국의 자료가 있을 것이다. 하지만 국세청은 이를 공개한 적이 없으며 공개할 뜻도 없는 것 같다. 그래서 전국에서 가장 돈을 많이(적게) 버는 의료기관이 어디이며 어떤 의사가 가장 돈을 많이(적게) 버는지, 어떤 의사가 월급을 가장 많이(적게) 받는지를 알 수 없다. 그리고 연간 소득이 1,000만 원 미만인 의사가 있는지, 1,000만~3,000만 원 미만인 사람은 몇 명인지, 3,000만~5,000만 원 미만, 5,000만~1억 원 미만, 1억~2억 원 미만, 2억~5억 원 미만, 5억~10억 원 미만, 10억 원 이상인 의사는 과연 몇 명이나 되는지 알 수 없다. 이를 알아야만 전체 의사들의 수입 규모를 알 수 있고 의사들의 평균 소득 수준을 파악할 수 있다.

의사들의 소득 수준을 파악하기가 쉽지 않은 데에는 여러 가지 이유가 있다. 먼저 자영업자에 해당하는 개원의사들의 경우 벌어들이는 수입이 건강보험 진료비만 있는 것이 아니라 일반 진료비 등도 있어 정확한 수입 규모를 파악하기는 쉽지 않다. 또 월급을 받는 의사(봉직의)들도 일반 회사원과는 달리 세금을 제대로 내지 않고 편법을 사용해 총규모(Gross Income)가 아닌 순규모(Net Income)로 받는 곳이 많다. 게다가 월급봉투에는 계산되지 않는 각종 수당과 리베이트 등 음성 수입이 많아 의사들의 실제 소득 수준을 가늠하기란 매우 어렵다.

필자가 잘 아는 의사 가운데 '대한민국에서 내로라' 하는 성형외과 의사가 있었다. 의과대학 교수로 있으면서 성형외과 분야에서 이름을 떨쳤는데 나중에 서울 강남에서 개원을 했다. 미스코리아 심사위원까지 오랫동안 지냈으며 매스컴에도 많이 등장해 전국적으로 유명한 의사였다. 이런저런 이유로 해서 1년에 버는 소득이 정확하게는 모르지만 몇억 원(아마 5억 원 이상은 됐던 것 같다)이 넘었던 것으로 알려졌다. 문제는 세금이었다. 1년에 2억 원을 버는 것으로 신고하는 것과 1년에 5억 원을 버는 것으로 신고하는 것 사이에는 내야 할 세금에서 차이가 엄청났다. 성형외과가 벌어들이는 진료비의 대부분은 건강보험 적용이 되지 않는 것이어서 다른 일반 의원에 비해 탈세가 비교적 쉽고 실제로 거액 탈세 문제로 가끔 유명 성형외과 의사가 신문 사회면에까지 등장하기도 한다. 대개 이런 곳에는 일부 질이 나쁜 세무공무원들이 달려들게 마련이고 이 의사도 그런 소용돌이에 휘말리게 됐다고 한다. 이런 세무공무원들은 대개 이런 식으로 흥정한다. '5억 원으로 소득 신고하면 세금으로 2억 원이 나갈 테니 세금이 5,000만 원만 나가도록 해주겠다. 그 대신 5,000만 원을 나한테 다오.' 그렇게 되면 의사는 1억 원의 세금을 덜 낼 수 있고 세무공무원은 비위(非違) 사실이 적발되면 구속되는 위험이 따르기는 하지만 5,000만 원을 가만히 앉아서 벌 수 있기 때문에 '누이 좋고 매부 좋은' 격이다. 결국 손해가 나는 것은 국가, 즉 국민인 셈이다. 또 이런 일이 의료기관 곳곳에서 일어나면 의사들의 실제 소득이 드러나지 않고 빙산의 일각만 드러나 실제로는 의사들이 엄청난 수입을 올리면서도 '의사도 별 볼일 없다'는 인상을 국민들에게 심어줄 가능성이 높아진다.

의사들의 공공연한 탈세

개원의사뿐만 아니라 이른바 월급쟁이 의사들에서도 탈세가 광범위하게 이루어지고 있다. 몇 년 전 실제 있었던 일이다. 필자와 개인적인 친분이 있는 수도권 어느 위성도시 대형 병원의 소유주인 병원장이 털어놓은 이야기이다. 무슨 이유인지는 몰라도 갑자기 국세청 직원들이 들이닥쳐 병원을 한 달 가량 특별 세무조사를 해 엄청난 액수의 세금을 추징당했다는 것이다. 액수가 너무 많아 병원이 휘청거릴 정도였는데 가까스로 돈을 구해 수습했다고 한다. 이 병원은 그때까지 의사들의 요구에 따라 정상 월급을 세무 당국에 신고하지 않아 실제 월급에 걸맞은 소득세 등을 세무 당국에 내지 않은 채 순지급액으로 한 달에 800만 원을 줘왔다. 이렇게 하는 것이 편법인 줄을 알

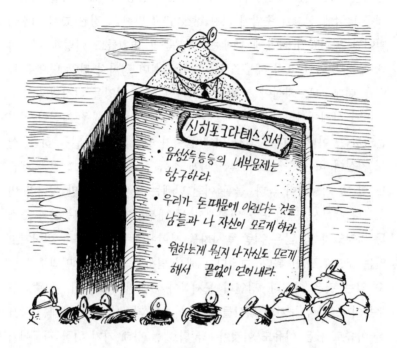

계산되지 않는 각종 수당과 리베이트, 온갖 편법을 이용한 탈세는 의사들의
실제 소득 수준을 가늠하기 어렵게 한다.

고 있었지만 의사들의 한결같은 요구와 자신이 의사라 의사의 세계를 잘 아는 처지여서 설마 이런 것이 꼬투리가 잡히겠느냐는 안이한 생각을 하며 줄곧 병원을 운영해왔다는 것이다. 그러면서 독실한 기독교 신자인 그는 "앞으로는 의사들의 월급에서 정상적으로 세금을 떼어내 세무 당국에 신고할 수밖에 없지 않겠냐"고 말했다. 정권 교체 직후에 벌어진 일이었기 때문에 대개는 '대부분의 병원들도 이렇게 하는데 왜 우리 병원만 표적 세무조사를 벌이느냐'며 정치적 탄압 탓으로 돌렸을 텐데 그는 자신이 잘못한 일이라며 투명 경영을 다짐했다.

이런 사례에서 보듯이 의사들은 개원을 해 병·의원을 자신이 직접 운영하든, 아니면 다른 의사 밑에 들어가 월급을 받고 일을 하든, 실제 자신이 버는 수입보다 훨씬 적게 소득 신고를 하고 그 결과 세금도 덜 낼 가능성이 높다. 물론 이런 탈세는 의사 집단뿐만 아니라 변호사나 세무사, 변리사, 공인회계사 등 대부분의 전문 직종인과 고소득 자영업자 등 많은 직종 종사자들 사이에서 너무나 자주 벌어지고 있는 것으로 보면 된다. 그렇다고 해서 의사들의 탈세에 면죄부를 줄 수 있는 것은 아니다. 당연히 문제삼아야 하며 정화해야 할 중요한 부분이다. 한국 누가회 의사들이 의사 개혁 가운데 탈세 문제를 중요한 이슈로 꼽은 이유도 이것이 '참 의료'를 향해 가기 위한 관문이기 때문이다.

그런데 3차 의사 파업의 와중에 대학병원 의사들의 소득을 어느 정도 가늠할 수 있는 자료가 국회에서 나왔다. 교육부가 국회에 제출한 자료에는 1998년 의과대학 교수(정교수)들이 연봉으로 많게는 1억 500만 원, 적게는 7,700만 원 가량을 받는 것으로 되어 있다. 일반 대학 동일 호봉 교수와 비교해 최고 2배 가량 많이 받는 것으로 나타났다. 공립병원인 금촌·속초·영월·의정부 의료원 전문의들이 받은 1999년 연봉은 진료 과목에 따라 상당한 차이를 보였다. 신경외과와 정형외과는 9,600만 원에서 1억 3,000만 원을 받았으며 방사선과 의사는 상대적으로 낮은 편으로 7,000만 원에서 1억 원 가량을 받았다. 또 군 복무를 대신하고 있는 공중보건의(전문의)도 의료원별로 상당한 차이를 보여 속초의료원은 3,200만~3,500만 원 가량, 금촌의료원은 2,400~2,500만 원을 받는 것으로 나타났다. 전문의가 아닌 일반 공중보건의는 이보다 훨씬 월급이 적을 것으로 보인다.

이런 월급 수준에 대한 평가는 사람에 따라 크게 차이가 날 것이다. 의과대학 교수, 특히 임상의사인 경우에는 방학에도 진료를 하기 때문에 결코 많은 액수가 아니라고 이야기할 사람도 있지만, 어떤 사람은 '역시 그래도 의사들이 돈을 많이 받는구나' 하는 생각을 할 것이다.

의사들의 수입 너무 많아

일반 국민들이 의사들이 받는 보수에 대해 어떤 생각을 갖고 있는지는 대한의사협회가 서울대학교 사회발전연구소에 맡겨 조사한 연구 결과에서 잘 드러난다. 2001년 1월 16일부터 2월 3일까지 전국에서 무작위 추출한 20세 이상의 성인 남녀 1,000명을 대상으로 가구 면접 조사한 결과 국민 10명 중 7명은 근로 강도 등에 비해 의사들의 현재 수입이 너무 많다고 생각하는 것으로 나타났다. 이를 더 자세히 살펴보면 전체 응답자 가운데 20.9%는 교육 훈련, 노동시간 등에 비해 수입이 매우 많다고 보고 있고, 49.1%는 다소 많다는 반응을 보였으며, 이밖에 '보통' 18.5%, '다소 적다' 5.2%, '매우 적다' 0.2%, '잘 모르겠다' 6.1% 등으로 '적다'는 응답은 5.4%였다. 의사 집안이나 의사와 비슷한 부류의 고소득층(변호사 등)을 제외한 거의 모든 국민은 의사의 수입이 실제 의사가 한 일에 비해 너무 많다고 느끼고 있는 것이다.

2000년 의약분업 시행 과정의 의료 수가 인상(모두 다섯 차례에 걸쳐 50% 가량의 수가 인상이 이루어졌다)에 대해서는 '다소 부적절' (47.6%), '매우 부적절'(35.3%) 등 82.9%가 부정적이었고, 긍정적인 응답은 '다소 적절'(5.7%), '매우 적절'(0.9%) 등 6.6%에 불과했다.

2000년 의사 집단 휴·파업 과정에서 이득을 본 집단으로는 '의사 및 의사 단체'(45.9%)와 '약사 및 약사 단체'(31.7%), '정부'(12.5%) 등을 꼽았다.

응답자들은 또 의사 등 전문가 집단의 생활 수준(100점 만점에 응답자 평균 45.7)이 의사(88.7), 변호사(87.3), 치과의사(85.1), 한의사(81.6), 약사(76.0) 순으로 높다고 답해 관심을 모았다.

이들 전문가 집단의 이미지(각 100점 만점)와 관련해 전문성 부분은 의사(77.2) - 치과의사(74.4) - 한의사(72.8) - 변호사(69.8) - 약사 (64.0), 윤리성은 한의사(53.5) - 치과의사(50.5) - 의사(47.8) - 약사 (46.8) - 변호사(43.5), 친절도는 한의사(54.6) - 약사(51.8) - 치과의사(50.1) - 의사(44.5) - 변호사(38.3) 순으로 나타나 의사들은 높은 전문성에 비해 윤리성과 친절도에서 낮은 평가를 받고 있는 것으로 분석됐다. 이밖에 의약분업 이후 약 구입처를 묻는 질문에 병·의원 근처(54.9%), 집 근처(20.2%), 대형 약국(4.1%) 등이 대다수였으나 19.9%는 '병·의원이 소개하는 약국'이라고 응답해 의료기관과 약국 간 담합이 상당히 많은 것으로 나타났다.

문제는 대부분의 의사들은 자신들이 엄청난 고생을 해서 의사 자격증과 전문의 자격증을 땄으며 그 과정에서 청춘을 다 바쳤기 때문에 마땅히 다른 전문 직업인에 비해 많은 보수를 받아야 한다고 여기는 것이다. 그리고 액수는 많으면 많을수록 좋으며 딱 잘라 말할 수 없다고 한다. 한마디로 열심히 하기만 하면 1년에 2억 원도 좋고 5억 원도 벌 수 있는 환경이 바람직하다고 생각하고 있다. 하지만 날이 갈수록 투명 경영을 요구하는 목소리가 높아가고 의사들에 대한 규제를 강화하려는 의료정책이 잇따라 시행되며 지금의 의약분업 시스템이 유지되는 한 과거와 같은 의료 환경은 있을 수 없다. 이 때문에 미래의 꿈을 크게 먹는 젊은 의사들이 정부의 의료 개혁 조치에 대해 가장 격렬하게 저항하는 것이다. 의사가 존경도 받고 돈도 많이 벌 수 있는 의료 시스템을 만들자고 말이다.

하지만 이것은 양립하기 어려운 문제이다. 돈은 많이 못 벌지만 존경을 받겠다든지, 아니면 최근까지 그래왔던 것처럼 존경은 못 받지만 돈을 많이 벌든지 선택을 해야 할 것이다. 왜냐하면 의사들의 소득은 그것이 정부의 세금에서 나온 것이든 보험료에서 나온 것이든 환자들이 직접 부담한 것이든 결국 모두 국민의 주머니에서 나온 것이기 때문이다. 의사들이 돈을 많이 번다는 것은 그만큼 국민들의 허리가 휘는 것을 뜻하기 때문에 자신의 등골이 빠지면서까지 의사들을 존경할 사람은 그리 많지 않을 것이다. 이 문제의 결론은 간단하다. 의사들도 그 어떤 과정을 거쳐 지금의 위치에 오르게 됐든 간에 특별한 존재가 아니라 국민들과 더불어 사회를 이루어가야 하는 존재이기 때문에 국민들이 부담할 수 있는 수준에서 의료비를 부담토록 하고 그런 수준에서 만족하며 지내겠다는 마음가짐과 훈련이 필요하다. 갓 전문의 자격증을 딴 의사의 연봉 수준이 3,000만 원이 됐든, 5,000만 원이 됐든 이를 받아들이는 자세가 매우 중요하다.

3
돈 행진곡

어느 교통사고 전문병원의 풍경

모든 병원은 아니지만 많은 병원들, 특히 교통사고 환자를 많이 다루는 병원들에서 밥먹듯이 벌어지는 풍경이 있다.

몇 년 전 출입처가 과천 정부청사에 있어 경기도 산본 신도시에서 과천으로 출근하는 길에 교통사고를 당해 병원에 잠시 입원한 일이 있었다. 한 주부가 신호가 바뀌었는데도 이를 무시하고 군포의 한 사거리를 달리다 신호에 따라 직진하던 나의 차를 옆에서 들이받았다. 다행히 운전석이 아닌 차 엔진이 있는 앞쪽 범퍼를 들이받아 그리 큰 사고는 아니었다. 앞부분이 찌그러진 자동차를, 연락하지도 않았는데 어떻게 알았는지 눈깜짝할 사이 사고를 알고 찾아온 견인차에 맡겨 정비소에 보내고 난 뒤 집으로 다시 돌아갔다. 한두 시간 지나니까 속이 메스껍고 머리가 어지러워 사고가 난 사거리에 있는 한 병원에서 진찰을 받았다. 의사에게 사건 경위와 증세를 이야기하니 진료 기록부에 이를 받아 적은 다음 방사선 촬영실로 가라고 했다. 의료기사가 컴퓨터단층촬영기로 머리에서부터 가슴에 이르기까지 10여 곳을 촬영했다. 그리고 끝난 줄 알았더니 다시 초음파 진단실에 가보라고 했다. 여기에서도 복부와 가슴 부위 등을 검사하더니 일단 병원에 입원한 뒤 경과를 보겠다며 입원 수속을 밟으라고 했다. 병실에는 이미 다른 환자가 한 명 입원해 있었다. 환자복으로 갈아입고 있으니 간호사가 링거액 주사약을 가지고 와서 놓으려고 했다. 아니 식사를 못하는 것도 아니고 심각한 증세가 있는 것도 아닌데 왜 정맥주사를 놓으려고 하느냐며 따졌다. 간호사는 병원에 입원하면 무조건 맞는 것이라고 한다. 이 병원 환자들은 모두 링거액 주사를 맞는데 '별 이상한 환자 다 보겠다'는 투로 이야기한다. 의사가 분명 처방한 것이냐고 물었더니 의사가 처방했다고 한다. "그러면 의사가 직접 병실로 오라"고 했더니 투덜거리며 돌아갔다. 그 뒤로는 링거 주사를 맞으라고 하지 않았다.

나중에 퇴원한 뒤 한참 지나 이런 이야기를 평소 잘 아는 한 의사에게 했더니 아마 환자의 상태가 매우 위중해지는 위급 사태가 생길 경우 약물이 곧바로 인체 주요 부위에 곧바로 도달할 수 있도록 정맥주사를 놓아야 하는데 이를 위해 병원에서는 흔히들 미리 정맥에 링거액 주사를 환자들에게 놓는다고 한다. 그러면 모든 환자, 특히 음식 잘 먹고 심각한 증상을 보이지 않는 환자들에게까지도 무조건 링거액 주사를 놓도록 의학 교과서에 되어 있느냐고 물었더니 그렇지는 않다고 대답했다.

이미 많은 병원에서 위급 사태를 대비해 정맥에 링거액 주사를 놓는 것이 아니라 입원 환자가 있으면 기본적인 돈벌이 수단으로 이런 짓을 한다는 것을 누구보다도 잘 알고 있었기 때문에, 보통 환자로서는 하기 힘든(의사나 의료진의 요구를 거부할 수 있는 환자는 거의 없다. 이번 세 차례의 의사 파업에서 대부분의 환자들이 보여준 유순한 태도가 이를 증명한다) 행동을 한 셈이다.

하룻밤 자고 나니 구토와 몸이 춥고 떨리는 증세가 완전히 사라졌다. 월요일 출근을 위해 일요일에 퇴원하려니까 원무과에서 며칠 푹 쉬시지 왜 일찍 나가려고 하느냐고 이야기한다. 이제 됐다며 퇴원하겠다고 하니 원무부장에게 안내한다. 원무부장은 그러면 사복으로 갈아입고 저녁에만 다시 입원하든지, 아니면 입원은 하지 않더라도 며칠 더 입원하는 것으로 해놓겠다고 한다. 그 말투가 이런 일을 다반사로 처리해온 듯한 인상을 주었다. "어차피 병원비 지불은 보험회사가 할 텐데 선생님은 신경 쓰지 말고 일을 보라"고 한다. 이런 일을 직접 경험하고 나니 병원들이 정말 해도 너무 한다는 생각이 들었다.

세상은 요지경, 교통사고 전문병원은 진짜 요지경

1995년 여름에 겪었던 이런 유쾌하지 못한 사건이 기억에서 채 사라지기도 전에 산본 신도시에서 1999년 가을 경기도 과천으로 이사한 직후 어느 토요일 오후였다. 집 앞 공원에서 자전거를 타던 막내아들이 슈퍼마켓에서 시장을 봐 가지고 집으로 돌아가던 칠순 할머니와 가벼운 접촉 사고를 일으켰다. 사고 순간 브레이크를 잡으며 손잡이 부분이 할머니의 어깨를 툭 건드린 정도였지만 걸음걸이가 신통치 않은 노인이어서 앞으로 넘어지고 말았다. 이 할머니는 갑자기 생각지도 않은 물체가 뒤에서 몸을 툭 쳐서 넘어지니 순간적으로 깜짝 놀랐던 모양이다. 일어나 벤치에 앉아 있었는데 다리에 힘이 죽 빠져 집으로 갈 수 없다면서 마냥 의자에 앉아 있는 할머니를 딱하게 여긴 한 학생이 휴대폰으로 119에 교통사고가 났다며 연락을 해 구급차가 이 할머니를 싣고 서울 사당동 전철역 사거리 부근에 있는 한 병원으로 싣고 갔다.

이 할머니를 데려다주고 과천으로 오던 119구급차 요원은 "댁의 아들이 사고를 냈다"며 집으로 연락을 해왔다. 병원으로 급히 연락을 해 응급실 당직 의사와 통화를 했다. 상태를 물었더니 "외상도 전혀 없고 별것 아닌 것 같다, 아마 좀 놀란 모양"이라고 대답했다. 하지만 119구급차에 실려왔기 때문에 병원에서 할 수 있는 모든 조치와 검사를 다 하겠다고 말한다. 10분 후면 도착하니 기다려달라고 하며 차를 급히 몰고 갔지만 이미 병원 인근에 살던 이 할머니의 딸과 사위가 와서 의사에게 필요한 검사를 모두 하라고 해 병원 응급실 쪽은 이미 엑스선 촬영에 들어갔다.

몸 전체 이곳저곳을 찍은 결과 아무런 이상이 없었다. 생채기가 나거나 긁힌 자국도 몸에 없었다. 붓거나 멍이 든 자국도 전혀 없었다. 전공의 정도의 나이로 보이는 이 의사는 아무런 이상이 없다며 할머니는 집으로 돌아가도 좋다고 했다. 그러면서 할머니가 나이가 많아 하루나 이틀이 지난 뒤 몸이 좀 아플 수도 있으니 입원을 하고 싶으면 입원하라고 권유한다. 과천에 있는 이 할머니를 직접 모시지 않고 서울에서 따로 살고 있던 딸네는 병원에 입원시키기로 했다.

입원 이틀 뒤에 만나자고 연락이 왔다. 할머니가 아무런 이상이 없고 식사도 잘하시기 때문에 그냥 퇴원시키려고 한다는 말이었다. 할머니도 초등학생이 멋도 모르고 실수해 그런 일이 벌어진 것을 핑계로 병원에 있기 싫다며 퇴원하려 한다는 것이다. 다만 이 일 때문에 할머니가 충격을 받아 집안일도 제대로 하기 힘든 만큼 20만 원만 주면 이것으로 식사도 사 드시게 하고 혹시 외래 진료를 받을 일 있으면 외래 진료비로 사용하려고 한다는 것이다. 그래서 20만 원과 그때까지의 병원비를 계산해줄 테니 이 돈을 받았다는 영수증을 써달라고 했다. 그러자 이 딸은 벌컥 화를 내며 그러면 없었던 일로 하자고 한다. 영수증을 써주면 마치 할머니를 가지고 자신들이 흥정을 한 기분이 들기 때문에 돈을 받은 사실을 증거로 남기기 싫다는 것이었다. 그러면서 병원에 보름이고 한 달이고 계속 입원시킬 테니 나중에 병원비가 많이 나오면 당신들만 괴로울 것이라고 협박성 발언을 서슴지 않았다.

119 구급환자는 모든 검사를 다 해야

이들의 행동이 마음에 켕겨 보건복지부에 근무하는 의사 출신 한 간부에게 부탁하고, 병원협회 고위 간부에게도 연락해 사정을 이야기했더니 병원협회 간부는 그 병원 소유주인 병원장이 잘 아는 대학 후배라며 연락을 한번 해보겠다고 한다. 복지부 간부도 그 병원 원무부장이 옛날 자신의 부친이 운영하던 병원에서 근무했던 사람이라며 잘 이야기하겠다고 한다. 하지만 그 결과는 신통치 않았다. 이 할머니를 맡고 있던 주치의(과장)가 "무슨 이야기를 하느냐"며 개의치 않더라는 것이다. 병원장은 자신이 병원장이긴 하지만 환자의 상태와 퇴원에 대한 전권은 담당 의사에게 있어 의사에게 퇴원과 관련해 뭐라고 말하기 어렵다는 이야기를 한다고 알려왔다. 원무부장은 자신이 이 환자를 퇴원시키라고 이야기할 수는 없지만 의사에게 알아듣도록 이야기해놓았다고 한다. 일주일이 넘도록 입원하고 있어 직접 주치의와 통화를 했더니 이 환자를 병원에서 특별히 치료하는 것이 없다고 한다. 하지만 의사가 환자의 퇴원을 권유할 수 없으며 이들이 나가겠다고 해야만 동의한다는 것이다. 만에 하나 환자에게 퇴원하는 것이 좋겠다고 환자나 그 가족에게 말하면 사고를 낸 상대방이나 보험회사가 대개 진료비를 떠맡는 교통사고 환자의 경우 의사에게 행패를 부릴 수 있다는 것이다. 이 말을 듣고 필자는 "자동차나 오토바이와 같은 교통사고가 아닌 자전거에 의한 단순 접촉사고를 가지고 교통사고처럼 생각하면 어떻게 하느냐"고 이야기했다. 이 의사는 이런 말을 전혀 마음에 두는 것 같지 않았다. "이 할머니의 경우 본인이나 그 가족들이 그럴 가능성은 희박하지만 만에 하나라도 그런 꼴을 당하면 선생님(필자)이 내(의사)를 도와줄 수 없듯이 나도 선생님을 도와주기 어렵다"고 한다. "언젠가는 퇴원하지 않겠느냐"고 이 의사는 말했다.

하도 어이가 없어 의사협회 간부로 있는, 잘 아는 한 외과의사에게 자초지종을 이야기했더니 그 의사에게 연락해 상황을 알아보겠다고 한다. 그리고 그는 "우리 의사들이 대부분 그렇다"며 이해하라고 한다. 복지부 간부도 교통사고 전문병원들의 행태가 대개 그렇다고 말한다. 재수 없다고 생각하라는 것이다. 그도 아무런 도움이 되지 못했다. 결국 이 할머니는 영동세브란스병원까지 가서 근육 파열 여부를 알아보는 특수 검사까지 받았으며 15일이나 병원에 있은 뒤 퇴원했다. 그리고 퇴원 뒤 곧바로 병원비 지급을 요구했다.

전국 곳곳의 많은 교통사고 전문병원에서는 병원에 입원하지 않으면서도 입원한 것처럼 꾸미는 일이나 치료가 필요 없는 멀쩡한 사람이 병원에 드러누워 상대방에게 돈을 많이 받아내려는 풍경이 일상적으로 벌어지고 있다. 이 때문에 교통사고가 난 것으로 위장한 뒤 돈을 뜯어내는 자해 공갈단도 심심찮게 나타나 말썽을 빚기도 한다. 만약 의사들이 정확하게 진단하고 의사의 양심에 따라 환자의 입원과 퇴원을 결정한다면 교통사고 공갈범이나 교통사고를 둘러싼 가해자와 피해자의 분쟁이 격화되지는 않을 것이다. 하지만 이런 모든 것들이 병원 수입을 늘리는 데 보탬이 된다는 이유 때문에 고쳐지지 않고 있다. 이렇듯 왜곡된 의료 행위가 횡행하는 데는 정부와 의사, 그리고 국민 모두에게 책임이 있는 것이다.

4
이전투의(泥田鬪醫)

의사는 내부고발자를 싫어한다

이전투구(泥田鬪狗)를 우리말로 풀어쓰면 '진흙 밭 개싸움'이 된다. 미국, 일본, 유럽 등 세계 어느 나라에서도 우리나라 의사만큼 서로 치열하게 경쟁하는 곳은 없을 것이다. 한국은 이제 '조용한 아침의 나라'가 아니라 의사들이 진흙탕에서 싸움박질하는 '이전투의(泥田鬪醫)'의 나라이다.

한국의 의사 사회는 헤비급과 라이트급, 플라이급 권투선수들이 한 꺼번에 같은 사각의 링 위에 올라 서로 이기겠다고 난타전을 벌이는 권투 경기에 비유할 수 있다. 만약 체급이 완전히 달라 체격 조건이 크게 차이나는 권투선수들이 맞붙으면 십중팔구 무거운 체급의 선수가 이기게 마련이다. 극히 예외적인 일이 벌어질 수는 있으나 그것은 어디까지나 무시해도 좋을 예외에 지나지 않는다. 한국 의사들은 의원과 병원, 종합병원이 서로 환자를 차지하기 위해 다툼을 벌인다. 이 때문에 종합병원에서 치료해야 할 환자를 의원급 의료기관이 붙들고 있고 의원에서 치료해도 될 단순 감기 환자가 종합병원에서 치료를 받고 있다.

이런 관행은 너무나 뿌리깊어 환자들도 이제는 이를 당연한 것처럼 느낀다. 그래서 의원급에도 전산화단층촬영장치(CT)가 있으며 레이저 기기 등 각종 값비싼 의료기기들은 물론 병상도 수 개 내지 수십 개 갖추고 있다. 종합병원에서 해야 할 수술을 의원급 의료기관이 하기도 한다. 그리고 의원에 찾아온 환자 가운데 의원에서는 검사가 불가능하고 상급 병원에서 검사를 할 필요가 있을 때 환자를 그냥 보내주면 되는데 어떤 의원들은 환자를 다른 병원이나 방사선과의원에 보내 컴퓨터단층촬영 등을 하게 하고 그 병·의원으로부터 1명당 몇만 원씩의 돈을 받는다. 이런 부조리와 부도덕, 비리를 주변 병·의원은 알고 있지만 차라리 같은 공범자가 될지언정 내부고발자가 되기는 꺼린다. 이런 내부 비리를 고발하면 그는 용감하다고 박수를 받는 것이 아니라 '배신자'라는 딱지가 붙어 오히려 '왕따(집단 따돌림)'를 당하지 않을까 염려해서이다. 이 때문에 의사들 가운데 그래도 양심적인 사람은 이를 외부에 알리려고 하지만 '왕따' 때문에 꺼리는 경우가 많으며 극히 일부만 간혹 내부의 부조리를 고발한다.

의사는 환자의 고통을 덜어주고 곪은 환부를 도려내며 정신과 신체의 기능이 올바로 작동하도록 도와주는 정말 훌륭한 직업이다. 하지만 의사 사회에서는 썩은 부위를 다른 동료들이 도려내기 어렵다. 따라서 외부에서 이들의 썩은 부분을 도려내야 하는데, 의사들은 한사코 이를 반대하거나 이에 완강하게 저항한다. 의약분업 시행 과정에서의 저항도 마찬가지이다. 뿌리깊은 의약품 비리나 잘못된 관행 등을 바로잡으려고 시행하는 제도인 데도 의사들은 장기간 전국적인 파업을 하면서 저항했다.

합리적인 주장이 먹히지 않는 의사 사회

한국이 '이전투의'의 나라라는 사실은 의사들의 의약분업 저항 과정에서도 여실히 드러났다. 개원의사나 병원 근무 의사가 서로 입장이 달랐고 전공의 또한 서로 달랐다. 개원의사 내부에서도 진료 과목(전문 과목)마다 서로 다른 주장을 폈다. 서로 다른 주장을 편 것은 자신들의 이해관계가 서로 다르기 때문이다. 그래서 한쪽이 이런 주장을 하면 또 한쪽은 저런 주장을 하고 한쪽이 완전 의약분업을 주장하면 또 한쪽에서는 임의 분업을 주장한다. 소아과 의사들은 15세 이하 어린이는 죄다 의약분업 대상에서 제외하자고 의약분업실행위원회 회의에서 외치고 이것이 잘 먹혀들지 않으니까 나중에는 7세 이하, 3세 이하 등으로 나이를 내려가며 흥정하려 했다. 정신과 의사들은 모든 정신질환자를 의약분업 예외 대상으로 해주기를 바랐고 내과의사들은 65세 이상 노인들을 모두 의약분업 대상에서 제외해주기를 청원했다. 시골에서 병·의원 문을 연 의사들은 보건소뿐만 아니라 보건지소도 모두 의약분업 대상 기관으로 지정해주기를 바랐다.

각종 전문 과목을 표방하며 개원한 의사들과 병원과 종합병원(대학병원) 봉직 의사, 전문 의사가 아닌 일반 의사 등 다양한 출신들로 구성된 의사협회는 이들이 불만을 터뜨릴 때마다 의약분업실행위원회나 의·약·정 대화 회의 때 이들의 요구사항을 제대로 한번 거르지도 않은 채 그대로 전달했다. 그러니 이런 위원회나 회의가 원만하게 이루어질 리가 없었으며 논리적이거나 합리적인 논의가 아예 이루어지지 않았다. 이러다 보니 병원협회 대표나 의사협회 대표로 회의에 참석한 사람에게 그런 주장을 하는 근거를 확실하게 설명해줄 것을 다른 실행위원들이 요구하면 이들은 제대로 그 근거를 설명하지 못했다. 모든 장애인과 정신질환자, 65세 이상 노인과 15세 이하 어린이,

모든 군인이나 전투경찰, 그리고 에이즈 감염자, 파킨슨병 환자 등 중증 질환자나 사생활 보호가 꼭 필요한 환자를 죄다 의약분업 대상에서 제외하면 전 국민의 절반 가량이 의약분업 예외 대상자가 된다. 다시 말해 의약분업은 완전 의약분업이 아니라 반쪽짜리 의약분업이 되는 것이다. 그렇게 되면 의사들이 줄곧 주장해온 완전 의약분업은 물거품이 된다. 완전 의약분업을 하자는 말과 인구의 절반을 의약분업 대상 예외로 하자는 말을 같은 입으로 하는 것은 모순이다. 이런 모순을 어떻게 설명할 것인가를 필자가 의사 대표에게 물으니 그는 묵묵부답으로 응답했다. 입이 열 개라도 할 말이 없었던 것이다. 의사들의 요구는 '이전투의'하는, 복잡한 한국의 의사 사회의 모순 때문에 빚어진 것일 수 있다. 아니면 어떻게 해서라도 갈등의 고리를 던져놓고 반대 급부를 노리거나 여차하면 의약분업에서 빠져나가려는 의도에서 비롯된 행동이라고 볼 수밖에 없다.

이런 일도 있었다고 한다. 의사들은 서로 진료 과목이 다르고 진료 과목마다 건강보험 수가도 다르다. 외과의사들은 상대적으로 다른 진료 과목에 비해 건강보험 수가에서 홀대를 받아왔다고 주장했다. 물론 의사의 기술료 등을 제대로 대접받고 있다고 주장하는 진료 과목의 의사들은 보기 어렵다. 어느 진료 과목의 어느 부분이 제 대접을 받고 있고 어느 과목이 제 대접을 받지 못하고 있는지는 의사들이 가장 잘 알 것이다. 그래서 건강보험 수가를 올릴 때 과목별 조정을 잘해 그 동안 상대적으로 대접을 덜 받은 수가 항목에 대해서는 평균 수가 인상률보다 더 많이 올리고 그 반대의 경우에는 평균 수가 인상률보다 덜 올리는 합리적인 방안을 마련해 시행하려고 했으나 의사협회가 이를 거부했다고 국민건강보험공단의 한 고위 간부가 털어놓았다. 보험공단이 하고자 하는 대로 할 경우 수가가 낮게 오른 특정 과목의 의사들이 벌떼같이 들고일어나 의사협회 집행부를 질타할 것이

뻔하다는 것이다. 결국 진료 과목별 왜곡된 건강보험 수가 체계를 바로잡지 못하고 과거 해오던 대로 수가 인상을 하고 말았다는 것이다. 어떻게 보면 왜곡된 건강보험 수가를 바로잡으려고 한 제안인데 의사들간 복잡한 이해관계 다툼으로 물거품이 된 셈이다. 이처럼 이전투의의 의사 세계에서 합리적이고 올바른 정책을 펴고 제도를 만들어 시행한다는 것은 온몸에 암 세포가 번진 전이 암 상태의 환자를 살려내는 것만큼이나 어려운 일인지도 모른다.

5
어느 한국 의사의 위대한 발견?

모든 감기 환자는 정신질환자다?

  모든 감기 환자는 정신질환자다. 한국의 어느 한 내과의사가 1999
년부터 2001년까지 1만 명에 가까운 감기 환자와 소화불량 환자를
진료하고 내린 결론이다. 이 의사의 진단이 맞다면 이는 정말 의학의
새로운 장을 여는 위대한 발견이 아닐 수 없다. 아니면 의학적으로는
정신이 멀쩡한데 이 의사가 돈을 너무 밝혀, 감기 환자를 정신질환자
로 둔갑시켜 허위 치료를 하고 국민이 낸 건강보험료와 국민 호주머
니 돈을 갈취한 것인가? 그런데 경찰이 이 의사를 구속했고 의사협회
는 이에 대해 아무런 반응을 보이지 않았으니 이 의사가 위대한 발견
을 한 것은 아닌 모양이다.
  이 사건이 문제가 됐을 때 분명히 그 의사는 어느 방송기자와의 인
터뷰에서 소신에 찬 듯한 말투로 "대부분의 감기 환자는 스트레스를
너무 많이 받아 정신적으로 문제가 있기 때문에 병에 걸립니다. 따라
서 감기 환자에게 정신과 치료를 하는 것은 너무나 당연합니다"라고

말했다. 그의 말이 사실이라면 감기 환자에게 정신과 치료를 하지 않고 그 동안 감기 환자에게 항생제와 소염제, 신경안정제, 소화제 등 대여섯 가지 약을 잔뜩 줘온 대한민국 내과의사와 이비인후과의사들은 죄다 '돌팔이' 의사가 된다. 그리고 그의 이런 주장은 당연히 전세계 모든 나라의 의학 교과서에 실려 의대생들을 교육하는 자료가 되어야 한다. 그런데 한국뿐 아니라 전세계 어느 나라 의학 교과서에도 그런 내용이 있다는 것을 들어보지 못했다. 그렇다면 결론은 뻔한 것이다. 이 의사가 돈에 눈이 멀어 정신적으로 멀쩡한 사람을 죄다 정신병자로 몰아 할 필요도 없는 진료를 하고서는 보험공단과 환자 본인으로부터 불법적이고도 비도덕적으로 폭리를 취한 것이다. 이 의사가 구속됐을 때 대한의사협회가 그리 자주 내던 성명조차 내지 않은 것을 보면 이 의사가 저지른 일에 대해 의사협회도 할 말을 잃은 모양이다.

나중에 이 의사가 구속됐을 때 국민들에게 알려진 내용이지만 이 의사는 동료 의사로부터 정신과 전문 의사면허를 빌려 이런 짓을 한 것으로 드러났다. 그리고 한의사 면허까지 빌려 병원을 개설해 돈을 긁어모은 것으로 드러났다고 수사당국은 발표했다. 또 건강보험으로 처리되는 690원짜리 약인 데도 "약이 비싸 보험 혜택이 없다"고 속여 10배 가까이 비싼 6,000원을 받는 수법으로 수억 원의 폭리를 취했다고 한다. 이 의사가 돈을 버는 수법으로 진료를 하면 5~10년만 의사 노릇을 해도 대형 빌딩을 살 수 있는 돈을 버는 것은 물론이고 큼지막한 병원을 세워 운영할 돈을 벌 수 있을 것이다. 그런데 이런 일도 못해보고 재수 없게 들켜버린 것이다. 의사들 가운데에는 병·의원 문을 연 지 5~10년 만에 대형 병원을 지어 병원장을 하는 사람들도 꽤 있다. 이들 가운데 정말 정직하게 돈을 번 사람은 과연 몇 퍼센트나 될까.

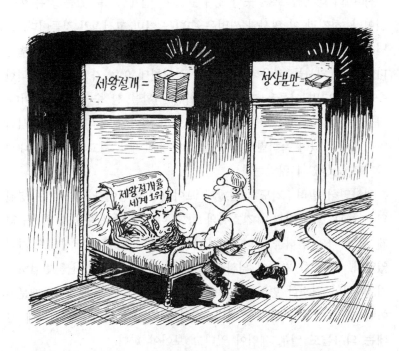

의사들이 환자들에게 돈을 뜯어내는 방법은 다양하다. 하지만 의료 내용이
워낙 전문적이어서 환자는 의심만 할 뿐 밖으로 드러내지 못한다.

의사들의 고전적인 비리 수법들

이 내과의사처럼 비리와 부정과 부도덕이 한꺼번에 뒤섞여 마치 의사 비리 공장을 보는 듯한 경우는 그리 쉽게 볼 수 있는 것은 아닐 것이다. 하지만 이 의사가 써먹은 수법은 이미 고전적인 것들이다. 20년 내지 40년 전부터 의사들이 환자들로부터 돈을 뜯어내는 방법은 다양했다. 의사들 가운데 99.9%는 정직한데 0.1%가 이런 부도덕한 수법을 썼다면 이들은 그리 오래 이런 생활을 할 수 없었을 것이다. 마구잡이로 주사약을 처방해 한국이 주사 천국의 나라가 됐고 의사나 약사 할 것 없이 툭하면 항생제를 조제해줘 세계 최고의 항생제 내성 국가로 만들었지 않았는가.

의사면허 빌려주기도 심심찮게 보아왔던 수법이다. 심지어는 병원의 원무과 출신 직원이 간호사와 함께 나이가 많아 수술을 할 수 없게 된 의사의 면허를 빌려 수술 칼을 들고 수술을 하는 사례도 가끔 있었다. 이 또한 자신이 의사 노릇을 할 수 없으면 면허를 반납하든지, 아니면 최소한 면허를 빌려주는 일은 없어야 할 텐데 돈 때문에 이런 불법 행위를 하는 것이다. 면허도 없는 돌팔이들이 설치게 된 데는 의사들도 일부 책임이 있다고 보아야 한다.

값싼 약을 비싼 약으로 둔갑시켜 환자들로부터 폭리를 취하는 것 또한 고전적인 수법이다. 과거에는 심지어 같은 의료재단 소속으로 같은 지역에 있는 병원에서 환자로부터 받는 똑같은 약의 값이 2배 이상 차이가 나 감사원 감사에서 문제가 된 적도 있다. 이는 신문으로 치면 개포동에 사는 독자들에게는 한 달치 신문 값을 1만 원 받고 서초동에 사는 독자들에게는 한 달에 2만 원을 받는 것과 다를 바 없다. 이런 일이 생기면 독자들이 가만히 있겠는가. 하지만 의료는 내용이 워낙 전문적이어서 의사가 마음만 먹으면 언제든지 환자를 등칠 수 있다. 그리고 환자들은 의사가 나를 등치는 것이 아닌가 의심할 때도 있지만 의심을 가졌더라도 결코 이를 밖으로 드러내지 않는다. 이를 의심하는 눈초리를 보이거나 실제 의심스런 질문을 했을 때 자신에게 돌아올 보복이 두렵기 때문이다. 의사가 화를 내거나 당신 같은 사람은 진료할 수 없다고 해버리면 정말 난감하다. 다른 병·의원이 가까이 없을 경우 그 의사의 얼굴 보기가 민망하거나 두려워 멀리 떨어진 곳의 의료기관을 다시 찾아 헤매야 한다. 이러고 보니 의사가 돈을 내라는 대로 돈을 내고, 의사가 이런 진료를 받으라고 하면 받고 할 뿐이다. 물어보고, 만져보고, 살펴보는 이른바 문진(問診), 촉진(觸診), 시진(視診)과 같은 기본적인 진료에 대해서야 말을 할 필요가 없겠지만 특수한 검사를 하거나 진료 또는 처치를 할 경우 반드시 이것은 어떤 것을 알아보기 위해 하는 것이라거나 이것은 건강보험 적용이 되지 않아 진료비가 얼마 정도 나온다 등을 말해주어야 하는데 (실제로는 당연히 해야 하고 법에도 하게끔 규정해놓고 있다), 이런 말을 친절하게 해주는 의사는 그리 많지 않다.

한국만큼 의사들이 자유롭게 진료를 하는 나라도 매우 드물다. 그것은 환자가 제 권리를 제대로 못 찾고 있다는 반증이다. 의사들의 주장대로 의사들이 자유롭게 진료하는 환경을 만들어가는 것이 의료 개혁이 아니라 환자들이 제 권리를 제대로 찾을 수 있도록 제도적 장치를 강화하고 그런 사회 분위기를 만들어가는 것이 진정한 의료 개혁이다. 의료 개혁은 그리 멀리 있는 것이 아니다. 의사들만 자신을 버리고 앞장서면 쉽게 이룰 수 있다.

6
의사들의 거짓말 1
수가 낮아 해마다 병·의원 10% 문 닫는다

경영난으로 문닫는 병·의원은 극소수

의사들은 불과 얼마 전까지 건강보험 수가가 낮아 해마다 10%의 병·의원이 경영난으로 문을 닫아왔다고 주장해왔다. 병·의원 수가 전국적으로 3만 개라고 하면 해마다 3,000개가 경영난으로 문을 닫게 되는 셈이다. 해마다 배출되는 3,000명 가량의 의사가 절반 가량은 개업을 하고 나머지는 병원에 취직한다 하더라도 해마다 1,500개의 병·의원이 줄어들게 된다. 여기에다 혹시 있을 수 있는 해외 유학이나 사망, 직업 전환, 병·의원 취직 등으로 문을 닫는 의료기관을 더하면 적어도 해마다 2,000개 가량이 줄어들게(순 감소) 된다. 그렇다면 10년도 못 가서 대한민국에는 대다수 병·의원이 사라지고 의사들은 있되 의료기관은 없는 이상한 나라가 된다. 이런 있을 수 없는 일을 의사들과 의사협회는 주장해왔고 일부 지식인과 언론인들이 기사를 통해, 또는 사설과 칼럼을 통해 거짓말 퍼뜨리기에 동참했다.

의료기관의 폐업 숫자를 말하려면 '바늘과 실'처럼 반드시 새로 문을 여는 의료기관 수를 이야기해야 한다. 다시 말해 대한민국에서 기자 수의 증감을 이야기하려면 새로 들어오는 기자의 수에서 언론사를 그만두는 기자 수를 빼야 한다. 여기에서 기자 수가 늘어나면 전체 기자 수는 늘어나게 되는 것이고 전체 기자 수가 줄어들면 기자 수가 줄어든 게 된다. 의료기관 수도 마찬가지로 해마다 새로 늘어나는 수에서 폐업한 숫자를 빼야 한다. 그렇게 되면 이 지역에서 다른 지역으로 옮겨가기 위해 의료기관을 폐업한 경우는 당연히 새로 개업을 하기 때문에 순증감에 아무런 영향을 끼치지 못한다. 그리고 의사가 사망하거나 중병에 걸려 폐업하는 경우와 이민을 가는 경우, 그리고 공무원이 되거나 의학 전문 기자가 되기 위해 의료기관의 문을 닫는 경우, 그것은 경영난과는 무관하므로 경영이 어려워 문을 닫는 의료기관 수에서 제외해야 한다. 이런 식으로 의료기관들을 모두 빼버리면 순수하게 경영이 어려워 적자 때문에 문을 닫는 경우는 극히 드물어 그런 병·의원을 찾기란 쉽지 않을 것이다. 그런데도 워낙 건강보험 수가가 낮아 연간 10%의 의료기관이 폐업하는 것처럼 떠들어댔으니 거짓말도 너무나 심한 거짓말이다.

국세청 자료를 보면 이미 2000년도에도 전국적으로 1,154개의 병·의원이 순수하게 늘어난 것으로 되어 있다. 이 숫자는 국세청에 새로 등록한 의료기관의 수에서 폐업 신고한 병·의원 수를 뺀 것이다. 2001년 5월 현재 이 숫자는 더욱 늘어나 5개월 동안 문을 닫은 의료기관 수보다 새로 등록한 병·의원 수가 2,089곳이나 더 늘어났다. 최근 1년 5개월 동안 무려 3,200여 곳이 늘어난 것이다. 그야말로 폭발적인 증가세가 아닐 수 없다. 이런 현상은 의사들의 파업으로 의료보험 수가가 엄청나게 올라 일선 의원들의 경영 환경이 과거에 견주어 현격하게 좋아지자 기존 병원이나 종합병원에서 월급을 받으며 근무하던 의사들이 대거 사표를 내고 개인 병·의원을 개원했기 때문으로 풀이된다. 또 과거에는 개원을 하지 않고 병·의원에 취직을 했던 의사들의 비율이 상대적으로 줄어들고 개원하는 의사들이 많았기 때문도 한 요인이 될 수 있다. 한마디로 말해서 과거에도 병·의원 수는 계속 증가해왔다. 다만 지난 해 의약분업 시행 과정에서 의사들의 장기간 집단 파업으로 인해 의원급 의료기관의 수입이 크게 늘어나자 앞다퉈 의사들이 새로 문을 여는 바람에 최근 들어 개업한 병·의원 수가 크게 늘어났다는 점이 약간 다를 뿐이다. 상황이 이러한 데도 의사들의 거짓 주장에 현혹되어 일부 언론사와 언론인들은 경영이 어려워 문을 닫는 의료기관이 늘어난다거나 이민을 가려는 의사들이 많은 것처럼 엉터리 보도를 하거나 칼럼을 썼다.

의사 집단은 옛날부터 자신들의 이익을 위해 불법을 저지른 의사들도 옹호해왔고 또 거짓말도 많이 해왔다. 따라서 의사 집단은 제쳐두고라도 그리 직접적인 이해관계도 없을 것으로 보이는 일부 지식인과 언론인들도 이런 주장에 동조를 한 것은 자신들의 책임을 내팽개친 것이라고밖에 할 수 없다.

건강보험 수가 원가보다 높아

한 명의 비행기 조종사를 키워내는 데는 많은 시간과 비용이 들어가기 때문에 이들이 조종사가 아닌 택시기사가 되거나 자영업을 한다면 이는 개인적으로도 그렇고 국가적으로도 큰 손실이 아닐 수 없다. 그렇다고 조종사 자격증을 가진 사람이 100% 모두 비행기 조종 업무에 종사할 수만은 없다. 다만 본디 조종 업무에 종사하는 비율이 낮거나 하면 문제가 심각한 것이다. 의사들도 마찬가지다. 의사면허를 가진 사람 가운데에는 신문, 방송사 등 언론사에서 의료 전문 기자로 활동할 수도 있고 공무원이나 정치인이 될 수도 있다. 또 사법시험을 치러 변호사로 활동하는 경우도 있다. 아니면 사업가로 변신하는 사람도 있다. 물론 의사면허를 가진 의사들이 본연의 임무인 의료 활동을 하지 않고 전혀 엉뚱한 분야에서 일하거나 그런 곳에서 일하는 의사들의 비율이 일정 수준 이상이 되면 문제가 될 수 있다. 그럴 경우에는 왜 이런 일이 생기는지를 파악해 건강보험 수가 등 의료 환경에 문제가 있다면 의료 환경을 바로잡아야 하고, 의사들이 너무 많이 배출되어 공급 과잉으로 과당 경쟁이 벌어진다면 의사 수급 정책을 하루빨리 개선해야 한다.

병·의원 가운데 극히 일부가 특정 지역에 밀집해서 개원하는 바람에 과당 경쟁이 벌어지거나 고가 의료장비나 시설 등을 무리하게 들여놓아 경영이 악화되는 등의 이유로 문을 닫는다면 이는 그들 자신의 책임이지 이 때문에 건강보험 수가를 더 올리는 등의 정책을 펼수는 없다. 의사들 가운데에는 진료가 아닌 엉뚱한 곳에 관심을 기울여 병·의원 경영이 악화되는 경우도 있다. 이런 사람들까지 사회가 구제할 필요는 없다. 경영 악화의 이런 저런 다양한 이유가 있음에도 옥석을 가리지 않고 뭉뚱그려 "낮은 수가 때문에 경영이 악화되어 전체 의료기관의 10%가 해마다 문을 닫는다"는 주장을 펴는 것은 곤란하다. 과거에는 그런 주장을 했다 치더라도 "지금의 건강보험 수가는 원가보다 훨씬 높다"는 서울대학교 경영연구소의 연구 결과까지 나온 이제는 무엇이라고 말할 것인가. "엄청난 떼돈을 벌 수 있기 때문에 대학교수직과 보건소 의사 직을 때려치우고 개원한다"고 말할 것인가. 아니면 아무 말도 하지 않고 눈을 질끈 감고 말 것인가.

7
의사들의 거짓말 2
건강보험료 인상률 24년간 3.0%에서 3.4%

하루 만에 들통난 의사협회의 허위광고

건강보험 재정이 파탄 위기에 놓이면서 무리한 건강보험 수가 인상과 이로 인한 의사들의 수입 증가가 언론을 통해 도마 위에 오르자 의사들이 즉각 반발하고 나섰다. ≪조선일보≫ 2001년 4월 13일자 사회면 5단 통 광고 등을 통해 대한의사협회는 "의료보험 재정 파탄의 책임을 의사에게 전가하지 말라"고 주장했다. 이 광고 가운데 의료보험료 인상률이 의료보험이 시작된 1977년 3.0%에서 24년이 지난 2001년 3.4%에 그쳤다는 내용이 있다. 이는 새빨간 거짓말이다. 이 광고 내용을 보자마자 필자는 후배 기자에게 국민을 현혹시키는 이런 광고를 버젓이 싣는 의사들을 광고에 사용한 거짓 그림과 실제 내용에 맞는 그림을 그려 비교해가며 '조질' 것을 주문했다. 그래서 ≪한겨레≫ 2001년 4월 14일자 19면(사회면)에 기사가 실렸다.

대한의사협회는 13일자 몇몇 종합일간지에 '의료보험 재정 파탄의 책임을 의사에게 전가하지 말라'는 내용의 광고를 일제히 게재했다. 의협은 이 광고에서 의보 재정 수입 감소 원인을 '낮은 의료보험료와 의료보험 통합' 때문이라고 주장했다. 의협은 특히 그 근거로 '의료보험료 인상률이 1977년 3.0%, 2001년 3.4%'라는 통계수치를 그래픽으로 제시했다. 의료보험료가 지난 24년 동안 거의 오르지 않았다는 주장이다.

그러나 의협의 이런 광고는 정확히 말하면 '허위광고'다. 기본적으로 통계 수치를 잘못 제시한 까닭이다. 의협이 광고로 제시한 의료보험료 인상률은 사실은 '의료보험료율'이다. 의료보험료율은 직장 가입자한테 적용되는 것으로서, 자신의 소득에서 가입자가 의료보험료로 납부하는 비율이다. 따라서 임금이 오르면 보험료율은 그대로지만 보험료는 계속 오르게 되는 것이다.

의협의 광고와 달리 실제 의료보험료는 꾸준히 증가했다. 국민건강보험공단 자료를 보면 직장 가입자 1인당 월 평균 의료보험료는 1991년 8,790원에서 2000년에는 21,747원으로 무려 2.5배 가까이 올랐다. 1977년부터 따져보면 수십 배 올랐다는 이야기다.

의협은 왜 이런 허위광고를 냈을까. 일부에서는 "의협이 건강보험 재정 파탄의 원인이 지난해 의사 파업 이후 실시된 턱없는 의보 수가 인상 때문이란 국민의 비난을 피하기 위해 의도적으로 거짓 광고를 게재했다"는 의혹을 제기하고 있다.

이에 대해 의협은 "보험료율 증가가 의료비 증가 비율에 못 미친다는 의견광고를 게재하는 과정에서 광고대행사의 실수로 착오가 빚어진 것 같다"고 해명했다.

이 기사에서 의사협회의 변명이 나와 있다. 이런 엉터리 광고를 해놓고 전혀 자신들의 잘못을 인정하지 않은 것이다. 광고대행사가 자기들 멋대로 이런 광고를 했을 리가 없다. 광고대행사는 의사협회가 써준 광고 문안을 토대로 이런 광고를 만들었을 것이고 최종 안을 의협 관련자들에게 보여주고 분명히 최종 승낙을 받았을 터이다. 따라서 이런 엉터리 광고를, 광고대행사의 실수 탓으로 돌리는 의사협회의 태도는 너무나 무책임하다.

의료보험료는 해마다 10~20% 가까이 올랐다. 의협이 광고한 의료보험료 인상률은 완전히 잘못된 것이다. 의료보험료 인상률이 아니라 의료보험료율 변화 추이를 표시한 것이다. 의료보험료는 지역의료보험의 경우 그 동안 1년에 한두 차례씩 조합별로 서로 다른 인상률로 올려왔으며 직장 의료보험의 경우 임금 인상과 호봉 승급에 따라 자동적으로 인상되어왔다. 보험료율은 임금의 일정 비율을 말하는데 예를 들어 월급 500만 원인 사람이 3%의 보험료율로 의료보험료를 낸다면 15만 원을 다달이 내야 된다. 그런데 이 가운데 절반은 회사가 부담토록 되어 있으므로 실제 본인이 월급봉투에서 내는 것은 75,000원이 된다. 월 500만 원 받던 봉급자가 3년 뒤 호봉 승급과 임금 인상으로 월 600만 원을 받게 됐다면, 그리고 보험료율은 변동 없이 3%를 유지하고 있다면 그는 다달이 18만 원을 의료보험조합에 내야 하는데, 실제 본인은 월급봉투에서 9만 원을 내게 된다. 그렇게 되면 3년 만에 보험료율은 변동이 없어도 20%나 더 많은 보험료를 많이 내게 된다. 다시 말해 보험료 인상률이 20%가 되는 것이다. 의사들이 이런 내용을 모를 리 없다. 그런데 의료보험료율의 변화를 의료보험료 인상률로 둔갑시킨 것이다. 이 광고에 따르면 지난 24년간 건강보험료 인상은 거의 이루어지지 않은 것이 된다. 그렇다면 직장인들의 임금 인상은 그 동안 있었던 호봉 승급을 제외하고는 지난 24년간 단 1%도 이루어지지 않았다는 것과 다를 바 없다. 말도 안되는 이야기다.

허위광고도 계속하면 믿는다— 의사 생각

그런데 왜 의사들은 그런 광고를 버젓이 냈을까. 의사들이 의약분업 반대 또는 자신들의 파업 정당성을 알리는 광고를 2년 동안 대대적으로 해오면서 사용한 수법 가운데 하나가 '엉터리 내용'을 줄기차게 해대는 것이다. 이런 광고의 허점을 아는 국민들은 그리 많지 않다. 바로 이 점을 노린 광고 전략일 가능성이 많다. 왜냐하면 보험료 인상과 보험료율 인상을 모를 의사는 없기 때문이다. 이것은 건강보험 수가와 관련 있고 자신들의 수입과 직결된다. 만약 제때 보험료를 인상하지 못해 진료를 하고도 보험공단으로부터 보험진료비를 받지 못하면 어떻게 되겠는가. 이는 심각한 문제이다. 따라서 의사라면 보험료율 인상이 어떻게 변화하는지, 보험료는 얼마나 인상하는지에 관심을 가진다. 의사 또한 건강보험 피보험자이기 때문에 다달이 보험료를 낸다. 물론 돈을 엄청나게 벌면서도 건강보험료를 한푼도 내지 않는 얌체 의사들도 상당수 된다는 것이 최근 들통나 문제가 되기도 했지만 말이다. 그렇기 때문에 의사들이 잘 모르고 이런 엉터리 광고를 했다는 것은 변명 축에도 낄 수 없는 것이다.

광고란 묘한 것이다. 예를 들어 특정 약품을 매일 텔레비전 또는 신문을 통해 듣고 본다고 하자. 만약 하루도 거르지 않고 두통 약인 "펜잘" 광고를 봤다고 하자. 만약 그가 약국에 가서 약을 살 때 두통약 하면 "펜잘"을 떠올리게 되고 거의 무의식적으로 "펜잘 주세요" 하고 말할 것이다. 의사들의 광고 또한 마찬가지이다. 의약분업과 관련해 융단폭격하듯이 2년여 동안 일간지에 광고를 해왔다. 광고 내용 가운데에는 귀담아들을 부분이 없는 것은 아니지만 핵심적인 부분이 잘못되어 있다보니 문제가 심각하다. 지금까지 예로 든 보험료 인상 부분뿐만 아니라 의사들의 잘못된 광고 때문에 '대체 조제 = 위험' '낱알 판매 = 임의 조제' 등의 고정관념을 갖고 있는 사람들이 많다. 아마 다수의 사람들이 그런 생각을 하는 것 같다. 이는 의약분업과 관련한 설문조사 응답에서도 잘 드러난다. 대다수 국민들은 대체 조제를 나쁜 것으로, 약효가 떨어지는 것으로 잘못 알고 있다. 의사들의 거짓광고가 돈 많은 의사 집단의 물량 공세로 위력을 발휘한 것이다.

이런 특정 부분과 관련한 국민들의 의식 변화는 아니라 할지라도 정부의 의약분업안에 대한 의사들의 강도 높은 비판이나 비난은 계속해서 보는 이로 하여금 무언가 잘못된 것이 있다는 생각을 갖게 만든다. 국민들이 이런 생각만 갖게 한 것만도 수십억 원의 광고비를 쏟아부은 효과이다. 의사들의 노림수는 바로 이런 것이었을 가능성이 있다. 결국 이런 광고 물량 공세의 해악에서 벗어나게 할 수 있는 길은 정부나 시민단체의 반대 광고가 아니라 의사들의 광고 내용 가운데 악의적인 것이 있거나 허위·왜곡된 부분이 있을 경우 언론이 즉각 크게 보도해 이를 알리는 것이다.

언론에도 문제는 있다. 광고 내용이 공익을 해치고 사회를 혼란에 빠트릴 요소를 포함하고 있다면 당연히 광고보다 더 크고 자세하게 광고 내용의 문제점을 언론은 파헤쳐야 한다. 언론이 이런 본연의 자세를 지키고 있다면 누가 감히 엉터리 또는 허위광고를 하겠는가. 괜히 돈만 날리고 광고를 하지 않은 것보다 더 못한 일이 될 테니까 말이다. 올바른 광고를 내도록 만드는 것은 결국 국민들의 몫이다. 엉터리 광고를 마구 실어주고 이에 대한 비판은 눈을 씻고도 찾아볼 수 없는 신문은 시장에서 독자들이 퇴출시켜야 한다. 엉터리 왜곡광고를 계속해서 실어주는 신문에 대해서는 대대적인 불매운동을 펼쳐 광고의 영향력을 줄여야 한다. 의사들의 과대 허위광고 공세를 계기로 이제 국민들은 올바른 기사와 논평뿐만 아니라 올바른 광고를 싣는 신문을 구독하는 현명한 자세를 가져야 한다.

8
의사들의 거짓말 3
완전 의약분업을 하자

같은 입으로 다른 말을 하라

의사들은 의약분업이 실시되기 전은 물론이고 실시된 후에도 줄기차게 완전 의약분업을 주장했다. 그리고 시민단체가 중재해 의사와 약사가 합의하고 국회에서 통과된 의약분업안은 완전 의약분업안이 아닌 것처럼 주장했다. 의사들이 주장하는 '완전 의약분업'이란 의사가 처방한 상품명 의약품을 약사들이 사실상 대체 조제할 수 없도록 하는 것을 뜻한다. 그리고 '완전 의약분업 쟁취'의 깃발을 내걸고 파업을 벌였다. 의사들은 의약분업이 실시되어야 하며 그것도 완벽한 완전 의약분업만이 한국의 무질서한 의료 질서를 바로잡을 수 있다고 목놓아 외쳤다. 의사들은 이런 내용의 성명서는 물론이고 광고를 통해서도 연일 대국민 홍보전을 펼쳐왔다.

그러나 막상 정부가 이들의 요구를 대부분 들어주고 의약분업도 큰 무리 없이 진행되자 2000년 10월 중순부터 일부 의사들은 슬그머니 완전 의약분업은 잘못된 정책이므로 선택 분업(임의 분업)을 하자고 주장하고 나섰다. 임의 분업(선택 분업)이란 병·의원 또는 약국 중 어느 곳에서나 약을 조제받을 수 있도록 하는 것으로 현재 일본에서 이루어지고 있는 제도이다. 이는 사실상 의약분업이라고 할 수 없는 것이어서 의약분업 실시에 전적으로, 그것도 완전 의약분업을 해야 한다고 주장해온 것과는 정면으로 배치되는 일이다. 대한의사협회는 불과 얼마 전에 낸 신문광고의 잉크가 마르기도 전에 이를 주장하기가 멋쩍은 탓이었던지 대한개원의협의회 이름으로 주장하고 나섰다. 2000년 10월 17일자 신문에 "정부는 국민에게 조제 선택권을 보장하라"는 제목으로 낸 5단 통 광고 내용을 보자.

우리는 오늘날 우리나라의 사회 및 경제적 여건과 정부의 준비 부족을 감안하여 의약분업이 소기의 목적을 이룰 수 없을 뿐 아니라 파행을 초래하여 비극적인 의료대란이 일어날 위험이 있음을 정부에 수차례 경고한 바 있으며, 이는 현실로 나타나고 있다. 많은 환자들과 가족들이 이로 인하여 고통을 겪고 있음에 우리 의사들은 가슴 아프게 생각한다.

현재 시행중인 의약분업은 환자들에게 극심한 불편을 안겨주고 있고, 약사들의 임의 조제 및 대체 조제로 인하여, 의약분업의 근본 취지인 약물의 오·남용을 방지하기는커녕, 잘못된 조제로 인한 약화 사고가 만연하는 등, 의사들이 환자들에게 정상적인 투약을 하기가 어려운 실정이다. 더군다나 국민들이 추가로 부담해야 할 진료비가 막대하며 의료보험 재정 또한 정부에서 국고 지원을 하지 않을 경우 파산을 면키 어려운 실정이다.

따라서 정부는 이제부터라도 선진국식 완전 의약분업을 시행할 수 있도록 단계적인 준비를 해야 할 것이며, 환자들의 불편함을 최소화하고, 의사들의 진료가 제대로 이루어질 수 있도록 하기 위하여, 다음의 사항을 조속히 이행할 것을 강력하게 촉구하는 바이다.

1. 환자들 스스로 병·의원 또는 약국 중 어느 곳에서든지 약을 조제받을 수 있도록 국민들에게 조제 선택권을 보장하라.
2. 약사법을 개정하여 약사의 임의 조제 및 의사의 사전 동의 없는 대

체 조제를 금지하라.

3. 약사의 조제 판매 기록부 작성을 의무화하여 약화 사고시 책임 소재를 분명히 밝힐 수 있도록 하라.

아울러 우리 개원의들은 제대로 된 의약분업을 통하여 국민들의 건강을 충실히 수호할 것임을 다짐하는 바이다.

개원의들의 이런 광고에 대해 의협은 일부의 주장에 불과하며 처방은 의사가 하고 조제는 약사가 하는 완전 의약분업이 의협의 공식 입장이라고 밝혔다. 대한전공의협의회도 완전 의약분업이 아닌 것은 받아들일 수 없다고 밝혔다.

의사의 본색 — 의약분업 하지 말자

하지만 이 역시 모두 거짓이었음이 얼마 뒤 드러났다. 2001년 8월 일간지에 잇따라 대문짝만한 광고를 낸 대한의사협회는 마침내 제 색깔을 드러냈다. 의약분업을 하지 말자고 주장하고 나선 것이다. 이 광고를 보면 "누구를 위한 의약분업입니까, 선택분업으로 해결합시다"(대한의사협회 비상대책위원회 광고), "못살겠다. 고통! 분업, 갈아엎자. 으악! 분업"이란 제목에 잘 나와 있듯이 의약분업 자체를 거부하고 나서기 시작했다. 10개월 전 개원의협의회가 한 주장을 그대로 싣고 있는 것이다. "못살겠다. 고통! 분업, 갈아엎자. 으악! 분업" 광고 내용 가운데 의약분업을 하지 말자고 주장한 부분을 간추리면 다음과 같다.

정부는 당신의 생명과 건강 보호를 포기했습니다. ……보험 재정 파탄

부른 의약분업은 실패입니다. 선 시행, 후 보완이라며 국민의 생명을 마구 잡이로 실험한 대가로 건강보험은 파탄나고, 불편한 몸을 이끌고 이곳저곳을 오가며 여러분이 길바닥에 뿌리는 시간과 비용 또한 천문학적인 액수로 수조 원에 이를 것입니다. 고통만 주는 의약분업 무엇 때문에 계속합니까? 임기응변으로 땜질하는 제도로는 더 이상 안됩니다. 돈은 돈대로 들이고도 부유층은 해외로 치료받으러 나가고, 서민들은 중병 걸리면 대책도 없이 길거리로 나앉게 됩니다.

의사협회는 이 광고를 통해 지금 우리의 의료는 엉망이며 그 책임은 전적으로 정부에 있다고 국민들을 세뇌하려 했다. 앞으로 의료와 관련해 벌어지는 모든 책임을 자신들이 아닌 정부에 돌리려고 하는 전략을 노골적으로 드러낸 것이다. 하지만 실상은 어떤가. 과연 정부만 책임이 있고 의사들에게는 책임이 없는가. 실은 책임의 대부분이 의사들에게 있으며 정부는 이를 제대로 규제 또는 개혁하지 못한 2차적인 책임이 있다.

의사들은 이 광고에서 부유층은 해외로 치료받으러 나가고 서민들은 중병에 걸리면 길거리로 나앉게 된다고 밝혔다. 맞는 말이다. 부유층이 해외로 치료받으러 나가는 것이 정부 책임인가, 아니면 한국 의사 또는 의료기관의 실력을 못 믿어 돈을 몇 배 또는 몇십 배 더 주더라도, 그도 아니면 프라이버시를 중시하는 고위층이나 연예인들이 한국에서 수술을 받다가 의사들의 환자 비밀 누설로 혹시 진료 사실이 드러나 문제가 될까봐 외국에 나가 진료 또는 수술을 받는 것이 좋겠다고 판단했기 때문일까.

이는 두말할 것도 없이 한국 의료제도의 잘못 때문이라기보다는 한국 의료기술을 불신하거나 한국 의료기술 수준이 아직 미국 등 선진국에 견주어 낮기 때문일 것이다. 국내에서 수술을 해도 아무런 문제가 될 것이 없는데도 미국, 일본 등으로 건너가 진료를 받는 전직

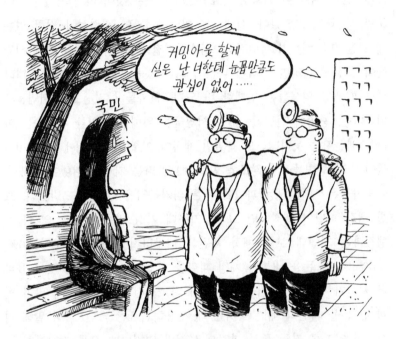

의사협회는 국민의 생명 운운하며 잘못된 의료 현실의 책임을 정부에게 모두 떠넘기려 했다.

대통령이나 재벌 총수 등 이른바 '사회지도층' 인사들의 의식도 문제다.

의사들은 이런 진실은 외면하고 중병에 걸리면 서민들이 거리에 나앉게 되고 부유층이 해외로 치료받으러 나가는 것이 마치 의약분업 때문인 양 호도하고 있다. 실제로는 의약분업과의 관련성이 전혀 없는데도 말이다. 정부가 국민건강보험재정건전화특별법 제정을 통해 서민들이 중병에 걸리면 거리에 나앉게 되는 것을 막으려는 정책을 펴려 했을 때에도 의사들은 반대한 바 있다. 의사들이 진정으로 서민들을 위한다면, 중병에 걸린 돈 없는 서민들을 위해 병원비를 깎아주는 아량을 베풀지는 못하더라도 특별법 제정이 이루어져 중병에 걸린 서민들이 거리로 내몰리지 않도록 힘을 보태겠다는 자세를 취했어야 했다.

의사들은 보험 재정 파탄을 부른 의약분업은 실패라고 밝혔다. 보험 재정 파탄이 생겼다면 그 돈 가운데 가장 많은 부분을 의사들이 챙겼다는 것인데 보험 재정 파탄을 나무라지 말고 과거보다 50%, 100% 더 번 돈을 내놓아 재정 파탄을 막겠다고 선언하는 것이 올바른 처사가 아닐까. 의사들만 갑자기 몇 달 전보다 엄청나게 많이 벌게 된 돈을 자신의 배만 불리는 데 사용하지 않겠다면, 다시 말해 자신들의 잇따른 전국 동시 파업으로 정말 엄청나게 오른 건강보험 수가를 원위치로만 되돌려도 건강보험 재정 파탄이 오지 않았을 수도 있었다. 의약분업이 보험 재정 파탄을 가져온 것이 아니라 의약분업을 반대하기 위해 의사들이 몇 달간 국민의 '생명을 볼모로 파업'을 벌였고 여기에 무릎꿇은 정부가 국민들의 주머니 사정은 고려하지 않고 의사들의 배불리기에 손을 들어준 것이 건강보험 재정의 파탄을 가져온 것이다. 지금이라도 건강보험 수가를 20~30% 가량 내리면 보험 재정 파탄은 막을 수 있다. 물론 의사들이 이를 받아들여야 할 것이다. 결국 보험 재정 파탄의 주범은 의사이다.

9
의사들의 거짓말 4
한국은 의료 사회주의 국가이다

의사들, 박정희에게 침 뱉다

의사들은 우리 사회에 '한국은 의료 사회주의 국가'라는 새로운 화두를 던졌다. 한국을 의료 사회주의 국가로 만든 것은 박정희 대통령이며 지금까지 이것이 유지되고 있다고 의사들은 주장한다. 한국의 의료를 망친 것이 박정희 시절 시작된 사회주의 방식의 강제 의료보험이라는 것이다. 의사들의 주장이 옳은 것인지, 아니면 허무맹랑한 것인지를 냉철하고도 과학적으로 살펴볼 필요가 있다.

먼저 의사들의 주장을 알 수 있는 광고 내용을 살펴보자. 2001년 8월 일간지에 잇따라 대문짝만하게 실린 "못살겠다. 고통! 분업, 갈아엎자. 으악! 분업"이란 제목의 광고에 '한국은 의료 사회주의 국가'라는 의사들의 주장이 잘 나와 있다.

정부는 당신의 생명과 건강 보호를 포기했습니다.
시장바닥 같은 응급실이 환자들로 넘쳐나고 한심한 응급의료체계 때문에 마땅히 살아야 할 사람이 길거리에서 헤매다가 죽어갑니다. 강제 사회주의 의료보험 25년. 한국 의료는 밑바닥으로 추락하고 있습니다.

군사정권은 민주화 요구만 탄압한 것이 아닙니다.

국민 건강 수호의 보루인 의료계 역시 온갖 탄압을 받아왔습니다. 개인의 투자로 운영되는 병원을 강압적으로 짓눌러서 강제 보험으로 수용, 통제하여 왔습니다. 그 결과 피해는 여러분들에게 돌아가게 되었습니다.

여러분의 가족과 이웃이 희생당하고 있습니다.

잘못된 의료제도로 인해 어떠한 대형 참사보다 처절한 상황이 날마다 소리 없이 되풀이됩니다. 국민의 생명과 건강을 보호하는 데 꼭 필요한 돈마저 인색한 정부 아래서 한국 의료는 서서히 말라 죽어가고 있습니다.

거대한 외국 자본의 의료 식민지로 전락합니다.

아무도 열심히 일하지 않고 누구도 투자하지 않는, 실패한 사회주의를 모방한 현 의료제도의 종말은 한국 의료의 완전 초토화입니다. 실력 있는 의사는 점점 사라지고, 국내 제약산업은 몰락하고 비싼 외제 약만 써야 하는, 의료 식민지로 전락하게 될 것입니다……

의사들은 한국 의료의 근본 위기가 강제 사회주의 의료보험 25년의 역사에서 비롯됐다고 강조한다. 의사들의 이런 사고는 2001년 정기국회 때 당시 한나라당 정책위 의장이었던 김만제 의원이 주장했던 내용과 일맥상통하는 것이다. 김 의장은 의약분업 정책이나 건강보험 정책은 모두 사회주의 정책이라고 강조한 바 있다. 제1당이면서 제1야당의 정책위의장, 그것도 과거 김영삼 정권에서 경제부총리까지 지낸 엘리트 경제관료 출신이 이런 이야기를 하는 것을 보면 정말 어처구니없다. 이런 사람들이 핵심 정치인이 되어 한국 정치를 주무르며 혹세무민(惑世誣民)하고 있다. 의사들도 여기에 가담하고 있다. 어떻게 이들의 일그러진 사고방식을 바로잡을 수 있을지 걱정이 앞선다.

잘 알다시피 사회주의 국가들은 무상으로 의료를 제공한다. 북한이나 쿠바, 중국, 옛 소련, 옛 동구권 국가들은 한결같이 민간 병원 등은 없고 국가가 양성한 의사들이 국가 의료기관에서 월급을 받고 일했다. 약값을 인민들의 호주머니에서 받는다든지 하는 것과 같은 세세한 내용에 들어가면 사회주의 국가마다 약간씩 차이가 나며 최근 자본주의를 상당 부분 받아들인 러시아나 중국, 동구권 국가 등에서는 과거와는 달리 의료보험제도를 도입, 시행하는 등 상당한 변화가 일고 있기는 하지만 말이다. 의사들과 한나라당 김만제 정책위의장에 따르면 사회주의 국가들은 옛날부터 사회보험으로서 의료보험을 실시하고 있어야 하는데 우리처럼 강제 사회보험 방식을 꾸려오지 않았다. 오히려 독일, 프랑스 등 많은 유럽 국가에서 한국보다 일찍 사회의료보험을 시행하고 있다. 아마 의사들은 사회보험 성격의 국민의료보험제도(NHI: National Health Insurance)와 영국이나 뉴질랜드처럼 국가가 의료기관을 소유하고 국민들에게 거둬들인 세금으로 의료 서비스를 제공하는 국가의료서비스제도(NHS: National Health Service)를 구별하지 못하고 이런 주장을 하는 것 같다. 일반 국민들이 NHI와 NHS를 구별하지 못한다면 이해할 수 있지만 의사나 제1야당의 정책위의장이 이것을 구별 못한다는 것은 어린이와 어른을 구별하지 못하는 것이나 다를 바 없다.

우리나라 의료보험의 역사를 보면 5·16 군사쿠데타 직후 사회보장제도로서 의료보험을 할 수 있는 법적 장치를 마련했다. 그 뒤 7·4남북공동선언 이후 북한에서는 국가가 모든 의료를 무상으로 제공하고 있는 데 반해 남한에서는 무질서하게 의료가 시행되고 있는 것을 막아 남북한 경쟁에서 우위에 서기 위해 유신 말기에 의료보험제도 시행이 이루어졌다. 당시 경제 우선주의 정책으로 노동자들은 특히 열악한 건강 상태에 놓여 있었는데 의료보험을 통해 이를 안정적으로 보장해주기 위한 것이었다.

당시 박정희 시절은 서슬 퍼런 유신독재 시절이어서 저수가로 시작한 의료보험에 대해 의사들이 목소리를 높여 반대하기 어려웠다는 점은 이해가 간다. 그러나 그 뒤 5공의 연장선상이기는 하지만 국민 직선투표로 정권을 잡은 6공 노태우 정권과 김영삼 정권 때에도 목소리를 높일 수 없었다는 것은 이해할 수 없다. 한국에서 의료보험이 시작된 것이 1976년이므로 올해로 26년째가 된다. 이제 와서 "군사정권은 민주화 요구만 탄압한 것이 아니라 의료계도 탄압했으며 그것은 바로 강제 사회보험의 시행이다"라고 의사들이 목청을 높이는 것은 낯뜨거운 일이 아닐까.

사회보험은 이미 세계화된 제도

독일, 프랑스, 대만, 일본 등 세계 많은 나라와 선진국에서 의료보험제도를 시행하고 있지만 사회보험이 아닌 미국 식의 민간 의료보험을 시행하고 있는 나라가 과연 몇 나라나 될까. 의사들의 주장을 보면 순수 민간보험은 민주적인 것이며 강제성을 띤 사회보험은 독재국가에서나 이루어지는 것으로 되어 있다. 그렇다면 사회보험을 시행하고 있는 프랑스와 독일, 일본을 비롯한 세계 그 많은 나라들이 죄다 독재국가란 말인가. 25년 동안 아무런 말도 없이 조용히 있다가 의약분업을 시행하니까 느닷없이 25년 전에 있었던 사회보험은 독재정권이 의사를 탄압하기 위해 만든 제도이며 이 때문에 국민들이 심각한 피해를 입고 있다고 주장하는 것은 뭔가 잘못되어도 한참 잘못된 것이다.

의사들 주장대로라면 정부와 의료기관과의 의료보험 요양기관 계약은 하고 싶은 의사만 하고 하기 싫은 의사는 하지 않도록 해야 한다는 것이다. 이런 논리가 성립된다면 헌법에 있는 국민 건강권은 삭제해야 한다. 국민의 건강은 국가가 책임을 지는 것이 아니라 개인 각자가 책임을 지는 것으로 헌법을 바꾸어야 한다. 그리하여 전염병 예방접종도 강제성을 띨 것이 아니라 각 개인이 알아서 맞아야 할 일이며 수돗물도 염소 소독을 할 것이 아니라 집에서 염소 알약을 개인이 사서 소독해 먹고 싶은 사람만 소독하도록 해야 할 것이다. 나아가 초등학교와 중학교 의무교육도 국가가 나서서 강제적으로 할 것이 아니라 자식을 교육시키고 싶은 사람만 초등학교를 보내든지 중학교를 보내든지 해서 교육시켜야 할 것이다. 세금도 내고 싶은 사람만 내면 되지 왜 강제적으로 내게 하는 것인가. 사회보험을 포기하자는 의사들의 주장은 가난한 사람은 가난한 사람의 책임이므로 죽든지 살든지 내버려두어야 한다는 것과 다를 바 없다. 이러고서야 어떻게 한 민족이라 할 수 있으며 같은 하늘, 같은 땅에서 사는 한 겨레라고 할 수 있을까.

의사들은 또 이 광고에서 사회주의 의료정책의 결과로 한국은 거대 외국 자본의 의료 식민지로 전락하게 된다고 경고한다. 국내 제약산업은 몰락하고 비싼 외제 약만 써야 하는 의료 식민지로 전락하게 된다고 강조한다. 맞는 말이다. 그러면 누구에게 그 책임이 있는 것일까? 이것이야말로 전적으로 의사 책임이라고 할 수 있지 않을까? 의사들의 처방에 따라 약사들이 조제하는 것이기 때문에 의사들이 값비싼 외제 약만 전적으로 처방하지 않으면 이런 문제가 생길 리가 없다. 또 의사들은 자신들이 처방한 상품명 약을 그 어떤 이유라도 대체 조제를 할 수 없도록 해야 한다고 주장해왔고 사실 거의 그대로 이루어지고 있다. 아무리 약효가 동등하더라도 생물학적 동등성 시험을 거친 약이 아닌 이상 의사의 사전 허가를 받고 대체 조제를 하도록 만들어놓았기 때문에 어떤 의약품을 소비할 것인가는 전적으로 의사들의 손에 달렸다. 실제로 의사들은 과거보다 다국적 제약기업 또는 외국 제약회사의 값비싼 약 처방을 많이 내놓고 이 때문에 비싼 약 소비가 과거보다 크게 늘어났으며 외국 제약산업만 배불리는 것으로 최근 조사됐다. 그 책임은 전적으로 의사들에게 있다. 이를 막기 위해 1999년 9월 의약분업실행위원회가 만든 애초 의약분업 안에는 의사가 상품명 처방을 하더라도 약효 동등성 시험을 거친 약에 대해서는 약사가 대체 조제할 수 있도록 하고 이를 의사에게 사후 통보하도록 되어 있었으나 의사들이 파업을 하면서까지 완강하게 반대했다. 이 때문에 값싸면서도 똑같은 약효를 지닌 다른 약으로 약사들이 대체 조제하는 것은 사실상 불가능해졌다. 이렇게 만든 뒤 의사 자신들은 외국 제약회사의 값비싼 약만 주로 처방하고 있다. 자신들이 한국의 의료를 초토화시키고 국내 제약산업을 몰락시켜가고 있으면서도 시치미를 뚝 떼고 아무런 관련이 없는 것처럼 광고를 하고 있는 것이다.

10
의사들의 거짓말 5
한국 보건의료 서비스 세계 107위

진실을 밝혀줄 www.who.int

한국의 보건의료 서비스 수준이 빵점이라거나 낙제점이라고 하면 그것은 누구에게 책임이 돌아갈까. 대한민국 의사들은 그것이 자신들과는 전혀 무관하고 오로지 정부 쪽에만 책임이 있는 것으로 돌리고 있다. 왜냐하면 지난 2001년 8월 27일자 ≪조선일보≫ ≪중앙일보≫ ≪매일경제≫에 실린 "10년 후 당신의 아들, 딸들이 아프면 치료받으러 외국으로 나가야 합니다"라는 5단 통 광고에서 '한국 보건의료 서비스 세계 107위'라고 했기 때문이다. 의사들이 거액의 회비를 마련해 일간지에 대대적인 광고를 하면서 자신들 스스로를 욕하려 하지는 않았을 것이다.

당시 광고 내용을 그대로 옮겨보면 다음과 같다.

한국 보건의료 서비스 세계 107위

세계보건기구(WHO)가 발표한 2001년도 각국별 보건의료 서비스 수준 평가에서 한국은 191개국 중 107위를 차지한 것으로 나타났습니다. 이 평가에서 우리나라는 작년 58위에서 올해 107위로 곤두박질했으며, 파키스탄이나 방글라데시보다 낮은 순위를 기록했고, 서부 아프리카의 잠비아보다 겨우 2순위 나은 것으로 평가됐습니다. 의료 환경이 달라진 건 의약분업을 시행했다는 것밖에 없습니다.

이 광고는 한마디로 2000년까지는 대한민국의 의료서비스 수준이 58위였는데 의약분업 시행 때문에 107위로 곤두박질했다는 것이다. 의사협회의 이 광고는 새빨간 거짓말이다. 먼저 세계보건기구는 2001년도 각국별 보건의료 서비스 수준 평가를 발표한 적이 없다. 2001년에는 해마다 펴내오던 "세계 건강보고서(The World Health Report)"를 발표하지 않고 대신 정신건강에 관한 보고서인 "2001 World Mental Health Report"를 2001년 10월 공식 발표했다. 다시 말해 'The World Health Report 2001'은 없다. 세계보건기구가 가장 최근 발표한 각 나라별 보건의료 서비스 수준 평가 보고서는 2001년이 아니라 2000년이다. "The World Health Report 2000"은 1997년에 각 나라들로부터 보고된 보건의료 통계 내용을 바탕으로 분석한 보고서다. 다시 말해 김영삼 정부 때 이루어진 각종 보건의료 관련 통계를 바탕으로 이루어진 것이다. 그런데도 대한의사협회 비상대책위원회는 2000년 세계 보건의료 서비스 수준이 58위였는데 의약분업 시행으로 2001년 107위로 떨어졌다고 허위광고를 해댄 것이다. 이는 의사협회가 자초지종을 잘 알면서도 정부를 일부러 헐뜯기 위해 날조한 혐의가 짙다. 의사들이라면 '한국의 보건의료 서비스 수준이 세계 107위'가 아니라는 사실을 누구보다도 잘 알고 있을 것이기 때문이다. 또 세계보건기구의 인터넷 사이트인 'http://www.who.int/'에 들어가 'The World Health Report 2000'만 찾으면 단번에 알 수 있기 때문이다.

이 보고서의 부록 <표 1>은 "health system attainment and performance in all Member States, ranked by eight measures, estimates for 1997"에 관한 것이다. 이를 번역하면 "1997년 자료를 추정해 8개 항목에서 순위를 알아본, 모든 회원 국가(한국을 포함해 191개국이다— 지은이 주)에서의 보건의료 시스템 달성 및 성취도"이다. 대한민국 의사들은 자신들 스스로도 그 어느 수험생들보다 높은 수능 점수를 받고 대학에 들어가 가장 힘들고 오랫동안 전문적으로 지식을 쌓은 집단이라고 인정하므로 'estimates for 1997'이 무엇을 뜻하는지 몰랐을 리가 없다. 1997년은 더구나 아라비아 숫자로 되어 있으므로 이런 날조 광고는 광고를 본 수백만 명의 독자 가운데 실제로 세계보건기구 사이트에 들어가 이 광고 내용이 정확한지를 알아볼 사람이 0.01%도 채 되지 않을 것이라고 여겼기 때문이 아닐까. 아니 넉넉잡아 1%인 수만 명이 이 사이트에 들어가 정확한 내용을 알았다고 하자. 그래도 99%는 이 광고만 보았다. 의사들은 수만 명이 이 광고의 거짓을 알아차렸다 할지라도 나머지 수백만 명은 이것을 진실로 믿을 것이라는 전략을 세울 수 있다. 한마디로 대한민국 국민을 무지렁이로 취급한 것이다.

국민을 무지렁이로 보는 의사들

이 광고 내용을 좀더 세부적으로 들어가 따져보자. 의사들은 광고에서 세계보건기구가 8개 항목에서 순위를 매겼다고 했지만 실제로는 크게 3개 항목으로 되어 있고 세부 항목으로 따지면 9개 항목에서 순위를 매겼다. 크게 나눈 것을 보면 목표 달성(attainment of goals), 1인당 보건의료 지출(health expenditure per capita in international dollars), 성취도(Performance) 등으로 되어 있다. 이를 세부적으로 살펴보면 목표 달성은 건강 수명(Health level-DALE, 여기서 DALE은 'disability adjusted life expectancy'의 머리글자에서 따온 줄임말이며 장애 보정 평균 수명, 즉 건강 수명을 말한다. 얼마 전까지는 그 나라 또는 지역공동체의 건강 잣대로서 평균 수명을 많이 사용했으나 최근에는 건강 수명이 더 중요한 잣대가 되고 있다.), 5세 이하 어린이의 생존율(distribution, 이는 child survival rate를 뜻함), 수용도 수준(responsiveness level, 이는 보건의료체계의 질, 자율성 등 7개 항목에 대한 국민들의 평가를 뜻함), 수용도의 분포성(responsiveness distribution, 이는 보건의료체계에서 빈곤층이나 노인, 여성, 소수 민족 등 사회적 약자에 대한 차별 정도를 재는 항목이다), 재정 조달의 형평성(fairness in financial contribution), 총 목표 달성(overall goal attainment) 등 6개 항목으로 되어 있다.

성취도는 두 개 항목, 즉 건강 수준에 대한 기여도(Performance on level of health)와 전반적 보건의료시스템 성취도(Overall health system performance)로 나눠 측정됐다.

이 측정에서 한국은 건강 수명 51위, 수용도 수준 35위, 재정 조달의 형평성 53위, 전반적 목표 달성 35위, 1인당 보건의료 지출 31위, 건강 수준에 대한 기여도 107위, 보건의료체계의 전반적 성취도 58위로 각각 나타났다. 의사협회는 전반적인 보건의료 시스템 성취도를 2000년 한국 보건의료 서비스 수준으로 둔갑시켰고 건강 수준에 대한 기여도를 2001년 보건의료 서비스 수준으로 바꿔버린 것이다. 세계보건기구는 이처럼 항목별로 회원국들의 순위를 발표했을 뿐 국가별 전체 보건의료 서비스 순위를 발표하지 않았다. 그런데도 마치 각국별 보건의료 서비스 순위를 발표한 것으로 광고해 "파키스탄이나 방글라데시보다 낮은 순위를 기록했고 서부아프리카의 잠비아보다 겨우 2순위 나은 것으로 평가됐다"고 허위선전한 것이다.

사실 세계보건기구가 계량화해 발표한 이 보고서는 완벽한 것은 아니다. 각 회원국들이 이 보고서의 객관성과 공정성에 대한 의문을 제기해 세계보건기구는 최근 좀더 객관적인 평가 체계를 현재 개발중이다.

거짓말도 계속하면 진실이 된다— 의사 생각

세계보건기구의 보고서에 나와 있는 간단한 표조차 제대로 이해하지 못하는 한국 의사들을 평가한다면 58위나 107위도 아닌 191위를 할 것임에 틀림없다. 적어도 'estimates for 1997'이 무엇을 뜻하는지 모를 의사는 지구상에 없을 것이기 때문이다. 지금까지의 글을 읽은 일반인들은 의아해할 것이다. 아무리 그래도 한국 의사들이 일부러 이런 엉터리 광고를 냈을까 하고 말이다. 하지만 이 광고는 그야말로 앞에서 언급했듯이 엉터리 광고라도 계속 정부에 대한 부정적인 내용을 내면 국민들이 정부를 욕하게 되어 있다는 믿음에서 비롯되었을 것이다. 이는 매우 비열한 짓이지만 사실이다. 똑같은 크기로 의사협회가 정정 광고를 내거나 매스컴들이 대문짝만하게 의사들의 거짓 광고를 질타하지 않는 한 일반 국민들이 이 광고가 날조 광고라는 것을 알기 어렵다. 의사들은 바로 이런 점을 노린 것이다. 의사들은 돈이 많기 때문에 이런 허위광고를 시리즈로 계속해서 낼 수 있고 실제로 내고 있다. 이런 광고만을 본 국민들은 여기에 관한 확실한 정보가 없는 이상 광고 내용이 전부가 아니더라도 일부는 사실이라고 믿게 될 것이며 의사들에 대해 비판적인 견해를 지닌 사람조차도 무의식적으로 정부를 욕하게 되어 있다. 이는 마치 약 광고 공세에 시달린 환자들이 약국에 가서 두통 약이나 진통제를 달라고 할 때 자기도 모르게 귀가 따갑도록 들었던 "펜잘"이나 "사리돈"을 달라고 하는 것과 같은 것이다.

의사들이 이처럼 명백하게 허위 날조 광고를 했을 때 이를 바로잡을 수 있는 법이 필요하지 않을까. 예를 들면 광고한 매체에 언제 어떻게 한 광고는 이런 내용이 엉터리였다고 재광고를 똑같은 크기로 하도록 말이다. 이를 지키지 않았을 때에는 최고 5,000만 원의 벌금 또는 3년 이하의 징역에 처한다는 식으로 법에 처벌 조항을 만드는 것은 어떨까. 신문이나 방송 보도 못지않게 광고 또한 매우 중요하다. 특히 이처럼 특정 개인의 명예를 훼손하지는 않지만 사회적 해악은 이보다 몇백 배 또는 몇천 배 더 심할 수 있는 이런 광고에 대한 규제를 사전에는 힘들더라도 사후에라도 반드시 해야 한다. 아마 여러분도 어느 신문이 사회면이나 1면 머릿기사로 오보해놓고 이를 정정하지 않거나 아니면 눈에 잘 띄지 않는 면에 1단 크기로 간단하게 정정 기사를 내면 올바른 언론의 태도가 아니라고 여길 것이다. 하지만 한국에서는 이런 일이 비일비재하게 이루어지고 있다. 광고도 마찬가지이다. 허위 왜곡된 내용의 광고를 해놓고 그냥 넘어가는 경우가 너무나 많다. 의사들의 '허위 시리즈 광고' 사건을 이 땅에서 허위 날조 광고가 사라지는 계기로 삼자.

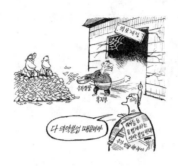

2부 한국 의료 벼랑 끝에 서다

분명 한국의 의료는 위기다. 아직도 많은 사람들은 큰 병에 걸리면 치료비 걱정부터 한다. 집을 팔거나 전세금이라도 빼야 그런대로 치료를 받을 수 있다. 이런 의료 시스템은 정말 문제가 있다. 국민들은 의료비 지출은 날이 갈수록 늘어가지만 그에 걸맞은 양질의 진료를 받고 있다고는 생각하지는 않는다. 한국 의료 무엇이 문제일까.

11
건강보험 재정 파탄과 의사

건강보험 수가 인상으로 마무리된 의사 파업

　의약분업 실행 과정에서 의사들의 저항으로 전국적인 의사 파업이 장기간 이루어지면서 나라 전체를 혼란의 도가니로 몰아넣었다. 불과 1년여 전의 일이다. 2000년 의약분업 파동과 의사 파업 대란은 국민 주머니 쥐어짜기를 가져온 건강보험 수가 인상으로 끝맺음되었다. 그 결과 의약분업을 시행한 지 1년도 채 되지 않은 2001년 초 우리 사회는 건강보험 재정 파탄이라는 새로운 난제를 떠안게 되었다. 언론은 연일 건강보험 재정 위기를 들먹이며 그 위기의 심각성을 거론하기 시작했다. 그리고 그 이유의 하나로 의사들만을 위한 과중한 건강보험 수가 인상을 주범으로 꼽았다. 이를 둘러싸고 의사와 정부 사이에 한바탕 입씨름이 벌어졌다. 공공경제학회, 사회정책학회 등 관련 학회들도 앞다퉈 이를 주제로 한 심포지엄과 토론회 등을 열어 건강보험 재정 파탄의 원인에 관한 격렬한 논쟁을 벌였다. 방송사들도 앞서거니 뒤서거니 하며 내로라 하는 관련 전문가들과 의사 대표, 시민단체 대표 등을 출연시켜 토론회를 벌였다. 재정 파탄의 규모가 4조 원에 이를 것이고 결과적으로 국민 부담을 늘릴 수밖에 없다는 이야기들은 국민들로 하여금 김대중 정권에 손가락질을 하게 만들었다. 김대중 대통령은 마침내 성난 민심을 달래기 위해 보건복지부 장관과 차관을 한꺼번에 전격 경질했으며 민주당 정책위의장을 지낸 정치인에게 새 장관을 맡겼다.

감사원은 보건복지부를 대상으로 의약분업 준비 과정과 건강보험 재정이 파탄나게 된 이유를 감사했다. 감사원은 의약분업에 관한 한 전문성이 높은 기관이 아니다. 따라서 감사원의 감사관들도 의약분업에 관한 전문성을 가진 관료로 보기는 어렵다. 전문성이 없을 경우에는 대개 감사에 앞서 전문성이 있는 사람들로부터 자문을 구하기 마련이다. 이번 감사에서도 감사관들은 의사들에게 자문을 구한 것으로 알려졌다. 감사를 받은 복지부 관리들은 한결같이 감사관들이 의사 사회에서 주로 들을 수 있는 용어를 자주 사용했고 또 의사협회 등 의사들이 줄기차게 주장해온 내용 등을 중심으로 물고 늘어지거나 질의를 했다고 한다. 그리고 공교롭게도 의사협회가 '퇴출'을 주장해온 이른바 '복지부 의약분업 5적'(주장 당시 이 아무개 기획관리실장, 송 아무개 보건정책국장, 안 아무개 약무식품 정책과장 등) 모두가 감사원이 통보해온 중징계 대상 명단에 포함됐다. 우연이라고만 보기 어려운 대목이다. 복지부 관리들을 중징계하라는 감사원의 감사 보고서를 두고 언론계는 물론이고 곳곳에서 김영삼 대통령 시절 한보사태 때 유행했던 "몸통은 놔두고 깃털만 건드린다"는 유행어가 떠돌아다녔다.

감사원의 결론은 재정 파탄을 가져온 주범이 보건복지부라는 것이었다. 과연 그럴까. 재정 파탄을 가져온 진정한 주범은 누구일까. 주범은 다름 아닌 대통령과 의사 집단이다. 그리고 보건복지부는 주범이 아니라 종범(從犯)이다. 언론도 종범이다. 의사 파업 때 신문 칼럼을 통해 동조의 뜻을 은연중 드러낸 일부 지식인들도 종범이다.

건강보험 재정 파탄의 주범은 의사 배불린 수가 인상

대통령만 국민의 편이 되어 꿋꿋하게 의지를 꺾지 않고 불법 집단 파업을 일삼는 의사 집단을, 경찰 병력 수만 명을 동원해서라도 해산시키고 파업 주범들을 수십 명이 됐건 수백 명이 됐건 죄다 구속해 사법 처리했더라면 사태가 이 지경에 이르지는 않았을 것이다. 김대중 대통령의 우유부단함 때문에 의사들만 살 판이 났으며 — 의사들은 "돈만 안다"는 국민들의 비아냥거림으로 자존심을 구기기는 했지만(애초부터 지킬 만한 자존심이 별로 없었는지도 모른다) — 국민들만 죽을 지경이 됐다. 파업 때 아파도 병·의원을 이용 못해 고통을 겪었고 평소 같으면 건강보험을 적용 받아 전문의에게 편안하게 진료받고 5,000~6,000원 가량 본인 호주머니에서 부담하면 될 일을 응급실로 찾아가 시장판 같은 분위기 속에서 수련의(인턴) 또는 전공의(레지던트)한테 대충 진료받고 이보다 몇 배나 많은 진료비를 내야 했다. 또 의사 파업이 끝난 뒤에는 건강보험 수가가 너무나 많이 올라 국민들은 건강보험료를 대폭 많이 내야 했고 본인 부담금도 훨씬 더 늘어났다.

의사 집단을 비롯한 일부에서는 건강보험 재정 파탄이 의약분업과 건강보험 통합 때문이라고 주장한다. 보건경제학자나 보건학자, 그리고 시민단체 등은 건강보험 재정 파탄은 의약분업제도나 건강보험 통합 자체 때문에 생긴 것이 아니라 의사 파업에 굴복한 정부가 한꺼번에 건강보험 수가를 엄청나게 올려주는 바람에 일어났다고 분석한다. 어떤 것이 맞는 것인가. 사실 건강보험 통합 그 자체, 그리고 의약분업 그 자체 때문에 건강보험 재정이 갑자기 바닥나게 된 것은 아니다. 의사들의 파업으로 인한 비정상적인 의약분업 제도 시행과 의료보험 통합 때 의료보험료를 제때 적정하게 올리지 않은 복지부동 때문에 이런 일이 생겼다고 보는 것이 타당하다.

여기서 잠깐 국민건강보험 재정 위기로 나라 전체가 시끄러울 때 한국사회정책학회 주최로 2001년 4월 6일 대한상공회의소에서 열린 '국민건강보험 재정 위기에 관한 대책은 무엇인가?'를 주제로 한 토론회 내용을 살펴보자. 이 토론회에서 한국개발연구원(KDI) 이혜훈 박사는 국민건강보험 재정 위기의 원인을 다음과 같이 분석했다.

최근 급속하게 진행되고 있는 재정 고갈의 직접적인 계기는 의약분업 추진 과정의 오류와 왜곡이다. 수입 증가, 다시 말해 보험료로 들어오는 수입은 2001년 들어와서도 최근 5년간 연 평균 보험료 수입 증가율인 15.1%와 비슷하지만 지출, 다시 말해 병·의원과 약국 등 건강보험 요양 취급 기관에 주는 보험 진료비는 2001년 들어 42%나 증가해 최근 5년간 연평균 지출 증가율 17.6%를 훨씬 웃돈다. 지출의 95%를 차지하는 급여비를 좀더 자세하게 살펴보면 입원 진료비는 9%, 외래 진료비는 71.8% 증가해 재정 고갈의 주 요인이 외래 진료비 증가로 분석됐다. 다시 말해 의료계의 고질적인 병폐인 과잉 진료를 막을 수 있는 정책은 펴지 않고 진료 횟수 및 양에 따라 보상받는 행위별 수가제를 그대로 둔 상태에서 의약분업을 실시하다보니 과거 약국에서 1차 진료를 받고 약도 함께 조제 받았던 환자들이 대거 의원으로 몰려들었으며 의원 또한 이들을 자주 찾아오게끔 하는 과잉 진료를 계속했다. 여기에다 의사 파업을 무마하기 위해 보험 재정 여력을 고려하지 않고 눈앞의 사태를 해결하기에만 급급해 무려 1년 여 사이에 50%의 수가 인상을 함으로써 돌이킬 수 없는 적자를 가져왔다.

이혜훈 박사가 분석한 건강보험 재정 파탄 이유는 큰 뼈대에서 볼 때 매우 합리적인 것이다. 그는 건강보험 통합이 재정 악화의 주범

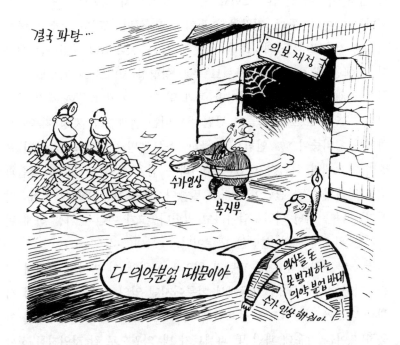

건강보험 재정 파탄의 원인은 의약분업과 건강보험 통합일까, 한꺼번에 대폭
인상된 건강보험 수가일까.

가운데 하나라는 일부의 시각에 대해 그렇지 않다고 잘라 말했다. 건강보험 통합이 재정 악화의 주 요인이라고 주장한 사람들은 두 가지 논리에 기초해 논지를 펴고 있다. 첫째, 건강보험 통합 과정에서 보험료 납부 저항이 일어나 보험료 징수율이 떨어져 보험료 수입이 감소했다는 것이다. 둘째, 건강보험 통합 이후 공단 조직의 축소 노력이 미흡해 지출 절감을 꾀하려던 애초 시나리오대로 되지 않았다는 것이다. 이에 대해 이 박사는 보험료 부과 형평성 시비로 보험료 납부 저항이 존재하는 것은 사실이지만 불과 몇 달 사이에 폭증한 재정 적자의 주 요인으로 보기 힘들고 관련 운영비는 전체 보험 재정 지출에서 차지하는 비중이 5% 안팎으로 극히 낮을 뿐만 아니라 최근 관리 운영비는 오히려 하락하고 있는 추이라는 점을 들어 건강보험 통합과 재정 악화와는 큰 관련이 없다고 말했다. 그는 재정 악화의 직접적인 계기는 다름 아닌 의약분업이라고 밝혔다. 그가 이런 분석을 하게 된 근거는 위에서 이미 설명한 대로이다.

필자가 건강보험 재정 파탄의 원인과 관련해 이 박사의 견해에 덧붙이자면 정부가 과거 약국에서 이루어지던 임의 조제가 의약분업 시행과 더불어 원천적으로 봉쇄됨에 따라 약국을 1차 진료기관으로 이용하던 이들 가운데 과연 몇 퍼센트가 병·의원으로 갈 것인지를 정확하게 가늠하지 못했다는 점이다. 과거 두통이나 감기 등 가벼운 질병을 앓거나 증상을 가진 사람들 가운데 많은 환자들이 병·의원을 직접 찾기보다는 약국을 먼저 이용했다. 병·의원에 가면 상당한 시간을 대기해야 하고 직장이나 집에서 멀리 떨어져 있기도 해 약국이 문턱이 더 낮았기 때문이다. 여기에다 병·의원에 가봐야 불친절하고 2, 3분 만에 진료를 끝내며 약을 주는 '대충 진료' 관행으로 가벼운 증상이나 질병으로는 병·의원에 가서 진료를 받은 뒤 약을 타는 것이나 약국에서 증상에 맞는 약을 조제받는 것이나 크게 다를 바 없다는 생각에 많은 환자, 특히 서민들은 약국을 1차 의료기관으로 이용해왔다. 하지만 의약분업으로 이제는 항생제 한 알이라도 의사의 처방전 없이는 구입이 아예 불가능하기 때문에 많은 환자들이 병·의원을 찾게 된 것이다. 의약분업 때문에 병·의원 문을 닫게 됐다고 목소리를 높이며 병·의원 문을 일제히 닫고 진료 거부를 하던 의사들조차 지금은 몰려 드는 환자들로 돈벌이도 좋지만 몸이 피곤해 오히려 짜증을 낼 정도가 됐다. 그 어느 의사도 옛날보다 더 돈벌이가 시원찮다고 이제는 이야기하지 않는다.

12
건강보험 재정 통합은 오리무중

국민 갈등만 부추긴 건강보험 재정 통합 유보

2001년 한 해를 보내면서 우리나라 대학교수들이 가장 먼저 떠올린 한자성어는 오리무중(五里霧中)이었다. 미국의 심장부인 뉴욕과 워싱턴에서 비행기 납치 충돌 테러가 벌어졌고 미국에서의 탄저테러, 미국의 아프가니스탄 탈레반 정부 공격 등이 이어졌다. 우리나라에서는 각종 게이트에다 김정일 북한 국방위원장의 답방 무산과 이산가족 상봉 중단으로 인한 남북한 교류 교착 등 한치 앞을 내다보기 어려운 상황이 벌어졌으므로 모두들 오리무중이란 단어를 떠올렸을 것이다. 교수들은 오리무중이란 한자성어를 떠올리면서 '우리나라가 어디로 가는지……'와 '사회 각계의 부정직성, 부도덕성으로 원칙과 기본 질서가 서지 않는 우리 사회'를 생각했다고 한다.

나라 안팎의 굵직굵직한 사정이 오리무중이었다면 국민들의 건강을 돌보기 위한, 가장 기초적인 의료제도인 건강보험제도도 오리무중이기는 마찬가지였다. 2000년 의사 파업으로 한국의 보건의료정책이 오리무중에 갇힌 데 이어 2001년은 정치권, 더 엄격하게 말하면 야당인 한나라당이 보건의료정책을 다시 오리무중으로 몰아넣은 것이다. 건강보험 재정 통합 문제를 놓고 2001년 국회에서는 막바지까지 여야가 실랑이를 벌이다 아무런 결론도 내지 못한 채 해넘이를 했다가 2002년 새해 들어 통합을 일단 1년 6개월간 유보키로 합의하고 국민건강보험재정건전화를위한특별법(이하 '건보재정건전화법'으로 표기함) 제정안을 처리했다. 2000년 파업을 벌인 의사들을 달래기 위한 정책의 하나로 엄청난 건강보험 수가 인상이 있었고 이 때문에 건강보험 재정은 밑바닥이 나버렸다. 그 후유증을 치유하기 위해 담배에 물리던 건강부담금을 1갑당 2원에서 150원으로 무려 75배나 높였다. 하지만 이는 어디까지나 미봉책에 지나지 않는다. 건강보험 재정 통합은 언제 어떻게 다시 터질지 모르는 활화산과 같은 것이다.

건강보험을 꾸려나가는 방식을 어떻게 할 것인가를 놓고 정당은 정당끼리, 공무원 사회는 공무원 사회대로 찬반이 엇갈렸고 학자, 언론사, 경영자 단체와 노동자 단체도 서로 대립하는 등 20년 넘게 반목과 갈등을 빚어왔다. 1980년대 초반 통합주의 방식으로 의료보험 제도를 바꾸려던 이른바 통합 의료보험파들은 조합 의료보험파들에 밀려 공직에서 물러나고 그 뒤 조합 의료보험파들이 보건복지부와 의료보험기관을 장악해 10여 년을 꾸려왔다. 하지만 10여 년 동안 밀실에서의 의료보험조합 대표 선출, 조합 간부의 낙하산 인사 등 여러 문제점이 노출되고 부자조합과 가난한 조합 간 갈등, 농어촌 조합과 도시지역 조합 간 갈등, 지역조합과 직장조합 간 보험료 문제 등과 관련한 갈등이 쌓여만 갔다. 결국 이들 사회적 문제는 정치적 문제로 번져 김영삼 정권 말기 의료보험체계는 통합 방식으로 대전환이 이루어졌고 김대중 정권 들어 본격 시행에 들어갔다.

조합 방식 의료보험과 통합 방식 의료보험의 장단점과 문제점 등을 이 글에서 일일이 다 말하기는 어렵다. 다만 의료보험을 어떤 방식으로 꾸려갈 것인가는 시대에 따라, 그 나라의 사회·문화적 배경과 역사에 따라 달라질 수 있다는 점을 먼저 짚고 넘어가야 할 것 같다. 사실 우리나라는 의료보험의 역사가 매우 짧다. 1977년 500명 이상의 대규모 사업장부터 시작해 1988년 농어촌 지역으로 확대됐고 이듬해 도시 지역 자영업자에게도 적용되어 전국민 의료보험 시대를 맞게 됐다. 따라서 전국민 의료보험 시대는 불과 10년이 조금 넘는 역사밖에 되지 않는다. 세계에서 가장 먼저 의료보험제도를 도입한 독일은 100년이 훨씬 넘는 역사를 가지고 있으니 독일 등 선진국과 우리나라의 의료보험제도를 비교하는 것은 무리가 있을 것이다.

건강보험 운영 방식은 선택의 문제

특히 유신 말기에 시작된 의료보험제도는 5공 정권과 6공 정권 때 몇백 개가 되는 조합 대표이사 자리를 영관 출신 군 간부와 여당 관계자 등 의료보험과는 아무런 관련이 없는 문외한들이 대거 차지하면서 정치적 시빗거리가 됐으며 때론 조합을 알차게 꾸리는 데 걸림돌이 되기도 했다. 이런 이유 등으로 자율성을 토대로 한 효율적인 운영과 같은 나름대로의 장점을 가질 수 있는 조합 방식의 의료보험제도가 이런 장점을 제대로 살리지 못하고 국민들로부터 외면당하고 말았다. 이런 틈을 비집고 사회 통합의 장점을 내세운 통합 의료보험 방식이 들어선 것이다.

통합 방식은 조합 방식에 견주어 소득에 따른 계층의 사회 통합과 형평성 등에서 상대적인 장점을 지니고 있다. 하지만 의료보험 기구가 거대한 단일 집단이어서 운영이 관료주의로 흐를 소지가 있다고 우려하는 사람들도 많다. 특히 문제가 된 것은 소득이 거의 대부분 드러나는 직장인과 정확한 소득 신고를 하지 않고 정부 당국도 정확한 소득 파악을 하지 못하고 있는 의사, 변호사 등 고소득 자영업자가 한 지붕 아래 살게 됨으로써 생기는 보험료 부과 불균형이다.

한나라당과 한국노총, 그리고 경제인단체 등이 지역 건강보험 재정과 직장 건강보험 재정 통합을 미루거나 아예 하지 말자고 주장하는 것은 바로 이런 이유 때문이다. 통합 의료보험법은 다수당 또는 여당 등 어느 특정 정당이 국회에서 제정한 것은 아니다. 1989년 민주정의당, 평화민주당, 통일민주당, 신민주공화당 등 이른바 여소야대 시절 여야 합의에 따라 통합 의료보험법이 국회에서 만들어졌으나 노태우 당시 대통령이 거부권을 행사하는 바람에 무산된 적이 있다. 그 뒤 통합 의료보험 문제는 한풀꺾여 수그러들었다가 농어촌 지역 조합들의 적자가 계속 쌓여 눈덩이처럼 불어나 심각한 정치·사회 문제로 번지자 한나라당 농촌 지역 지역구 의원을 중심으로 새로운 국민의료보험 법안을 발의해 여야 합의로 1997년 국회를 통과시켰다. 그 뒤 조합의 완전 통합을 위해 1999년 2월에 국민건강보험법이 제정·공포됐으며 그 해 12월에 개정안이 만들어졌다. 이 법에 따라 2000년 7월 국민건강보험 관리 조직이 하나로 완전히 통합되었다. 이제 남은 것은 지역 조합과 직장 조합의 재정 통합뿐이다. 따라서 이 법의 핵심 가운데 하나인 재정 통합을 반대한다는 것은 한나라당으로서는 모순에 속한다. 재정 통합은 아직 시행도 해보지 않은 것이어서 직장인들의 부담 증가 등 여러 문제만 제기할 뿐 실제 이런 문제가 생길지, 아니면 오히려 직장인들에게 더 좋을지에 대해서는 과학적이고도 충분한 검증이 이루어지지 않았다. 사실 통합 의료보험법은 계층간 위화감을 줄이고 소득 재분배 효과를 가져오는 등 사회 통합에 초점이 맞추어졌기 때문에 보험 재정 통합으로 누가 유리하고 누가 불리할지를 따진다는 것 자체가 잘못됐다.

2001년 직장 건강보험과 지역 건강보험의 살림살이는 모두 적자였다. 당기 적자로 따지면 직장 건강보험은 2조 312억 원으로 지역의 7,186억 원에 견주어 2.83배나 된다. 직장 건강보험의 적자가 이처럼 눈덩이처럼 불어난 주 원인은 지역에 비해 상대적으로 병·의원을 이용하는 사람이 많은 탓도 있지만 정부 지원금을 받는 지역 건강보험과는 달리 정부한테서 지원금을 한푼도 받지 않기 때문이다. 만약 지금처럼 지역 건강보험은 재정의 50%를 지원받고 직장 건강보험은 전혀 받지 않는 상태에서 재정이 통합된다면 한나라당이 우려하는 것과는 정반대로 지역 건강보험 재정이 직장 건강보험 재정을 도와줄 가능성이 높다.

건강보험 재정 분리는 한 겨레를 두 겨레로

최근의 건강보험 재정 적자와 그 원인을 살펴볼 때 재정 통합 문제를 놓고 한국노총과 민주노총이 대립하고 직장인과 자영업자가 대립하는 것은 곤란하다. 또 민주당은 재정 통합에 찬성하고 한나라당은 재정 분리에 찬성하는 것도 모순된 면이 있다. 잘 알다시피 민주당과 한나라당은 모두 보수 정당이지만 상대적으로 민주당이 한나라당에 견주어 진보적이고 개혁적이다. 다시 말해 민주당은 한나라당에 비해 저소득층이나 서민들을 위한 정책을 펴고 있고 한나라당은 민주당에 비해 상대적으로 중산층이나 기업가, 의사, 변호사 등 부유층의 이익을 앞세우는 정당이다. 건강보험 재정 통합과 관련해 한나라당이 문제삼고 있는 쟁점은 의사, 변호사 등 고소득 자영업자들에 대한 소득 파악이 제대로 이루어지지 않아 봉급생활자가 낸 보험료가 이들의 진료비 지급에 더 많이 들어갈 가능성이 높다는 것이다. 이것이 사실이라면 한나라당이 민주당에 비해 저소득 봉급생활자의 이익을 앞세우는, 더 진보적인 정당이 된다. 왜 저소득층이나 서민을 위한 복지 확대 등은 반대하는 등 반개혁적이거나 보수적인 정책을 지지하고 내놓는 한나라당이 유독 건강보험 재정 통합 문제만큼은 정반대의 입장을 취하는 것일까. 아무리 생각해보아도 그 이유를 알기 어렵다. 봉급생활자의 수가 많고 고소득 자영업자의 수는 적어 대선에서 표를 생각하는 당리당략 때문일까. 아니면 의약분업으로 흔들린 김대중 정권의 취약점을 잡고서 시급한 건강보험 통합 문제를 다시 흔들어 무능 정권이라는 것을 보여주기 위한 것일까.

건강보험 재정 통합 문제를 자영업자에게 유리하느냐, 봉급생활자에게 유리하느냐에 초점을 맞춰 이야기를 진행하는 것은 매우 위험하다. 이런 발상은 국민을 갈래 갈래로 찢어놓는 것이다. 한나라당과 한국노총 등은 "건강보험 재정이 통합되면 소득이 유리 거울처럼 투명한 봉급생활자만 불리하다"는 이유를 내세워 재정 분리를 주장하고 있다. 봉급생활자가 자영업자를 도울 수 없다는 것이다. 과연 국민들은 그렇게 생각할까. 예를 들어 경남 마산시 오동동에서 서로 옆집에 사는 봉급생활자 홍길동 씨와 시장에서 옷가게를 하는 김길동 씨가 있다고 하자. 만약 봉급생활자 홍길동 씨가 병에 걸려 병원에서 수술을 받았는데 재정이 통합되어 있는 바람에 김길동 씨가 낸 건강보험료가 홍씨의 진료비로 들어갔다고 하자. 김씨는 봉급생활자인 나의 보험료가 왜 옆집의 홍씨 진료비에 쓰이느냐고 항의를 할까. 그렇지 않을 것이다. 서로 잘 알고 친하게 지내는 홍씨 진료비에 쓰인 것을 흐뭇하게 생각할 것이다. 하지만 한나라당과 한국노총, 경영자 단체의 생각은 다르다. 이렇게 쓰이면 안된다는 것이다. 김씨의 돈은 김씨가 전혀 모르지만 같은 봉급생활자이기 때문에 여수 광양제철 근무자

이길동 씨나 서울 삼성생명에서 근무하는 박길동 씨의 병원 진료비로 쓰여야 한다는 것이다. 아마 모든 사람이 옷깃도 스쳐본 적이 없는 사람의 진료비보다는 평소 잘 알고 지내는 사람의 진료비로 자신의 보험료가 쓰이는 것을 원할 것이다.

우리 사회는 여기서 한 걸음 더 나아가야 한다. 직장인과 자영업자를 서로 구분해 '내 건강보험료가 왜 직장인의 치료비로 들어가느냐', 또는 '내 건강보험료가 왜 자영업자의 치료비로 들어가느냐'를 따지지 말아야 한다. 이 좁은 땅덩어리에서 얽히고설킨 지역감정도 나라를 망치고 있는데 직장인과 자영업자를 갈라놓을 필요가 있을까. 한번 직장인이면 영원한 직장인도 아니고, 한번 자영업자면 영원한 자영업자도 아닐 것이다. 또 직장인은 직장인끼리, 자영업자는 자영업자끼리만 서로 돕고 살아야 한다는 것도 설득력 있는 논리가 아닐 것이다.

건강보험을 조합 방식으로 꾸릴 때, 그것도 독일처럼 선원조합, 광산노동자조합처럼 같은 직종끼리 꾸릴 때에는 직업의 동질성도 있고 해서 동병상련이 가능하다. 우리나라에서도 과거 삼성조합이나 구로공단조합의 경우 조합의 구성원끼리 동질성이 있어 조합원간 상부상조 정신을 말할 수 있었다. 하지만 대구 염색비산 공단의 노동자와 전남 대불공단 사무직 노동자가 서로 동질성을 가지고 상부상조 정신을 말할 수 있을까. 한나라당과 한국노총, 그리고 경영자 단체의 주장처럼 직장인과 자영업자는 서로 상부상조해서는 안된다는 것은 한 겨레를 두 겨레로 쪼개자는 발상이나 다름없다.

의약분업이든 건강보험 재정 통합 문제든, 국민들의 건강이나 생활과 직결된 문제는 당리당략으로 접근해서는 안된다. 누가 정권을 잡든 한번 뒤흔든 문제는 쉽게 해결될 수 있는 성격이 아니기 때문이다. 당리당략으로 접근하면 당장에는 표를 얻는 데 유리할 수도 있으나 정권을 잡고 얼마 가지 않아 심각한 나락의 늪으로 빠지게 된다.

13
의약분업 이대로 두어야 하나

말 많고 탈 많은 의약분업

의약분업은 말도 많고 탈도 많았다. 의약분업이 시작된 지 1년 반이 훌쩍 지났건만 아직도 계속해야 한다, 즉각 중단하고 없었던 일로 해야 한다를 놓고 정부와 의사들이 입씨름을 벌이고 있다.

많은 국민들은 불편하고 돈이 더 들어가기만 하는 의약분업이 왜 필요한가라는 의문을 가질 것이다. 국민들이 이런 불만을 품을 만하다. 과거보다 양질의 의료 서비스를 받는다는 생각을 하지 못하고 있기 때문이다. 그런 뜻에서 지금의 의약분업은 상당 부분 손질이 불가피하다. 고객을 만족시키지 못하는 의약분업은 문제가 있기 때문이다.

권력이든 권한이든 한곳에 집중되면 탈이 나게 마련이다. 끼리끼리 일을 하도록 내버려두면 언젠가는 일이 터진다는 것은 동서고금을 막론하고 자주 보아왔다. 김대중 정권이 후반기 들어서면서부터 끝없이 터져나오고 있는 각종 추문과 측근 및 친인척 비리도 감시나 견제 장치 없이 끼리끼리 모든 것을 처리했기 때문이다.

의료에서도 마찬가지다. 1년여 전만 해도 우리 사회에서는 약국이 1차 의료기관 노릇을 했다. 약국의 약사, 심지어는 약사자격증도 없는 흔히들 '다이맨'이라고 불렀던 약사 보조원이 '돌팔이 의사'가 되어, 찾아온 환자의 이런저런 증상을 물어본 뒤 약을 팔거나 조제해주는 일이 다반사로 이루어졌다. 병·의원에서는 의사가 진료와 함께 약사 노릇을 했다. 의사가 직접 약을 지어주는 곳은 사실상 한 곳도 없었으므로 간호사나 간호조무사 등이 약사 노릇을 했다. 이렇다 보니 병·의원에서 의사의 정확한 진찰을 받아야만 하는 환자들이 약국에서 약사나 약사보조원이 지어주는 약을 먹고 지내다 병을 키우는 일이 심심찮게 벌어졌다. 병·의원에서도 환자에게 약을 많이 주면 돈을 그만큼 많이 벌기 때문에 주사제든 항생제든 가리지 않고 환자들에게 약을 듬뿍 지어주었다. 약국과 병·의원들의 이런 행태는 한국인들의 몸 속에 들어온 감염성 세균들을 웬만한 항생제에도 끄떡하지 않게 만들었다. 슈퍼 세균으로 '업그레이드'한 것이다. 그리고 이들 슈퍼 세균들은 한국을 항생제 내성률 세계 1위라는 오명을 세계 만방에 떨치도록 했다. 의약분업이 이루어지지 않은 과거 우리의 의료 시스템 아래에서는 호르몬 주사제나 호르몬 제제 또한 항생제 못지않게 마구 팔렸다. 질이 나쁜 어떤 의사는 의약분업이 시행되지 않고 있는 점을 이용해 퇴행성관절염으로 고생하는 할머니, 할아버지들에게 특효약이라며 찾아올 때마다 무릎 관절에 마구 스테로이드 호르몬 주사제를 찔러댔다. 이런 주사를 맞은 노인들은 그렇게 괴롭히던 관절통이 신통하게도 싹 가시자 그 의사를 명의로 칭찬했다. 노인들의 입소문으로 그 '신통력'이 퍼져나간 이 병·의원은 순식간에 떼돈을 벌었다. 이밖에도 의약분업이 이루어지지 않음으로 해서 벌어진 해괴한 일은 여기서 일일이 거론하기 힘들 정도로 너무나 많다.

의약분업은 바로 이런 일들을 막기 위한 첫걸음으로 시작한 개혁

제도이다. 사실 의약분업에 '개혁'이란 단어를 갖다붙이기가 낯뜨겁다. 당연히 해야 할 의료제도이기 때문이다. 그 동안 이를 시행하기 힘들었던 것은 1960년대, 1970년대에는 의사의 숫자가 절대적으로 부족해 하고 싶어도 할 여건이 못됐기 때문이다. 1980년대와 1990년대 들어서 의사 수도 늘어나고 국민의 경제적 수준도 높아져서 어느 정도 할 만한 여건이 됐으나 의사와 약사들의 이해 다툼과 이들의 중간에 서서 눈치만 보던 정부의 무사안일 때문에 약사와 의사가 서로 환자 유치 경쟁을 하는 모순된 의료 시스템 아래에서 살아온 것이다. 국민은 이런 모순된 의료 시스템에서 매우 편안함을 느꼈다. 약국에 가고 싶으면 약국에 가고 병·의원에 가고 싶으면 병·의원을 찾아가면 됐다. 어디를 가더라도 자신의 증상을 호소하고 약을 받을 수 있었기 때문이다. 환자들은 스스로를 진단해 가벼운 증상이다 싶으면 약국을 가고 아무리 생각해도 정밀 진찰을 받아야 할 증상이다 싶으면 의사를 찾아갔다. 어디를 가더라도 원 스톱 서비스를 받을 수 있었기 때문에 경제협력개발기구(OECD) 가입 국가 가운데 한국처럼 편리하게 의료를 이용할 수 있는 나라도 드물었다. 의약분업으로 원 스톱 서비스가 투 스톱 서비스 또는 쓰리 스톱 서비스로 바뀌게 되자 어떤 이들은 한국 의료의 독특한 장점을 무너뜨린 '개악'이라고까지 혹평했다.

편리함만 좇으면 문제

편리함 측면에서는 이런 지적이 맞다. 하지만 편리함만 추구하다보면 문제가 생긴다. 편리함만 좇다 걷거나 뛰지 않고 자동차만 타고 다닐 경우 어떻게 될까. 자칫 운동 부족으로 각종 질환에 걸리기 십상이다. 바쁜 세상에서 바쁘게 살아가는 것이 반드시 좋은 것은 아니다. 천천히 먹고 천천히 생각하는 느림의 사고방식과 생활태도도 때론 필요하다. 의료도 편리함만 생각하면 의약분업 같은 제도는 하지 말아야 한다. 선진국들도 의약분업 시행 전까지 한국에서 이루어졌던 식의 약사와 의사 경쟁 시스템이 얼마나 편리한지 잘 몰라서 오래 전부터 의약분업을 시행한 것은 아니다.

의료에서는 분업과 협업이 필요할 때가 있다. 분업의 필요성이 있어 각 전문 과목별 전문의 제도를 시행하고 있고 병원에서도 과목별로 진료를 본다. 하지만 수술과 여러 원인으로 인한 질환이나 복합 증상을 보이는 환자에 대해서는 여러 과목 의사들간 협업이 필수적이다. 환자에게 약을 주는 문제는 협업이 필요하다. 물론 의사들도 약에 대해 배우기 때문에 웬만한 환자들에 대해서는 직접 조제를 해주어도 별 문제가 없을 것이다. 하지만 반드시 그렇지만은 않다. 의사는 처방만 하고 약사가 조제해주는 시스템이 환자들을 더 잘 치료할 수 있다. 의사가 잘못 처방하는 경우가 있더라도 약사가 이를 한번 걸러줄 수 있는 장점이 있다. 또 약에 대해서는 일반적으로 약사가 더 많이 배웠다고 할 수 있으므로 약의 조제에 대해서는 약사의 직능을 존중하는 것이 합당한 태도이다.

의약분업의 목적은 여러 가지가 있다. 첫째는 처방과 조제를 엄격하게 구분해 서로 다른 직능을 가진 의사와 약사들이 자신들의 전문 직능 지식을 최대한 발휘해 양질의 서비스를 환자들에게 하자는 것이다. 둘째, 만에 하나 의사가 잘못된 처방을 하거나 약물을 과다 처방할 경우 약사가 이를 체크해 약물 오·남용과 약화 사고를 막을 수 있다. 셋째, 의사들에게 성분명 처방을 하도록 의무화한다면 의사가 불필요한 처방을 내지 않게 되고 따라서 처방전 발행 수와 약물의 종류 등이 줄어들어 보험 재정 절감을 꾀할 수 있다. 넷째, 처방전이 공개

됨으로써 환자는 자신이 어떤 약을 먹고 있는지를 정확하게 알 수 있다. 이밖에도 여러 장점이 의약분업 제도에 있다.

의사는 이어달리기의 1번 주자

하지만 이런 의약분업의 장점도 의사와 약사가 의약분업의 원칙을 철저하게 지킬 때에만 가능하다. 특히 의사는 의약분업의 성공과 실패를 한손에 쥐고 있어 의사의 태도가 무엇보다 중요하다. 의약분업은 육상경기에 비유하자면 이어달리기다. 100m나 마라톤 경기, 장애물 경기, 높이뛰기 등은 선수 한 명이 하는 경기이다. 따라서 한 선수의 역량에 따라 경기의 결과가 달라진다. 1등을 할 수도 있고 등위 밖으로 밀려날 수도 있다. 하지만 이어달리기는 한 선수가 아무리 잘해도 그 다음 선수가 잘못하면 경기에서 이길 수 없다. 의약분업은 의사가 아무리 잘 참여해도 약사가 집단적으로 거부하면 제대로 되지 않는다. 그리고 의사들은 이어달리기에서 첫 주자와 같아서 의사들이 참여하지 않으면 출발 자체가 이루어지지 않는다. 제대로 된 의약분업이냐 아니냐를 따지기에 앞서 아예 의약분업 자체가 없던 것으로 되는 것이다. 의사들은 이를 잘 알고 있다. 의사뿐만 아니라 의약분업의 이어달리기 특성은 관료들이나 정치인, 시민단체, 약사, 언론인 등 모두 잘 알고 있었다. 그래서 의사들은 버티기를 한 것이다. 관중석에서는 관중(국민)들이 아무리 '우 우' 야유를 보내고 욕설까지 퍼부으며 출발선에서 달릴 것을 촉구했지만 이들은 그런 야유에는 아랑곳하지 않았다. 동료들 가운데에는 이런 야유를 받으면서까지 몸값을 더 받아내고 나중에 달려보아야 무슨 의미가 있느냐, 이미 정정당당한 스포츠맨십을 잃어버리고 나서 달리면 무엇 하느냐고 채근한 사람도 있었지만 "쇠귀에 경 읽기(牛耳讀經)"였으며 의사들은 이런 충고를 하는 동료들에게 오히려 경기장 밖으로 나가라고 외쳤다. 진짜 이어 달리기에서는 억지 주장을 부리는, 그래서 경기 자체를 무산시키려는 선수가 있으면 곧바로 다른 선수로 바꾸면 되겠지만 대다수 의사들이 똘똘 뭉쳐 1번 주자 노릇을 하지 않겠다고 협박하는 상황에선 사실상 주자를 바꿀 방법이 없다. 결국 이어달리기 경기를 보기 위해 몰려든 관중들을 위해 1번 주자를 달랠 수밖에 없었던 것이다. 그래서 감독 (청와대, 정치권)은 코치(관료 집단)에게 1번 주자들에게는 다른 2번이나 3번 주자들보다 더 맛좋은 당근을 주도록 지시했고 심판(국회)의 동의 아래 이것이 이루어졌다. 그 당근이 바로 약사법 개정이었고 건강보험 수가 대폭 인상이었던 것이다. 1번 주자에게만 당근을 주면 2번 주자, 3번 주자들이 또 안 뛰겠다고 나올 수 있는 상황이 되자 이들에게도 1번 주자에게 준 것보다는 약간 질이 떨어지지만 새로운 당근을 추가로 주었다. 그 결과 이어달리기 구단의 재정은 파탄이 났고 (건강보험 재정 파탄) 이를 만회하기 위해 관중들로부터 받는 경기장 입장료를 대폭 올린 것이다.

보험 수가 올려줘도 진료 행태는 여전

의사들의 파업을 무마하기 위해 건강보험 수가를 1년 남짓한 기간 동안 무려 50% 가량 올렸지만 의사들의 진료 행태는 여전히 바뀐 것이 없다. 건강보험만으로는 충분한 이득을 보기 힘들자 건강보험이 적용되지 않는 일반 진료비를 바가지 씌우는 수법을 애용하는 의사들도 의약분업 시행 전처럼 여전하다. 피부과 의원들 가운데에는 과거 병·의원에서 불법으로 만들어 팔던 피부 연고제 등을 더 이상 만들어

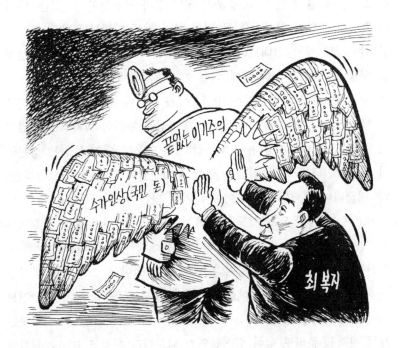

건강보험 수가를 1년 남짓한 기간 동안 무려 50% 가량 올렸지만 무책임하
고 이기적인 의사들의 진료 행태는 바뀐 것이 없다.

팔 수 없게 되자 이제는 의약부외품이나 공산품을 사서 이를 자그마한 용기에 집어넣고 의약품보다 더 비싼 값에 판다. 어떤 병·의원은 원가나 자신이 산 값보다 무려 몇십 배 비싸게 바가지를 씌운다. 물론 2, 3일에 한 번만 와도 충분히 병의 경과를 관찰할 수 있는, 다시 말해 증상이 그리 심하지 않은 감기 환자 등에 대해서도 매일 오도록 만드는 것도 옛날 그대로다. 일반 감기 환자에게 마구잡이로 항생제를 처방하고 있으며 한 번에 약을 7, 8종류씩 준다.

　의사 파업으로 의약분업은 만신창이가 되었다. 또한 원래의 의약분업 안을 남자라고 한다면 시행된 의약분업은 완전히 여자로 바뀌었다고 할 정도로 변해버렸다. 의약분업 시행 안을 누더기로 만든 장본인이 자신들인데도 의사 집단은 현행 의약분업이 '개판'이라고 외쳐댄다. 더군다나 이제는 자신들이 누더기로 만든 이 의약분업을 아예 없애자고 한다. 이들은 의사들을 달래기 위해 앞뒤 재지 않고 건강보험 수가를 엄청나게 올려준 정치인과 각료들에게 특히 고마워해야 한다. 자신들에게 엄청난 부를 안겨다주었으므로 말이다. 그런데도 의사들은 지금의 의약분업이 제대로 굴러가지 않는 것은 일부 과격한 진보 학자들과 김대중 정권, 보건복지부 고위 관료 등이 애초부터 잘못된 개혁 정책을 준비도 없이 밀어붙였기 때문이라고 강조한다. 자신들의 책임은 전혀 없다는 식이다. 하지만 의약분업이 이 모양 이 꼴로 된 가장 큰 책임은 의사들에게 있다. 물론 의사들에게만 책임이 전적으로 있는 것은 아니지만 정치권이나 보건복지부를 비롯한 관료 집단 등의 책임은 부차적인 것이다. 그런데도 건강보험 재정 파탄 위기 이후 마치 재정 파탄이 의약분업 때문인 것처럼 주장하는 의사 집단과 이에 동조하는 일부 학자들, 일부 언론 등 때문에 의약분업은 김대중 정권의 실패한 정책 1위로 떠올랐다. 이런 분위기를 틈타 의약분업의 문제점을 주장하며 강력하게 저항했던 의사들은 마치 선견지명(先見

之明)이라도 있었던 것처럼 이야기하고 있다.

의약분업 성과 말하기는 아직 일러

의약분업은 과연 실패한 정책인가. 지난 1년 반 동안 이루어진 성과는 있는가. 아직 의약분업의 성과를 말하기에는 시간이 너무 이르다. 보는 시각에 따라 자신이 처한 위치에 따라 의약분업의 성과를 보는 눈은 천양지차(天壤之差)가 난다. 물론 의사 집단과 일부 야당 의원은 의약분업이 '돈 먹는 하마' 노릇밖에 하지 못하며 낮은 의료의 질과 항생제나 주사제 등 의약품 사용량이 결코 줄어들지 않는다고 주장한다. 이와 달리 보건복지부는 호르몬제 사용이나 항생제 사용이 서서히 줄어들고 있어 의약분업의 약효가 서서히 보이고 있다고 맞서고 있다.

건강보험심사평가원의 2001년 4~6월과 7~9월의 원외 처방전 분석 결과 항생제를 처방받은 사람이 13% 가량 줄어들었다고 2002년 초에 보건복지부가 발표한 적이 있다. 또한 호르몬 제제인 스테로이드제의 처방도 11% 가량 줄어든 것으로 나타났다고 밝혔다.

하지만 보건복지부 발표가 있은 뒤 얼마 후 한나라당 심재철 의원은 같은 건강보험심사평가원 자료를 분석해 의약분업 실시 직전인 2000년 5월 항생제 처방률은 54.7%였으며, 2001년 11월에는 51.3%로 3.4% 줄어드는 데 그쳐 의약분업으로 인한 항생제 처방률 감소가 미미하다고 주장했다. 그는 또 항생제 처방률이 2000년 12월에는 57.9%, 2001년 3월에는 55.1%로 의약분업 전보다 오히려 높아지다가 2001년 4월에는 44.1%까지 떨어졌으며 다시 조금씩 늘고 있다고 분석했다.

같은 기관에서 나온 통계자료를 가지고 이처럼 서로 달리 해석하고, 또 이런 내용이 언론을 통해 크게 보도되고 있으니 일반 국민들로서는 누구의 말을 믿어야 할지 헷갈릴 것이다. 하지만 이런 공방은 별 의미가 없다. 우리나라 질병 발생 현황에 대한 정확한 지식이 없는 상태에서 자칫 이런 통계수치만 좇다보면 낭패를 당하기 쉽다. 다시 말해 이런 분석 자체가 사실을 오도할 가능성이 높다는 것이다. 잘 알다시피 우리나라는 사계절이 뚜렷한 국가이다. 그래서 계절별 질병 발생 양상이 확연히 다르다. 가을에서 겨울로 넘어가거나 겨울에서 봄으로 넘어가는 환절기와 겨울철에는 감기나 독감 등을 비롯한 상기도 감염과 비염 등에 걸리기 쉽다. 감기나 독감은 바이러스 질환이어서 원인 바이러스 자체를 죽이는 특효약이 없다. 하지만 이로 인해 코 안이나 상기도 등에 염증이 생길 경우 의사들은 각종 항생제 처방을 한다. 단순 감기에는 한꺼번에 많은 약을 잘 처방하지 않으려는 영국, 프랑스 등 선진국 의사들과는 달리 감기에도 툭하면 항생제를 포함해 대여섯 가지 약을 처방하고 있는 것이 우리 의료의 고질병 가운데 하나이다.

따라서 이런 한국의 계절적 특성과 질병 발생 양상을 고려한다면 당연히 항생제 사용 빈도와 처방도 계절에 따라 완전히 차이가 날 것이다. 하지만 복지부나 심 의원은 이런 계절적 요인을 전혀 고려하지 않았다. 4~6월과 7~9월을 맞비교하고, 3~5월과 11, 12월을 맞비교했다.

질병뿐만 아니라 실업, 수출입 통계 등도 계절과 관련이 깊다. 그래서 이런 통계들은 대개 1년 단위로 비교하거나 전년도 같은 기간, 예를 들면 2000년 상반기와 2001년 상반기를 서로 비교해 실업률이 몇 퍼센트 높아졌다거나 수출이 몇 퍼센트 늘어났다는 식의 통계 자료를 분석 발표하고 있다.

항생제 처방률도 그런 식으로 비교해야 한다. 의약분업이 이루어지지 않았던 1999년 1년간과 의약분업이 이루어진 2001년 1년간의 항생제 처방률을 서로 비교 분석해야 그 효과를 알 수 있는 것이다. 아니면 의약분업이 이루어지지 않았던 해의 분기나 반기와 의약분업이 이루어진 해의 같은 분기나 반기의 항생제 처방률을 비교해야만 의약분업 후 항생제 처방률의 감소를 어느 정도 유추할 수 있다. 하지만 보건복지부나 심 의원 모두 이런 고려를 하지 않은 채 서로 다른 계절의 분기를 맞비교하거나, 겨울과 봄의 월을 비교한 뒤 의약분업으로 항생제 처방률 감소가 눈에 띄게 있었다, 없었다를 논하는 오류를 범했다.

의사들이 약을 불필요하게 많이 처방해도 아무런 이득이 없도록만 만들면 항생제나 호르몬 제제, 주사제 등 각종 약의 사용이 줄어들게 마련이다. 만약 처방 약 가짓수가 많으면 의사에게는 아무런 이득이 없고 약사에게만 그 이득이 돌아간다고 하자. 어느 의사가 약사에게 좋은 일을 시키기 위해 불필요한 약을 잔뜩 처방하겠는가. 물론 아내나 가까운 친인척 또는 친구가 바로 옆에 약국을 열어 서로간의 담합에 의한 경우라면 불필요한 약을 처방해 약국에 이익이 돌아갈 수 있도록 할 수도 있겠다.

의약분업은 바로 의사들이 약을 많이 처방하는 데서 오는 이득을 없애려 하는 제도이다. 하지만 의사들이 과거에 해오던 나쁜 행태, 즉 많은 약을 잔뜩 처방하는 행태를 바꾸지 않는 한 의약분업 시행으로 바라던 애초의 효과 ― 약의 오·남용을 줄이는 것 ― 를 달성할 수 없다. 따라서 의약분업으로 항생제 사용 감소 등을 기대하기 어렵다는 의사들의 주장은 의사들 스스로 의약분업의 정신을 내팽개치고 과거의 나쁜 버릇을 그대로 가지고 있다고 고백하는 것에 지나지 않는다. 의사들만 제대로 마음먹으면 주사제나 호르몬제, 그리고 항생제 처방

률 또는 사용률을 지금보다 30%, 아니 50% 더 낮출 수도 있다. 의사
들을 의약분업시대에 걸맞은 의사로 완전히 바꾸어놓지 않는 한, 그
리고 의사들이 의약분업 정착을 훼방 놓겠다는 생각을 가지고 있는
한 의약분업이 약의 사용을 감소시키지 못한다는 주장은 계속될 것
이다.

14
민간 의료보험의 허와 실

민간 의료보험 시대의 두 풍경

서울 강남구 대치동에 사는 마흔다섯 살의 홍길동 씨는 2004년부터 민간 의료보험제도가 본격 시행됨에 따라 그해 1월부터 국내에서 가장 큰 민간 보험회사가 내놓은 '코리아헬쓰'란 민간 건강보험 상품에 가입했다. 외국 회사와 한국 회사와의 인수 합병이나 다국적 기업의 국내 진출과 관련한 법률 자문 등을 주로 하는 변호사인 그는 연간 수입이 4억 원 정도이고 세금을 내고 난 뒤의 순수입은 2억 원이다. 그는 여러 민간 건강보험 상품 가운데 보험료는 다소 비싸지만 전국 가입 병원이 가장 많고, 특히 대학병원과 대형 재벌 병원들을 이용할 수 있는 이 상품이 마음에 들었다. 그리고 암이나 당뇨병 등 중질환에 걸려 치료나 수술을 받더라도 본인 부담이 없는 것이나 다를 바 없을 정도로 보험 급여가 많은 것이 눈에 띄었다. 이 건강보험 상품에는 변호사와 의사, 치과의사, 한의사 등 고소득 전문인과 벤처 회사 사장, 중소기업과 대기업 사장과 임원 등이 대거 가입해 있다.

그리고 흡연, 비만 여부 등 가입자의 건강 위험도에 따라 기준 보험료에 10~30%의 할증 보험료가 추가된다. 담배를 피우는 그는 이 민간 건강보험회사에 기준 보험료 50만 원에 10만 원의 할증 보험료가 추가된 60만 원을 다달이 내고 있다.

그는 2005년 3월 초, 겨울 동안 쉬었던 골프를 하러 나갔다. 첫번째 일요일에 필드에 나가 몸을 풀면서 스윙을 할 때마다 가슴에 약간의 통증을 느꼈다. 오랜만에 골프를 해 그런 것으로 생각하고 지나쳤다. 그런데 둘째 주 일요일에도 서울 근교 골프장에서 고등학교 동창들과 골프를 하는데 지난 주와 비슷한 증상이 나타났다. 하루에 담배 한두 갑을 피우는 애연가였던 그는 혹시 폐암이 아닌가 하고 덜컥 겁이 났다. 다음 날 강남에 있는 한 대학병원에 입원해 정밀 진단을 받았다. 전산화단층촬영장치 등 첨단기기로 검사한 결과 폐암으로 판정났다. 몇 년 전만 해도 폐암 판정을 받으면 80~90%는 1년 이상 살 가망이 없었으나 최근 몇 년간 새로운 항암제 개발과 방사선 치료 기술, 유전자 치료 기술 등의 눈부신 발전으로 말기 폐암만 아니면 치료 성공률이 50% 가량으로 높아졌다. 하지만 치료비는 만만치 않아 입원과 외래 치료 등을 모두 더해 5,000만 원~1억 원 가량의 의료비가 들어갔다. 하지만 그는 민간 건강보험에 가입한 덕분에 이 진료비 가운데 실제로 자신이 직접 호주머니에서 내는 비용은 병실료 차액 등 수백만 원에 그칠 것으로 계산됐다. 민간 건강보험에 가입하기를 잘했다는 생각이 몇 번이고 들었다.

서울 구로동에 있는 대기업 전자제품 하청업체인 코리아일렉트로부품에이비시라는 한 자그만한 중소기업에서 2005년 현재 17년째 근무하는 마흔다섯 살의 김길동 씨는 하루에 담배를 두 갑 가량 피우는 골초다. 그는 2004년부터 도입된 민간 건강보험제도라는 것이 있다는 것 정도는 알지만 한 달에 상여금을 합쳐 200만 원 남짓한 월급을 받는 그로서는 50만 원 가량 내야 하는 보험료가 형편에 버거워 아예 관심도 두지 않았다. 그는 대신 이 기업에 들어올 당시부터 가입했던 사회보험인 국민건강보험에 가입해 소득에 따라 일정 비율로 보험료를 내고 있다. 2005년 당시 보험료율은 5%인데 회사와 자신이 각각 절반씩 부담하고 있다. 그래서 그는 다달이 5만 원을 월급에서 보험료로 공제하고 있다. 국민건강보험은 아직 법에 따라 모든 의료기관이 요양기관으로 강제 등록되어 있어 대학병원 등을 이용하는 데는 아무런 걸림돌이 없지만 문제는 큰 병에 걸리면 실제 자신의 호주머니에서 내야 하는 돈이 30~50% 가량 된다는 것이다. 특히 이 보험의 가장 큰 문제점은 최신 생명공학을 이용한 신약이나 신기술의 치료를 받을 경우 보험 급여가 이루어지지 않는다는 것이었다.

2005년 3월 둘째 주 토요일 아침, 그는 야간 근무를 마치고 퇴근하던 길에 가슴에 상당한 통증을 느꼈다. 집 근처에 있는 한 중소병원에서 진찰을 받은 결과 폐암이 의심되므로 더 큰 병원에서 정밀 진단을 받아보라는 청천벽력의 이야기를 듣고 눈앞이 깜깜해졌다. 정신을 차려 집 인근에서는 가장 큰 한 종합병원에서 이틀 뒤 정밀 진단을 받았다. 그 결과 말기는 아니지만 치료가 쉽지 않은 폐암이라는 진단을 받았다. 이 병원에서는 폐암 완치 경험이 거의 없다며 몇몇 대학병원을 소개해주었다. 하지만 이들 대학병원에서 입원 치료를 받으려면 적어도 한두 달은 걸려야 한다. 이미 민간 건강보험 가입자 가운데 폐암 진단을 받은 환자들로 예약이 다 되어 있었기 때문이다. 그에게는 이뿐 아니라 다른 걱정거리가 하나 더 있었다. 현재 1억 원 전셋집에 살고 있으며 예금이라고는 1,000만 원이 채 못되는 재정 형편이어서 치료를 받는다고 해도 치료비를 대기가 막막하기 때문이다. 국민건강보험공단에서는 최신 치료 기술에 대해 보험 급여를 해주지 않기 때문에 그가 보험 급여를 받을 수 있는 것은 1,000만 원 가량밖에 되지 않고 나머지 4,000만 원 가량은 자신의 호주머니에서 내야 한다. 대학병원에서 최신 폐암 치료를 받기 위해서는 적어도 전세금을 빼서 그 절반 가량은 자신의 치료비에 써야 한다. 그의 가슴에는 암 세포뿐만 아니라 국가와 사회에 대한 분노의 응어리가 암 세포처럼 커져만 갔다. 민간 건강보험제도는 지금의 대통령이 몇 년 전 대선 때 공약으로 내놓아 이루어진 것이었다. 그는 대통령이 선거 유세 당시 국민들에게 외쳤던 복지국가 실현이 헛공약임을 그제서야 깨달았다.

건강보험 부실, 민간 의료보험 논란 불러

최근 논란이 되고 있는 민간 의료보험제도가 도입되어 시행될 경우 우리 사회에서 일어날 수 있는 두 가지 극단적인 풍경을 폐암 판정을 받은 마흔다섯 살의 대한민국 두 중년 남성을 모델로 그려보았다. 이는 가상의 이야기이기는 하지만 실제 민간 건강보험이 기존의 사회보험 성격의 국민건강보험과 경쟁하게 될 경우 이는 현실을 쏙 빼닮은 가상의 시나리오가 될 것임에 틀림없다.

우리 사회에서도 민간 의료보험을 도입해야 한다는 주장이 곳곳에서 터져나오기 시작했다. 특히 국민건강보험 재정이 파탄날 지경에 이르자 정부에서도 이를 적극 검토하기 시작하면서 본격적인 이슈가 되고 있다.

민간 의료보험을 도입해야 한다고 주장하는 쪽은 대체적으로 의사, 경영자 집단, 경제학을 전공한 학자, 일부 보건의료학자, 민간 보험회사 등이다. 이를 반대하는 쪽은 주로 시민단체, 노동자 단체, 진보적

성향의 보건의료학자, 사회복지학자 등이다. 언론들은 뚜렷한 경향을 보이지 않지만 일부에서는 도입을 검토해야 한다고 주장하고 있지만 대체적으로는 시기 상조 또는 도입 반대를 주장하고 있다.

민간 의료보험 이야기가 나오게 된 배경은 여러 가지가 있지만 무엇보다 근본적인 것은 지금의 건강보험이 보험으로서의 제구실을 다하지 못하고 있다는 사실이다. 지금의 건강보험은 감기 등 사소한 질병에 대해서는 4,000~5,000원 안팎의 본인 부담금(약값 포함)만 내면 해결할 수 있지만 암 수술 등 중증 질환 치료나 수술을 위해 입원 치료를 받을 경우 실제 환자 자신의 호주머니에서 직접 지불해야 하는 본인 부담이 전체 의료비의 50~60% 가까이 되어 큰 수술의 경우 2,000만 원~3,000만 원씩 돈이 들어가기도 한다. 이런 돈은 부유층에게는 큰돈이 아닐지라도 서민들에게는 집을 팔거나 전세금을 빼내 지불해야 할 만큼 큰돈이다.

현행 의료보험의 큰 특징인 저부담-저급여 정책은 우리 사회에 생명보험, 암 보험 등 각종 유사 민간 의료보험이 잘 팔리게끔 만들었으며 최근에는 암뿐만 아니라 입원과 수술비 등은 물론 자기공명영상장치(MRI) 촬영 등 비급여 진료비의 일부를 대주는 유사 민간 의료보험 상품까지 잇따라 나오고 있다.

민간 의료보험 도입을 주창한 사람들은 건강보험 재정이 부실화하기 시작한 몇 년 전부터 이를 슬슬 거론하기 시작했다. 언론에서 본격 논의되기 시작한 것은 의약분업과 의사 파업을 계기로 보험 재정이 의료기관, 특히 의사의 호주머니로 갑자기 많이 들어가기 시작해 건강보험 재정이 극도로 악화되어 파산 지경에 이르자 재정 안정 방안으로 복지부와 일부 전문가들이 이를 대안으로 제시하면서부터였다. 의사들도 적극 찬동하고 나섰다. 민간 의료보험의 도입은 의사들로서는 고급 진료를 더욱 활성화할 수 있는 길을 트고 의료 수요를 더욱 늘릴 수 있는 계기로 작용할 것이라고 보았기 때문이다. 그렇게 되면 의사들의 수입이 지금보다 훨씬 더 안정적으로 늘어날 수 있음은 물론이다.

민간 의료보험 도입은 시기상조

그러면 민간 의료보험은 지금의 한국 상황에서 반드시, 그리고 이른 시일 안에 시행해야 할 제도인가. 결론은 그렇지 않다는 것이다. 민간 의료보험제도를 채택하고 있는 대표적인 나라가 HMO(Health Maintenance Organization, 건강유지기구, 전국적인 망을 가진 미국의 대표적 민간 의료보험 조직)로 잘 알려진 미국이다. 미국은 정부가 저소득층과 장애인을 위한 메디케이드(medicade)와 65살 이상 노인을 위한 메디케어(medicare)를 사회보장제도의 하나로 꾸려오고 있다. 이 사회보장제도에 들어갈 수 없는 모든 국민들은 자유롭게 민간 의료보험에 들도록 하고 있다. 어떤 민간 의료보험에 가입할지와 어떤 조건의 의료보험료를 낼지 등은 물론이고 민간의료보험에 가입할지 여부도 전적으로 자유롭게 결정하도록 하고 있다. 다시 말해 한국, 일본, 독일, 프랑스 등과 같은 사회보험을 채택하고 있지 않은 것이다.

이런 유형의 의료제도는 아무 나라나 채택할 수 있는 성격이 아니다. 만약 미국 국민의 1인당 연간 국민소득이 5,000달러에도 못 미친다면 이런 제도는 꿈도 꾸기 어려울 것이다. 민간 의료보험회사가 적자를 내지 않고 꾸려갈 수 있을 정도로 의료보험료를 충분히 낼 수 있는 형편이 못되는 나라는 민간 의료보험제도를 제대로 꾸려나갈 수 없다. 연봉 5만 달러나 10만 달러를 버는 사람들은 이런 민간 의료보험제도의 나라에서 버티고 살아갈 수 있겠지만 연봉 1만 달러나 2만 달러인 사람이 연간 1,000달러 또는 2,000달러 이상의 의료보험료를 내고 살아가기란 쉽지 않다. 그래서 미국의 민간 의료보험제도는 잘 사는 사람들에게는 아무런 문제가 없는 훌륭한 시스템일지 몰라도 극빈층과 중산층에 끼여 있는 서민층에게는 바람직하지 않은 시스템이다.

이런 이유 때문에 전세계 대부분의 나라들이 민간 의료보험으로 의료 시스템을 꾸려가지 않는 것이다. 물론 최근에는 사회보험을 운영하고 있는 나라와 국가가 의료 서비스를 책임지고 제공하는 영국과 같은 나라에서도 국가 의료 서비스와 사회보험제도의 보완책으로 민간 의료보험을 도입해 시행하고 있다. 하지만 이것은 어디까지나 곁가지에 지나지 않는다. 독일의 경우 최고 부유층에게는 사회보험인 질병금고에 가입하거나 여기에 가입하지 않고 민간 의료보험에 가입할 수 있는 선택권을 주었다.

우리나라에서 거론되고 있는 민간 의료보험은 미국식은 아니고 일부 유럽에서 이루어지고 있는 것처럼 사회보험인 국민건강보험의 보조 수단으로 사용하겠다는 것이다. 다시 말해 기본적인 의료는 국민건강보험으로 해결하고 나머지 고급 진료나 국민건강보험에서 급여를 주지 않는 항목에 대해서는 민간 의료보험에 자유롭게 가입해 급여를 받을 수 있도록 하겠다는 뜻이다. 언뜻 보면 민간 의료보험 가입은 국민 각자의 자율에 맡겨 특별히 이런저런 의료 서비스를 다양하게 받고 싶은 사람만 민간보험에 가입하게 하면 될 것이 아니냐는 생각을 할 수 있다. 이런 생각을 하는 사람에게는 민간 의료보험 도입 자체가 아무런 문제가 될 수 없을 것이다.

민간 보험회사의 제1법칙은 영리 추구

그러나 깊이 있게 따져보면 꼭 그렇지만은 않다. 민간 보험회사는 영리를 추구하게 마련이다. 아마 민간 의료기관보다 영리 추구에 더 관심을 기울일 가능성이 높다. 민간 보험회사의 경우 적자가 계속되면 그 회사는 문을 닫아야 한다. 이를 피하기 위해서는 가입자의 건강보험료를 계속 높여야 한다. 그렇게 되면 자신의 소득 가운데 상당 부분을 건강보험료로 내더라도 생계 또는 생활에 불편을 느끼지 않을 사람만 민간 의료보험에 가입할 수 있을 것이다. 만약 민간 의료보험에 가입하려면 월 10만 원이 들어간다고 하자. 기존의 사회보험인 국민건강보험에 들어가는 5만 원에다가 이것을 더하면 의료보험료로만 15만 원을 지불해야 한다. 한 달에 100만~150만 원 버는 사람에게는 매우 큰 부담이 아닐 수 없다. 민간 의료보험은 사회보험과 달리 같은 보험이면 빈부의 차와 관계없이 똑같은 보험료를 내야 한다. 한 달에 1,000만 원을 버는 사람도 10만 원, 한 달에 100만 원 버는 사람도 10만 원을 내야 한다. 한 달에 10만 원이라는 돈은 한 달에 100만 원 버는 사람에게는 '엄청난' 가치가 있는 돈이지만 한 달에 1,000만 원을 버는 사람에게는 '푼돈'에 지나지 않는다. 그렇게 되면 서민층들은 민간 의료보험에 가입하고 싶어도 가입하지 못하게 된다. 결국 민간 의료보험을 지금 시행할 경우 잘사는 사람들의 제도로 자리 매김할 가능성이 높다.

물론 사회보험인 국민건강보험이 국민들의 웬만한 의료 욕구는 모두 충족시켜줄 수 있는 여건을 갖추고 있다면 이야기는 달라질 수 있다. 하지만 민간 의료보험제도가 도입되면 잘 알다시피 정부는 사회보험에 적용시킬 진료 항목을 계속 늘리려 하지 않을 것이다. 국민건강보험 급여 항목에 새로운 의료 서비스를 넣으면 넣을수록 보험 재정이 나빠지기 때문이다. 민간 의료보험제도를 도입하려는 이유가 보험 재정을 안정시키기 위한 것인데, 급여 항목에서 줄였으면 줄였지 더 늘리려 하지 않으려는 것은 너무나 당연하다. 이는 결국 기존 국민건강보험의 부실 또는 외면을 가져오게 된다. 그러면 서민층의 건강은 누가 돌보란 말인가. 국민의 건강권은 어디에서 되찾을 것인가. 이는 사회 통합이 아닌 사회 분열로 가는 지름길이다.

민간 의료보험 도입을 주장하는 사람들은 지난 1990년대 선진국에서는 의료보장에 관한 민간 부문의 역할 확대를 꾀해왔다며 한국도 이런 흐름을 좇아야 한다고 강조한다. 일부 학자들은 국민 소득의 증가와 삶의 수준의 향상으로 의료에 대한 국민들의 요구가 다양화하고 고급화됐는 데도 지금의 국민건강보험으로는 이런 요구를 충족시키기 힘들다고 주장한다. 다시 말해 다양화되고 고급화된 의료 수요를 시장 메커니즘에 따라 좀더 민감하게 반응할 수 있는 새로운 제도적 장치가 필요하다는 것이다. 하지만 정부는 최근 이와는 정반대의 노력을 기울여왔으며 이 때문에 보험 재정에 대한 정부 부담이 눈덩이처럼 불어나고 있다고 분석한다. 이들은 이런 궁지에서 벗어나기 위해서는 민간 의료보험제도를 즉각 도입해야 한다고 주장했다.

보건복지부는 1999년 12월 발표한 "새천년 복지 비전 2010"에서 민간 보험의 참여를 통한 공적 의료보험제도의 보완이라는 원칙을 세웠다. 하지만 이는 어디까지나 장기적인 보완책이었다. 그런데 2000년 5월 15일 규제개혁위원회는 공보험(사회보험)을 보완할 수 있는 민간 의료보험제도 도입을 위한 구체적 시행 계획을 2000년 말까지 보고하도록 결정했다. 그리고 2000년 의약분업 시행과 의사 파업에 대한 대처로 세월을 다 보낸 보건복지부는 김원길 장관이 새로 사령탑을 맡으면서 본격적인 논의에 들어갔다.

하지만 민간 의료보험을 주장하는 일부 학자들의 분석처럼 민간 의료보험제도를 도입하면 개인의 다양화한 욕구를 충족시킬 수 있을까. 물론 그럴 수 있을 것이다. 하지만 그것은 어디까지나 잘사는 사람들의 이야기에 지나지 않는다. 못사는 사람들에게는 민간 의료보험제도가 시행되더라도 '그림의 떡'에 지나지 않는다. 민간 의료보험은 '떡'을 만드는 데 직접 기여한 사람에게만 '떡'을 잘라 나누어주기 때문에 '떡'을 만드는 데 기여할 능력이 없는 가난한 서민들에게는 '떡'을 먹을 수 있는 권리가 주어지지 않는다.

민간 의료보험은 소득 역진적

민간 의료보험제도의 문제점은 일단 보험료를 착실히 낼 수 있는 경제적 여력이 있는 사람만을 대상으로 한다는 점과 이들 가운데 질병에 걸릴 위험이 높은 사람은 가입을 기피한다는 점이다. 실제 미국에서도 HMO(민간 의료보험 조직)가 가난하고 소수민족이며 질병 고위험군에 속하는 사람들이 의료보험에 가입하는 것을 막기 위해 의료기관의 위치나 제공하는 서비스의 종류를 조정하고 있다. 예를 들면 이빨이 없는 노인은 일반적으로 건강 상태가 나쁘고 치료 비용이 많이 드는 경향이 있기 때문에 이들의 가입을 막기 위해 틀니에 대한 보험 급여 서비스를 제외하며 저소득계층이 밀집해 있는 지역에는 사업소를 설치하지 않거나 기존의 사업소를 폐쇄하는 것이다. 우리나라에서도 민간 보험회사들이 장애인들의 보험 가입을 거부하거나 가입시키더라도 비싼 보험료를 적용해 지난 2000년 4월 사회문제가 된 적이 있다.

민간 보험회사의 제1법칙은 회사의 이윤을 창출하는 것이다. 민간 보험회사의 제2법칙은 회사의 이윤을 최대한으로 창출하는 것이다.

민간 의료보험회사도 이런 법칙에 따라 움직인다. 다양하고 욕구에 맞는 의료 서비스를 민간 의료보험의 최대 장점으로 내세우지만 그것은 모두 이런 이윤 창출을 위한 하나의 도구에 지나지 않는 것이다. 그러나 생명보험, 암보험 등 각종 의료 관련 민간 보험은 한 달에 1,000만 원을 버는 사람이나 한 달에 100만 원을 버는 사람이나 모두 똑같은 보험료를 내고 해당되는 사유(암 진단이나 수술 등)가 발생할 때 똑같은 진료비를 받기 때문에 매우 소득 역진적이다(소득 역진이란, 예를 들어 1,000만 원 버는 사람과 100만 원 버는 사람이 똑같이 10만 원을 보험료로 낼 때 1,000만 원 소득자에게는 소득의 1%에 해당하지만 100만 원 소득자에게는 소득의 10%에 해당해 소득이 낮은 사람에게 오히려 부담을 지우는 것을 말한다). 적어도 이들의 경우 사회보험인 건강보험과 비교할 때 10배나 소득 역진적이 된다. 건강보험에서는 1,000만 원 버는 사람에게는 30만 원을, 100만 원을 버는 사람에게는 3만 원을 내게 하고 똑같은 건강보험 급여(진료비)를 주는 데 반해 민간 의료보험에서는 1,000만 원 버는 사람이 건강보험에서처럼 100만 원 버는 사람의 10배를 내는 것이 아니라 똑같은 액수의 보험료를 내기 때문이다. 이런 반개혁적이고 반복지적인 민간 의료보험제도를, 국민의 건강과 복지를 책임지는 부서인 보건복지부가 앞장서서 도입하겠다고 한다. 하지만 대다수 보건복지 전문가들은 사회보험인 국민건강보험의 내실을 다지지도 않은 채 느닷없이 민간 의료보험제도를 도입하는 것은 곤란하다며 반대하고 있다.

민간 의료보험제도 도입을 주장하는 사람들 가운데 대표적인 집단이 바로 의사들이다. 의사 집단은 파이를 일단 키워보겠다는 생각과 값비싼 파이를 만들겠다는 생각에서 도입에 찬성표를 던지고 있다. 하지만 민간 의료보험이 도입되면 죽어나는 것은 바로 저소득층이고 상대적으로 가난한 사람들이다. 또 건강보험 적용이 되지 않는 진료

항목이 많으면 많을수록 상대적으로 가난한 사람들이 그만큼 불리해
진다. 따라서 민간 의료보험을 도입하는 것은 크게 보아 반개혁적이
라고 할 수 있으며 건강보험 적용 진료 항목을 늘리는 것은 개혁적이
라고 할 수 있다.

민간 의료보험 도입은 의약분업 도입보다도 더 신중하게 검토해야
할 성격의 정책이다. 민간 의료보험 도입이 바람직한지, 바람직하지
않은지를 둘러싼 공론화는 물론이고, 바람직하다고 하더라도 언제,
어떤 방식으로 이루어지는 것이 바람직하느냐에 대한 충분한 검토가
뒤따라야 한다. 지금의 건강보험 재정 위기를 헤쳐나가기 위해 가장
손쉬운 방편으로 이 제도를 도입하려 한다면 그것은 대한민국 의료보
장제도의 원칙을 뿌리째 뒤흔드는 것임을 명심할 필요가 있다.

15
위기의 공공 의료

공공 의료에 대한 그릇된 생각부터 고쳐야

흔히들 공공 의료는 비효율적이라고 말한다. 공공 의료기관에서 제
공하는 의료는 질이 낮고 여기서 근무하는 의사 또한 질 낮은 사람들
이라고 말한다. 어떤 이들은 혹자를 내지 못하는 공공 의료기관은 모
두 민영화하거나 문을 닫게 만들어야 한다고 주장한다. 이런 주장을
하는 사람들에게 의료의 공개념(公槪念)은 없다. 오로지 돈을 많이 벌
어들이는 병·의원은 좋고 그렇지 않은 병·의원은 나쁘다는 식이다.
이런 비뚤어진 한국인들의 사고방식을 그대로 두고서 공공 의료의 중
요성을 아무리 말해보아야 입만 아플 뿐이다. 한국의 공공 의료 바로
세우기는 공공 의료에 대한 잘못된 생각을 바로잡는 데에서부터 시작
해야 한다.

필자가 보건복지부를 맡아 취재하고 있던 1997년께 국립의료원 존
폐 문제가 정치적, 사회적 쟁점이 된 적이 있다. 이 사건은 우리나라
경제관료의 공공 의료에 대한 비뚤어진 사고에서 비롯한 것이었다.

국가 예산 배정에 실권을 쥐고 있는 우리나라 경제관료들은 대부분 대학에서 경제학을 전공하거나 경제학을 배웠다. 우리나라에서 경제학을 공부했거나 미국 등에서 경제학을 공부하고 온 사람들은 대개 시장경제 중심의 사고방식을 갖고 있다. 이들은 모든 일들을 시장 중심 — 수요 공급과 시장에서의 자율 경쟁, 그리고 여기서 생존하지 못하는 상품의 퇴출 — 으로 생각한다. 의료에 대해서도 공개념보다는 시장 중심 사고를 한다. 그래서 흑자를 내는 병·의원은 의료 공급 시장에서 계속 생존하고 적자를 내는 병·의원은 모두 사라져야 한다고 믿는다. 이들의 이런 믿음은 민간 의료기관에게는 적용할 수도 있겠지만 공공 의료기관에 대해서까지 적용하는 것은 매우 위험한 것이다. 그런데도 이들은 국립의료원에 대해 시장 원리를 적용하려 했다. 다시 말해 국립의료원이 계속 누적 적자를 보이자 국립의료원을 매각해 아예 없애려 한 것이다.

보건의료에 대해 별로 관심이 없는 경제관료들은 그렇다 하더라도 보건의료의 공개념을 그 누구보다도 잘 알아야 하고 또 이를 확산시킬 의무가 있는 보건복지부 관료마저 경제관료를 논리적으로 설득하거나 국립의료원 폐지에 저항하지 못하고 두 손을 들고 말았다. 결국 이 문제는 1997년 국정감사에서 본격 문제가 되기 시작해 국립의료원장을 비롯한 국립의료원 전·현직 종사자 등이 신문광고를 통해 반대 의사를 밝히는 등 저항이 거세지자 백지화하고 말았다. 국립의료원이 아닌 다른 동료 의사나 의사 단체는 여기에 대해 아무런 움직임을 보이지 않았다.

국립의료원의 경우가 기존의 공공 병원이 사라지는 문제였다면 새로 공공 의료기관을 세우는 것 또한 쉽지 않다. 공무원 및 교육공무원 의료보험관리공단(지금은 국민건강보험공단으로 통·폐합)은 고양시 일산 신도시에 직영 종합병원을 세우기 위해 1990년대 중반부터 계획을 진행시켰다. 하지만 일부 의사 출신을 비롯한 보건복지위원회 국회의원들과 병원협회 등은 이를 비판하거나 거세게 반대했다. 특히 일산 지역에 있는 병·의원, 특히 대형 병원들은 일산병원의 건립을 완강하게 막았다. 일산병원은 오랜 진통을 겪은 뒤 몇 년 전 병원 문을 가까스로 열었다. 지금은 국립암센터와 더불어 이 지역의 대표적인 의료기관으로 자리매김했다. 일부 국회의원이나 병원협회 등이 문제삼은 것은 왜 의료보험기관이 직영병원을 가지려고 하느냐 또는 이 병원을 세우면 병원 적자 때문에 보험 재정이 악화되는 게 아니냐는 것 등이었다. 하지만 그 뒷면에 대형 공공 의료기관이 들어설 경우 인근 다른 민간 병원을 찾는 환자가 줄어들지 않겠느냐는 병원협회의 우려가 있었다. 병원협회는 기존 회원들의 이익을 지키겠다는 것이다.

공공 의료 비중 OECD 국가 중 최하위

이 두 가지 일화는 한국의 공공 의료가 처한 현실을 보여주는 하나의 상징적 사건이다. 우리나라는 사회주의 국가는 말할 것도 없고 사회주의 의료정책을 도입해 국가가 의료기관을 소유하고 의사들을 고용 또는 의사들을 통제하는 국가보건의료서비스(NHS) 체제를 구축한 영국, 뉴질랜드 등과 사회보험인 국민의료보험(NHI) 체제를 운영하고 있는 프랑스, 독일 등 많은 선진국에 견주어 공공 의료가 매우 취약하다. 해방 이후부터 민간 의료기관이 다수를 차지했다. 이는 한편으로는 한국 의료의 성장에 민간 부문의 역할이 나름대로 매우 컸고 또 한편으로는 왜곡된 의료체계를 낳는 출발점이 되기도 했다.

우리나라는 전체 의료기관 중 공공 의료기관이 차지하는 비율이 16.7%이다. 병상 수로는 10%를 약간 웃도는 수준이다. 그나마 계속 감소하고 있는 추세이다. 이에 비해 노르웨이는 공공 의료기관이 100%에 가까우며 영국은 96%, 프랑스는 65% 수준이다. 민간 의료 시스템의 대명사로 알려진 미국도 한국보다는 훨씬 공공 의료의 비중이 높다. 미국(1995년)은 병원의 25.1%, 병상 수의 21.7%, 입원의 19.6%, 외래의 28.7%가 지방과 주 정부, 연방정부 소유의 병원에서 이루어진다. 일본(1998년)은 국립기관과 공공 의료기관을 합치면 전체 병원의 18.5%, 병상 수의 30.7%가 공공 보건의료기관이다.

공공 의료기관의 수와 병상 수뿐만 아니라 한국은 전체 의료비 가운데 공공 부문의 지출도 경제협력개발기구(OECD) 국가 중 가장 낮은 수준을 보이고 있다. OECD 국가들의 보건의료 지출 가운데 공공 부문이 차지하는 비율을 살펴보면 룩셈부르크가 91.8%이고 영국 84.6%, 일본 79.9%, 독일 77.1%, 프랑스 74.2%, 미국 45.5% 등이며(1999년) 우리나라는 45.5%(1997년)로 미국과 더불어 최하위 수준이다.

특히 우리나라는 외환 위기로 국제구제금융(IMF) 기구의 원조 체제에 들어간 1997년 말부터 실업자가 양산되고 소득이 뚝 떨어져 많은 사람들이 보건의료비 지출에 대한 부담이 더욱 늘어났으나 공공 의료 부문은 오히려 축소됐다. IMF 직후인 1998년 6월과 1999년 6월 두 차례에 걸쳐 공공 의료 부문을 구조 조정했다. 이때 리 단위에 설치된 보건진료소 118곳과 읍·면 지역 보건지소 44곳 등 모두 164곳의 공공 보건의료기관이 문을 닫았다.

우리나라 공공 의료기관은 국립의료원과 국립암센터, 경남 부곡 등에 있는 국립정신병원, 충남 공주와 경남 마산 등에 있는 국립결핵병원 등 국립병원과 예전에 도립병원이었던 지방공사의료원, 노동부 산하의 전국 각지의 산재의료원, 전국 시·군·구 단위로 만들어져 있는 보건소와 보건지소 등을 꼽을 수 있다. 과거에 이들 병원은 의료 인력의 질이 낮고 시설과 장비가 낡았으며 서비스가 불친절하다는 이야기를 들었으나 지금은 많이 좋아졌다. 하지만 여전히 공공 의료기관은 저소득층이나 이용하는 병·의원으로 많은 국민들에게 인식되어 있으며, 그 결과 병원 경영이 좋지 못한 곳이 많다. 이 때문에 시립병원이나 지방공사의료원 가운데 상당수가 민영화됐거나 대학병원 등 민간 병원에 위탁되어 운영되고 있다. 서울시립 영등포병원과 보라매병원은 이미 오래 전부터 서울대병원에 위탁 운영되고 있으며 마산의료원은 1996년부터 경상대학교에 위탁 운영되고 있다. 이천의료원은 1998년 고려대학교에, 군산의료원은 1998년 11월 원광대학교에 각각 위탁 운영되고 있다. 춘천의료원은 2001년부터 강원대학교 부속병원으로 바뀌었으며 제주의료원은 2002년부터 제주대학교에 넘어갔다.

지방공사 의료원의 역사는 우리나라 공공 보건의료기관의 역사라고 해도 큰 무리가 없다. 지방공사 의료원의 전신은 시·도립병원인데 시·도립병원의 뿌리는 한일병탄(혹은 한일합방)이 이루어지기 직전인 1909년 진주, 청주, 함흥 등 세 곳과 이듬해 수원, 공주 등 열 곳에 추가로 들어선 자혜의원이다. 물론 이 병원은 일본 식민지 정책의 하나로 세워진 것이다. 한일병탄 이후에는 조선총독부가 직접 운영했으며 3·1운동 직후 운영 주체가 각 도로 넘어가 1925년부터는 도립병원으로 이름이 바뀌었다. 그 수는 일제 강점기 동안 꾸준히 늘어 1937년 41곳, 1942년 46곳에서 문을 열었으며, 의료시설이 불충분했던 당시 우리나라 사람들의 보건의료를 떠맡은 중추 기관이었다. 현재 지방공사의료원의 수가 33개이므로 지금보다도 더 숫자가 많았음을 알 수 있다. 하지만 공공 의료가 활성화되어 있던 일제 시대가 막을 내리고 6·25를 거치면서 도립병원은 대부분 파괴되어 기능이 마비 상태에 빠졌다. 휴전협정 이후 점차 정비되어 1978년에 이르러 전국 43개의 시·도·군립병원이 들어섰다. 1980년대 들어서 지방공사 체제로 바뀐 뒤 현재 지방공사의료원으로 운영 형태를 바꾸었다. 하지만 계속되는 경영난으로 민영화나 민간 위탁 경영 등이 꾸준히 진행되고 있는 형편이다.

위기의 한국 의료, 대안은 공공 의료 확충

앞서 살펴본 것처럼 우리나라 공공 의료기관의 역사는 진보의 역사라기보다는 부침의 역사라고 할 수 있다. 지금은 침체기에 접어들었다. 아니 오랜 침체기에서 헤어나지 못하고 있다는 표현이 더 알맞겠다. 공공 의료가 취약하다는 것은 많은 면에서 문제를 일으킨다. 저소득층을 비롯한 서민들이 값싸면서도 질이 보장되는 의료를 제공받기 어렵다. 또 2000년 의사 파업 때처럼 민간 병·의원들이 한꺼번에 문을 닫고 장기간 시위성 파업을 할 경우 공공 의료기관이 충분치 못하면 대혼란에 빠지게 된다. 그래서 우리는 지난 번 전국 규모의 세 차례에 걸친 의사 파업으로 전국이 혼란의 소용돌이 속에 빠졌으며 결국 의사들에게 두 손을 들고 말았다.

그러면 앞으로 공공 의료를 어떻게 할 것인가. 해답은 간단하고 명쾌하다. 공공 의료를 확충해야 한다. 공공 의료기관의 수를 늘리고 공공 의료 부문 예산을 대폭 확충해야 하며 실력 있는 의사 또는 나름대로 소신을 가지고 있는 의사들이 마음놓고 공공 의료기관에서 일할 수 있는 환경을 만들어야 한다. 이를 위해서는 정치인과 정책 실행자, 예산 기획 집행자들의 공공 의료를 보는 눈이 달라져야 한다.

공공 의료기관은 단순히 민간 의료기관의 대체 기관이나 경쟁 기관이 아니다. 민간 병원이 눈앞의 이익을 좇는 데 급급할 때에도 공공 의료기관은 그래서는 안된다. 그런 점에서 현재 이루어지고 있는 지방공사의료원 평가는 문제가 있다. 법에 따라 해마다 지방공사의료원연합회가 경영 평가를 실시해 행정자치부를 통해 국무총리에게 보고하고 있는 지방공사의료원 평가는 계량 지표 90점과 비계량 지표 10점으로 이루어지고 있다. 이 경영 평가 지표에서 문제가 되는 것은 공공 의료 본연의 임무인 공공 진료사업이나 의료보호 환자 진료는 16점인 데 반해 수입에 초점을 맞춘 재정 자립도가 35점, 경영 합리화가 11점 등 절반 이상이 수익 구조와 관련되어 있다는 점이다. 만약 이런 지표를 그대로 유지한다면 지방공사의료원은 저소득층이나 서민들을 진료하기보다는 중산층을 공략하는 전략을 세워 병원 경영을 하게 된다. 또 민간 병원과 똑같이 환자 자주 오게 하기, 불필요한 검사하기, 고가 약 사용하기, 랜딩·리베이트 등 각종 나쁜 관행 유지하기 등 각종 편법이나 탈법을 일삼을 가능성이 높다. 따라서 의료원 평가는 수익성에 초점을 맞추기보다는 본연의 임무인 사회 기여도에 초점을 맞추어야 한다.

공공 의료는 국민 건강을 위한 최소 기본선

공공 의료는 저소득층이나 서민만을 위한 것이 아니다. 공공 의료는 국민 건강을 확보하기 위한 최소 기본선이다. 공공 의료를 확대할수록 국민 건강은 향상될 것이다. 한국은 이미 2000년에 고령화 사회 속으로 들어갔으며 2022년이 되면 고령 사회가 될 것으로 보고 있다. 다른 어느 계층보다도 건강이 취약한 노인들을 위해서도 공공 의료는 확충되어야 한다. 장애인과 어린이, 여성, 정신질환자 등을 위해서도 공공 의료는 확충되어야 한다. 공공 의료의 확대는 민간 부문의 질적 저하를 가져오지 않는다. 따라서 공공 의료기관이 늘어나고 공공 의료 부문에 더욱 많은 예산이 투입된다 해도 민간 의료기관들이 경쟁자로서 신경을 쓸 아무런 이유가 없다. 일산병원 반대와 같은 소모적이고 적대적인 사고방식과 행동은 더 이상 필요 없다.

공공 의료를 확대하기 위해서는 지방자치단체장 선거나 지방의회 선거, 그리고 대통령 선거 때 후보들이 정책 공약으로 공공 의료 확대 정책을 내놓도록 만들어야 한다. 소비자이면서 환자인 국민들과 국민들을 대변하는 언론, 시민단체 등이 후보와 정당들에 대한 건전한 압력단체 노릇을 해야 한다. 그리고 공공 의료 확대를 공약하는 후보들을 선거에서 선택해야 한다. 공공 의료 확충 특별법 제정을 통해 공공 의료 확충에 들어가는 재원을 안정적으로 확보해야 한다. 공공 의료 확충 5개년 또는 10개년 계획과 같은 중장기 계획을 세워 체계적이고 꾸준하게 정책이 시행될 수 있도록 해야 한다. 이런 중장기 계획에서는 전체 의료 가운데 공공 부문이 차지하는 비중이 2010년 20%, 2020년 30%, 2030년 40%, 2040년 50% 식으로 해마다 10%포인트 증가하도록 목표를 정할 수도 있다. 그리하여 다음 세대에서는 공공 의료와 민간 의료가 서로 협력하고 보완하며 견제와 균형을 이루어 가는 의료 시스템이 완성될 수 있도록 해야 한다. 2002년을 공공 의료정책을 새롭게 세워 실천해나가는 공공 의료 원년으로 선포하면 어떨까.

16
사라진 국민 건강권을 찾아서

의사 사회에 떠돈 의권이라는 이름의 유령

의사 파업을 계기로 '의권(醫權)'이라는 말이 의사 사회뿐만 아니라 우리 사회의 새로운 화두로 떠올랐다. '의권'과 함께 그 대척점에 있는 국민 건강권이라는 말도 재조명되고 있다.

잘라 말하자면 '의권'은 없다. '의권'이란 말 자체는 동서고금을 통틀어 없다. '의권'이란 말은 의사들이 의약분업 시행에 저항하면서 지어낸 말이다. 5년 전, 10년 전, 20년 전 우리 사회에서 '의권'이란 말이 있었다고 들어본 사람은 아무도 없을 것이다. 사전에도 없는 말이다.

'의권'이란 말은 보건학이나 법학 등 그 어디에서도 등장하는 용어가 아니다. 한국 의사들이 국민들에게 자신들의 권리가 침해당하고 있는 것처럼 보이기 위해 그럴듯하게 지어낸 말(造語)에 지나지 않는다. 의사들도 '의권'이란 말은 원래부터 있던 것이 아니고 의약분업 반대 과정에서 의사들이 1999년 말에 만들어낸 것이라고 밝히고 있다. '의권'은 영어로 말하자면 'doctor's right'가 되는데 이런 말은 서양에서도 고금을 막론하고 없다. 그러나 'clinic's right'란 말은 있다. 우리말로 풀어보면 '진료권'에 해당한다. 진료권은 한마디로 진료실에서 누구의 간섭도 받지 않고 자유롭게 환자를 진료할 수 있는 권리이며 진료실에서 의사가 아닌 다른 사람은 진료를 못하도록 하는 배타적 독점권을 말한다. 이 진료권에 해당하는 내용은 우리나라에서도 의료법에서 명시해놓고 있다. 의료법은 일반법이므로 의사들의 진료와 관련한 배타적 독점권은 일반법으로 보장하고 있는 셈이다.

의사들이 주장하는 '의권(진료권)'이 의사들에게 주어진 자그마한 권리라면 국민들의 건강권은 이와는 비교도 할 수 없는 상위의 권리이다. 건강권은 20세기 들어와 세계 모든 나라에서 보편적으로 인정받고 있는 권리로서 국제기구 헌장 등에도 명시되어 있다. 우리나라 헌법에도 명시되어 있는 권리이다. 건강권은 인간의 기본권인 인권이다. 인권은 의사들의 권리는 물론이고 국가 권력보다 더 중요한 가치이다.

세계보건기구(WHO)와 유엔은 세계인권선언을 통해 건강권을 인권의 일종으로 보고 그 중요성을 강조한다. 세계보건기구 헌장(1946년)은 "가능한 최고 수준의 건강을 함유함은 모든 인간의 기본적 권리의 하나이며 인종, 종교, 정치적 신조, 경제 및 사회적 조건에 관계없이 차별이 있어서는 안된다"고 못박고 있다. 또 1948년 제3차 유엔 총회에서는 세계인권선언문을 채택해 "모든 인간은 자기와 가족을 위해 의식주, 의료와 사회적 시설을 향유할 권리를 가지며 실업, 질병, 불구, 배우자 상실, 노령 또는 불가항력에 의한 생활불능시에 있어서의 보장에 대한 권리를 가진다"고 천명했다.

이런 국제기구뿐만 아니라 우리나라에서도 건강권은 헌법에 명시되어 있다. 대한민국 개정헌법(1987년) 제36조는 "모든 국민은 보건에 관하여 국가의 보호를 받는다"고 되어 있다. 또 헌법 제35조 1항은 "모든 국민이 건강하고 쾌적한 환경에서 생활할 권리를 가진다"는 것이다.

국민 건강권 짓밟은 의사 파업

하지만 이런 국제기구의 헌장이나 선언문, 그리고 대한민국 헌법은 대한민국 의사들 앞에서는 아무런 쓸모가 없는 휴지 조각에 지나지 않았다. '의권 수호'란 깃발을 올리고 국민의 건강권을 내팽개친 의사 파업은 특정 이익집단이 국민들을 짓밟은 역사적인 사건이다. 이를 단순히 의사들이 좀더 편하게 많은 돈을 벌 수 있는 계기를 만든 사건이라거나 이익집단간 밥그릇 챙기기에서 의사들이 유리한 고지를 점령한 사건 정도로 넘길 성격이 아니다. 몇몇 사람들의 이기심 앞에 헌법을 지키지 못한 대통령을 비롯한 대한민국 모든 이들이 두고두고 반성할 일이다.

법학자들이 아니라도 상식을 가진 사람이라면 일반법보다는 특별법이 우선하고 이들 법보다는 헌법이 우선한다는 사실을 잘 알 것이다. 헌법의 중요성은 헌법을 고치기 위해서는 국민의 동의(국민투표)를 얻어야 하지만 일반법과 특별법 제정이나 개정은 국회에서 그냥 처리된다는 사실에서도 그대로 드러난다. 그 하위 법령인 시행령과 시행규칙 제정과 개정은 국회를 거칠 필요도 없고 행정부가 직접 법 절차에 따라 만들면 된다.

하지만 의사들에게 이런 상식은 통하지 않았다. 의사들이 집단 휴진을 못하도록 하기 위해 업무 복귀 명령을 내려도 의사들에게는 "쇠 귀에 경 읽기"에 지나지 않았다. 이처럼 의료법을 공공연하게 어겨도 감옥에 가는 의사는 하나도 없다. 설혹 감옥에 간다고 하더라도 주동자 몇 명만 구속되며 몇 달 지나지 않아 죄다 보석 등으로 풀려난다. 일반 노동자나 민주노총이 이와 유사한 일을 했더라면 노조 지도부나 노동자들은 아마 감방에서 적어도 1, 2년은 보내야 할 것이다.

의사들이 내건 명분은 '의권 수호'였다. 의사들은 '의권 치킴이'로서의 굳은 다짐을 기회가 있을 때마다 외쳐왔다. 하루가 멀다하고 각 일간신문에 5단 통 광고를 통해 자신의 주장을 늘어놓았다. 텔레비전 토론회를 통해서, 각종 성명이나 투쟁 지침을 통해서 '의권 쟁취'라는 말을 남발하고 있다.

'의권'은 독점적으로 돈 벌 권리

'의권'이란 한마디로 의료기관을 개설해 환자를 돌보고 돈을 받을 권리를 말한다. 만약 의사들이 의료기관을 개설하려고 하는 데도 이런저런 핑계로 정부가 허가를 내주지 않는다면 이는 '의권' 침해에 해당한다. 일부 의사들은 '의권'이란 의학 교과서에 나와 있는 대로 진료할 권리라고 주장한다. 심지어는 진료권뿐 아니라 조제권을 포함한 것을 '의권'이라고 하면서 그 어느 누구로부터도 진료와 관련해 방해받지 않고 자유롭게 환자를 돌볼 권리라고 주장하는 사람들도 있다. 거의 대부분의 의사들이 이런 주장을 하고 있다.

하지만 이는 명백히 잘못된 것이다. 의사들이 조제권을 가지고 있다는 주장은 틀렸다. 미국 등 일부 국가에서도 국가 긴급 재난 등 특수한 경우 또는 벽·오지와 같은 특수한 지역에서 의사들이 처방권과 조제권을 동시에 가지고 있다. 하지만 이런 것을 이유로 의사들이 보편적인 조제권을 가지고 있다고 생각하는 것은 잘못된 것이다. 역사적으로도 그렇고 의약분업을 시행하고 있는 많은 나라에서 조제권을

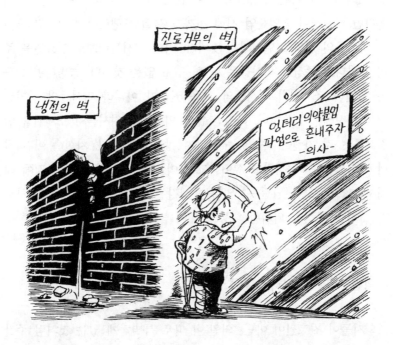

'의권 수호'를 위해 국민의 건강권을 내팽개치고 정부의 업무 복귀 명령에
꿈쩍도 하지 않은 의사 파업은 상식 밖의 사건이다.

의사 고유의 권리로 인정하지 않고 있다. 지금까지 우리나라에서 의사들이 조제권을 가졌다고 해서 의약분업으로 의사들이 가졌던 조제권을 약사에게 내주었다거나 빼앗겼다고 주장하는 것은 잘못된 것이다. 만약 의사들의 이런 주장(조제권은 의사들이 가진 권리 중 하나라는)이 옳다면 약사들이 의약분업 시행 전까지 사실상 행했던 환자진료 행위도 약사들의 권리로 인정되는 것이다. 아마 약사들에게도 진료권을 주어야 한다고 주장할 의사들은 단 한 명도 없을 것이다. 그렇다면 그들은 당연히 조제권이 의사들의 고유 권리가 아니라 약사들의 권리란 것을 인정해주어야 한다. 하지만 많은 의사들은 약사들의 조제권을 인정해주는 것 자체를 속으로는 달갑지 않게 생각한다. 자신은 이런 저런 권리를 모두 독점하고 싶어하고 남이 그런 권리를 가지는 것에 대해서는 그냥 보아 넘길 수 없다는 생각을 하고 있다. 생각에 그치지 않고 이런 주장을 외치며 행동으로 이를 관철하려고 한다.

의권, 영양권, 그리고 간호권

의사들이 진료권이 아닌 '의권'이 따로 특별하게 있는 것처럼 주장하면 국가가 자격증을 준 사람들에게는 죄다 '권'을 붙여 '직업상담권(직업상담사)', '간호권(간호사)', '간호조무권(간호조무사)', '의료기사권(의료기사)', '변호권(변호사)', '세무권(세무사)', '변리권(변리사)', '영양권(영양사)'이라고 해야 할 것이다. 만약 영양사 단체가 자신들에게 불이익이 돌아올 것 같은 정책을 정부가 새로 펴려는 것에 반대해 전국 각 사업장 식당에서 영양사들이 '영양권을 수호하자', '영양권 쟁취'를 외치며 파업을 벌였다고 하자. 그 여파로 의사가 운영하는 종합병원 환자들이 제때 식사를 못하게 될 경우 과연 의사 자신들의

'의권'이 존중받기를 바라듯이 영양사들의 '영양권'을 존중해줄까? 아마 '무슨 영양권이냐'며 코방귀를 뀔 의사들이 대부분일 것이다. 이는 그 동안 같은 병원에서 일하는 동료 의료인, 다시 말해 간호사와 간호조무사, 의료기사, 임상병리사 등의 파업 등 노동쟁의에 대해 병원장이나 병원 간부들이 어떤 태도를 취해왔는가를 되새겨보면 잘 알 수 있다.

'의권'이 의사들의 권리라고 하는 좁은 의미가 아닌 넓은 의미의 의료인의 권리라고 여기는 의사들이 있다면 의사들의 집단 휴진(휴업) 행위는 '의권'을 침해한 것이라고 볼 수 있다. 의사만이 의료인은 아니기 때문이다. 간호사나 의료기사 등 다른 의료인들은 환자들을 돌보겠다는 생각을 갖고 열심히 환자를 돌보는데 팀장격인 의사가 환자를 받지 않아 진료가 제대로 이루어지지 않으면 다른 의료인들의 권리는 어떻게 되는가.

설사 의사들이 주장하는 대로 '의권'이라는 것이 있다고 하자. 하지만 그것은 의사들이 마음대로 할 수 있는 권리는 아니다. 그 권리는 국민 건강권이라는 더 큰 테두리 안에서 행사되어야 한다. 국민의 건강은 적절한 의료뿐만 아니라 충분한 영양 섭취와 영양 균형, 쾌적한 주거환경과 생활 및 자연 환경, 경제적 풍요 등과 밀접한 관련이 있다. 그러나 의사들이 전국적인 규모로 한꺼번에 집단 휴업을 하게 되면 국민 건강권은 심각한 위협에 시달리게 된다. 오늘날 질병 치료에서 의사들이 차지하는 비중이 상당하기 때문이다.

국민 건강권은 인권, 종교의 자유, 언론 표현의 자유 등과 더불어 인간의 기본적인 권리에 해당한다. '의권'이 의사들이 국가로부터 부여받은 환자를 돌볼 권리라면 국민 건강권은 우리 모두의 권리이다. 만약 '의권'과 국민 건강권이 영구적으로 또는 일시적으로 상반된다고 하면 당연히 '의권'이 억제되어야 한다. 물론 국민 건강권에 반(反)

하지 않는 범위 안에서 '의권'이 존중되어야 하겠지만 말이다.

그러나 의사들은 현행 의약분업이 의사들의 '의권'을 침해한다고 주장하며 이 권리는 마치 국민의 건강권보다 더 중요한 것처럼 이야기하고 있다. '의권 침해', '진료권 침해'는 결국 국민 피해로 모아지기 때문에 의사들은 이를 막기 위해 국민들의 건강권이 무시당할 것을 무릅쓰고서라도 청진기를 버리고 거리로 나갈 수밖에 없었다고 말한다.

의사들은 '의권 쟁취'를 완벽한 진료권 확보라고 보고 있다. 다시 말해 의사들이 진료한 환자들의 처방 약에 대해서는 약사들이 대체 조제할 수 없으며 대체 조제를 하는 것은 의사들의 진료권, 즉 '의권'을 침해한다는 것이다. 의사들은 현행 의약분업이 대체조제를 허용하고 있기 때문에 의사들이 제대로 환자들을 책임지고 돌볼 수 없다고 주장한다. 또 의사들이 건강보험 환자를 진료하고 건강보험료를 청구하면 그 어느 누구도 이를 삭감하거나 문제삼을 수 없다는 주장도 하고 있다. 한마디로 의사들의 진료 행위는 고도로 전문적인 것이어서 그 어느 집단이나 기관도 이를 감독하거나 감시할 자격이 없다는 것이다. 그래서 건강보험심사평가원이 이를 감독해 진료비를 삭감하거나 진료 내역을 문제삼는 것은 '교과서적 진료'를 방해하는 것이기 때문에 받아들일 수 없는 '의권 침해'라고 보고 있다.

의사가 아니라도 환자를 볼 수 있다

의사들만이 환자를 볼 수 있다는 것은 자신들의 능력에 대한 과신이다. 그리고 자신들이 처방한 약은 어떤 경우라도 대체 조제를 할 수 없다는 것은 잘못된 생각이다. 이미 선진국은 물론이고 우리나라도 1983년부터 전국 섬 지역이나 산골 등 벽지나 오지에서 의사가 아닌 간호사 출신의 보건진료원 3,000여 명이 환자들을 진료하고 약을 조제하며 응급처치뿐 아니라 피임시술 등 간단한 시술(수술)까지 해오고 있다. 영국에서도 의사들을 대신해 간호사들이 가정 방문을 해 환자들을 진료하며 주사를 주거나 간병하고 있다. 프랑스에서도 간호사들이 독립적으로 개업을 해 환자들에게 주사를 놓는 등 진료행위를 하고 있다. 그리고 독일 등 많은 선진국에서는 의사들의 동의를 얻어 약사가 의사 처방 약을 대체 조제하거나 아예 상품명 처방(예를 들면 두통약 처방을 할 때 특정 제약회사의 약 이름인 타이레놀이라고 적는 것)이 아닌 일반명 처방(두통약을 처방할 때 약의 성분 이름인 아세트아미노펜이라고 처방하는 것)을 하도록 유도해 약사들이 전문성을 지니고 조제할 수 있도록 하는 정책을 펴고 있다.

흔히들 학교 교사들이 학교 안에서 누구로부터도 간섭받지 않고 학생을 가르칠 권리를 두고 '교권'이라고 말한다. 하지만 학교 밖에서 다른 사람들이 학생들을 모아놓고 가르친다고 해서 교권이 침해당하는 것일까. 정부의 인가를 받지 않은 야학이나 학원, 그리고 대학생 등 개인이 돈을 받거나 거저 학생들을 가르친다고 하자. 이런 일로 교사들이 교권이 침해당했다며 어떤 경우에도 학교 교사 외에는 학생들을 가르칠 수 없으므로 이를 단속해야 하다거나 학원을 폐쇄해야 한다고 주장하면 어떻게 될까. 학원과 야학 폐쇄를 받아들이지 않으면 결국 국민들의 손해로 돌아간다고 교사들이 주장하며 전국의 유치원, 초중고, 대학교의 교사와 교수들이 한 달째 또는 석 달째 일제히 학생 수업을 거부하고 서울 보라매공원이나 광화문 앞에서 시위를 한다면 자신들의 자녀가 교육받을 수 없게 된 의사들은 교사와 교수들에게 박수를 보낼 것인가, 아니면 "교사들이 학교 현장을 몇 달씩 떠나 집단 휴업을 하는, 무슨 놈의 이런 나라가 있나"며 미국, 영국 등으로 일찌감치 아들과 딸들을 조기유학 보낼 생각을 할 것인가. 아무리 교권이 중요하더라도 국민이 교육을 받을 권리 위에 군림할 수는 없을 것이다. 마찬가지로 아무리 의사들의 권리(이 권리란 다름 아닌 정부가 면허를 주면서 의사들에게 독점적으로 병·의원 문을 열고 환자들을 진료할 수 있도록 해준 것, 그 이상도 그 이하도 아니다)가 중요하더라도 국민들의 건강권보다는 중요하지 않다. 물고기가 물을 떠나 살수 없듯이 의사들은 환자를 떠나 존재할 수 없다. 의사들이 지금 누리고 있는 부와 명예는 환자가 있음으로 해서, 환자들로부터 진료비를 받음으로써 존재할 수 있는 것이다.

환자가 없으면 의사도 없다

이처럼 건강권은 헌법에 명시된 권리이지만 의사들이 주장하는 '의권'(실제로는 진료권)은 의료법에 명시된 권한에 지나지 않는다. 두 개의 권리가 충돌했을 때 어느 권리를 먼저 지켜야 하는가는 너무나 분명한 일이다. 하지만 대통령 취임 때 헌법을 수호하겠다고 엄숙하게 서약한 김대중 대통령은 이를 헌신짝처럼 버리고 의사들에게 백기를 들고 말았다. '의권'이란 깃발을 내세운 의사의 집단행동에 대통령은 '국민 건강권'이란 깃발을 내린 것이다. 한번 승리를 맛본 의사들이 계속 이런저런 요구를 해올 것은 당시 불 보듯 뻔한 일이다. 실제로 국무총리를 비롯한 각료들이 더 이상의 타협은 없다고 한 말이 국민들의 귓속에 맴돌고 있을 때 이를 번복하고 약사법을 개정하겠다고 약속한 대통령의 나약한 정책 집행 의지는 의약분업을 놓고 지루한 공방을 벌이도록 하는 결정적인 계기가 됐다. 지도자란 모름지기 결단이 필요할 때 과감해야 한다. 그러지 못했을 때의 결과는 엄청나다.

국민들이 부담하는 의료비가 크게 늘어났고 전국적인 규모의 의사 파업으로 환자들은 육체적, 정신적으로 피해를 입었다. 이제 몸과 마음을 추스른 국민들이 진정한 자신들의 건강권을 되찾기 위해 성전(聖戰)에 나서야 한다. 스스로를 조직화해 의사들에게 대항하거나 자신들을 대신해서 확실하게 의사와 싸워줄 지도자를 찾아야 한다.

17
한국 의사들의 의료윤리

달리는 의료기술, 기어가는 법제도

우리나라에서 낙태와 안락사는 미국이나 유럽 국가와 같은 선진국에서처럼 본격적인 사회문제가 되지 않고 있다. 여전히 죽음에 관한 한 지나치게 신중하고 조심스런 자세를 가지고 있어 안락사를 원하거나 안락사를 시키는 의료인이 사실상 거의 없기 때문이다. 또 낙태는 정부의 인구 억제 정책과 뿌리 깊은 남아 선호 사상 등과 맞물려 대부분의 낙태 사례가 현행법에 어긋나는 불법이지만 연간 수백만 건에 이를 정도로 성행해 법 자체가 사문화되었기 때문에 일부 여성단체나 종교단체 등이 줄기차게 문제를 삼아왔지만 사회적, 정치적 의제로까지 발전하지는 못했다.

2001년 11월 대한의사협회가 그 동안 의사들 스스로도 사회적으로 민감한 문제로 여기고 잘 거론하지 않았던 낙태와 안락사, 뇌사 문제 등과 관련한 내용이 담긴 의사윤리지침을 발표했다. 그런데 문제는 의사협회가 발표한 지침 가운데에는 해석하기에 따라 현행법에 어긋나는 내용이 상당 부분 있다는 것이다.

법은 잘 알다시피 매우 보수적이어서 현실을 잘 따라가지 못한다. 특히 생명과 관련한 문제는 오랜 세월 동안 논란과 대립을 벌이다가 마침내 사회가 이 문제로 엄청난 갈등을 겪은 뒤 비로소 법에 반영되는 경우가 많다. 최근에는 의료기술의 발전과 생명공학의 급속한 발전으로 전혀 예상치 못했던 일이 현실에서 일어나고 이것이 기존 법과 마찰을 빚는 일이 잦다. 이는 곧바로 의료윤리 문제로 이어진다. 이미 선진국에서는 한참 전에 논란이 되고 또 법에까지 반영된 의료윤리 문제가 한국에서는 뒤늦게 문제가 되기도 한다.

뇌사를 죽음으로 인정하는 문제만 해도 의료계 일각에서는 1980년대 초반부터 그 당위성을 주장했지만 종교계와 법조인, 그리고 언론계 등의 비판적 견해로 그 뜻을 이루지 못했다. 반대로 낙태 문제는 종교계 등에서 오래 전부터 문제를 삼았지만 의료계는 이를 심각하게 받아들이지 않았다. 태아 성감별 문제도 마찬가지로 여성계와 종교계, 언론계에서 1980년대 초반부터 줄기차게 문제삼아왔지만 의사들은 최근 몇 년 전까지만 해도 대수롭지 않게 여기고 태아 성감별을 공공연하게 해왔다. 태아 성감별이 얼마나 마구잡이로 이루어져왔는지는 알 만한 사람은 다 아는 사실이며 다음의 인용문에도 잘 나타나 있다.

1998년 12월 30일 성감별을 의뢰한 임산부에게 성감별도 않고 "딸을 임신했다"고 속인 뒤 임신중절수술을 한 모 산부인과 병·의원 한 의사가 구속되었다고 신문은 보도하였으나 이를 눈여겨본 사람은 별로 없을 것이다. 또 부득이한 사유 없이 성감별을 행한 의사에게는 면허를 취소하도록 의료법은 규정하고 있지만 이 법률은 우리 현실에서 잘 지켜지지 않는다.
실제로 두 자녀를 둔 필자의 경우에도, 묻지도 않았는데 출산 2~3개월을 앞둔 시점에서 담당 의사께서 아들인지 딸인지 알려준 바 있으며, 주변의 대부분 산모들도 출산 이전에 이미 태아의 성별을 의사로부터 고지

받고서 출산한다. 그만큼 우리나라에서는 성감별이 일상화되어 있으며 나아가 국민들은 임신중절을 하나의 일상적인 관행으로 생각하고 있다. 심지어 기독 여성들조차도 개인적 이해관계에 따라 성감별을 행하고 있으며, 심지어는 딸이라는 이유로 죄의식 없이 임신중절을 행하기도 한다(김상득, 『생명의료 윤리학』, 철학과 현실사, 2000, 41쪽).

태아 성감별을 한 의사들은 임신부 또는 그 가족이 너무 애타게 원해서 마지못해 태아 성감별을 해주고 여아일 경우 낙태까지 해준 것으로 변명한다. 이렇게 해서 무너진 대한민국 의사들의 윤리는 산부인과학회나 산부인과 의사 또는 대한의사협회 등의 자정에 의해서 바로잡히지 않고 결국 태아성감별금지 특별법 제정으로까지 이어졌다. 하지만 이런 법이 만들어졌음에도 의사들의 내부고발이 따르지 않고 정부 또한 출산 감소 정책의 시행을 위해 적극적인 감시와 고발 등의 조처를 취하지 않았다. 그 사이 모성 건강은 나빠졌고 남아와 여아의 비율이 130대 100까지 이르는 등 심각한 성비 불균형이 벌어져 우리 사회의 새로운 사회문제로 등장했다. 성비 불균형을 여성계와 언론계 등 여러 집단이 심각한 사회문제로 본격적인 조명을 하자 정부가 나서 이를 적극 감시하기 시작했고 여론을 의식한 법조계에서도 이들에게 제법 무거운 형벌을 선고했다. 불과 2, 3년 전의 일이다. 그제서야 의사들도 정신을 차려 조심하기 시작했다. 의사 윤리의식이 높아져서가 아니라, 만에 하나 몇십만 원 벌려다 태아 성감별로 재수 없게 걸리면 장기간 의사면허 정지는 물론이고 의사면허 취소까지 당할 형국이 되어버렸기 때문이다. 정부의 일벌백계 방침과 법원의 엄격한 판결은 한국에서 태아 성감별을 뿌리 뽑는 일등공신 노릇을 했다. 윤리문제는 타의에 의해서가 아니라 스스로의 마음가짐에 의해 바로서야 하는 것인데 태아 성감별 문제가 의사 또는 의사 집단 스스로의 마음가짐에 의해서가 아니라 정부의 처벌 조항 강화와 적극적인 감시, 그리고 법원의 판결로 해결됐다는 것은 서글픈 일이다.

이런 문제가 있기 때문에 우리나라에서 의사 집단에게 윤리적인 문제의 결정권을 주지 않으려는 방향으로 나아가고 있는 것이다. 언론계에는 물론이고 정부, 법조계, 종교인 모두 의사들에게 의료윤리, 즉 생명윤리와 관련된 문제를 맡기기 꺼린다. 의사에게 의료윤리를 맡기는 데 대해 마치 "고양이에게 생선가게를 맡긴다"고 생각하는 것이다.

의료윤리지침에는 각계각층 의견 반영되어야

의사협회의 윤리지침을 보면 해석하기에 따라서는 현행법에 어긋나더라도 의학적으로 문제가 없다면 낙태를 할 수 있고 대리모도 인정하는 것으로 되어 있다. 또 현행법에는 장기이식 목적으로만 뇌사를 인정하고 있으나 의사들의 새 윤리지침은 장기이식 목적뿐만 아니라 가족이 원하고 의학적으로 특별한 치료법이 없을 경우 뇌사를 죽음으로 인정하는 것으로 되어 있다.

필자는 종교인이 아니기 때문에 보건학도로서, 언론인으로서, 그리고 한 인간으로서 의사들이나 의사협회가 낙태와 대리모, 뇌사, 안락사 등에 관해 나름대로의 개인적 또는 집단적 견해를 가질 수 있고 이를 드러낼 수 있다고 본다. 하지만 사회의 다른 구성원들을 무시하거나 배척한 채 독단적으로 이루어져서는 곤란하다. 의사들의 행동 하나하나에 영향을 끼치게 되는 윤리지침을 의사들끼리 모여서 만들거나 의사 사회에서 이 분야를 잘 아는 사람들만 머리를 맞대고 만드는 것은 곤란하다.

애초부터 의사들뿐만 아니라 다양한 집단으로부터, 의료윤리에 관해 다양한 의식을 가진 사람들한테서 자문을 구해 윤리 지침을 만들어야 했다. 그리고 그 윤리지침은 어디까지나 법 테두리 안에서 이루어졌어야 한다. 물론 의사들이 생각하는 각종 의료 현실을 현행법이 소화해내지 못하는 부분도 많이 있을 것이다. 하지만 낙태나 태아 성감별, 대리모, 인간복제, 뇌사, 안락사와 같은 의료 문제는 우리들의 삶, 즉 몸과 마음과 관련된 것이어서 특정 집단의 생각대로 이루어져서는 안된다. 만약 의사들이 이런 생각을 하지 않았다면 사회의 다른 여러 구성원과 더불어 살아가려는 자세가 되어 있지 않았다는 것을 뜻한다. 이런 생각을 했지만 사회적 파장을 일으켜 문제 해결을 빨리하고 일반 국민들의 관심을 모으려고 했다면 준법정신이 결여된 자세이며 생명을 다루는 전문직업인으로서 무책임한 태도라고 할 수 있다.

의사들이 이처럼 사회적 비난을 감수하면서도 소극적 안락사와 뇌사, 대리모, 낙태를 현행법보다 완화하려는 것에는 크게 두 가지 이유를 생각할 수 있다. 그 하나는 의사들의 책임을 약하게 하려는 것이며 또 하나는 의사 수입, 돈벌이를 의식한 것이다. 물론 이 지침을 만드는 데 고생을 하고 고민을 한 의사들은 책임을 덜고 수입을 늘리기 위해 이런 지침을 만들지는 않았을 것이다. 하지만 이런 지침 내용은 이들의 의도와는 관계없이 책임을 약화시키는 방향으로 나아갈 수 있는 소지를 안고 있다.

예를 들어 소극적 안락사 문제는 의료기술의 발달로 언젠가는 우리 사회에서도 대두될 사안임에 틀림없다. 따라서 의사협회가 윤리지침에서 이와 관련한 문제를 제기한 것은 진료 현장에서 자주 맞닥뜨리는 문제이기 때문일 것이다. 하지만 이 문제는 의사보다는 오히려 환자, 즉 국민들이 먼저 안락사와 관련한 고충을 사회적 의제로 제기토록 하는 전략이 더 바람직하지 않았을까. 낙태 문제도 마찬가

지다. 의사들이 적극적으로 나설 문제라기보다는 여성계와 종교계 등
이 먼저 나설 사안이다.

응급피임약 일반의약품으로 해야

지난 2001년 11월 정부가 전문의약품으로 시판하기로 결정해 2002
년 1월부터 시행에 들어갔다. 산부인과학회를 비롯한 의사단체와 대
다수 산부인과 의사들은 이 약을 한국에서 시판하는 것을 반대했다.
부작용이 심각하고 응급피임약이 시판된다 하더라도 낙태가 결코 줄
어들지 않을 것이라는 점을 시판 반대 이유로 내세웠다. 하지만 일부
의료인과 보건학자 들은 이 약을 시판해야 하는 것은 물론 전문의약
품이 아닌 일반의약품으로 분류해 갑작스런 일로 피임에 실패한 여성
이나 강간을 당한 여성들, 특히 청소년이 쉽게 이 약을 구입할 수 있
도록 약국에서 판매해야 한다고 주장했다. 이 응급피임약 시판 결정
에 앞서 2001년 10월 12일 한국보건사회연구원에서 열린 공청회에서
는 산부인과학회 간부로 있는 의대 교수와 낙태 반대 운동 단체 간부
등 두 명을 제외한 김창규산부인과의원 원장과 여성부 담당과장, 소
비자보호원 담당자, 언론계 대표로 나간 필자, 조병희 서울대 보건대
학원 교수 등 보건학자 2명, 김성이 청소년보호위원장 등 나머지 패
널들은 한결같이 응급피임약을 일반의약품으로 판매해야 한다고 주
장했다. 하지만 이런 일방적인 여론에도 불구하고 의사들이 포함된
중앙약사심의위원회는 결국 식품의약품안전청(이하 '식약청'으로 표기
함)에 이 약을 전문의약품으로 분류토록 자문했다. 식약청은 이 자문
결과에 따라 공청회 결과에 관계없이 전문의약품으로 시판 허가를 내
주고 말았다.

이 약을 전문의약품으로 하느냐, 일반의약품으로 하느냐는 의사들의 수입과 직결되어 있다. 또 이 약의 시판을 허가하느냐, 마느냐에 따라 산부인과 의사들의 수입도 달라진다. 우리나라 산부인과 의사 집단이 윤리적으로 상당한 문제가 있었다는 사실은 앞서 지적한 무분별한 태아 성감별로 인한 성비 불균형을 통해 이야기한 바 있다. 그런 전통과 역사를 가지고 있는 산부인과 의사 집단이 응급피임약 도입을 반대했다면 과연 이 약이 시판되면 여성의 건강을 해치고 성 문란이 확산되는 것을 염려해서라고 생각해야 할까, 아니면 낙태 건수가 줄어들 것을 염려해서라고 생각해야 할까. 여기서 결론을 말하지 않아도 이 글을 읽는 이들은 해답을 잘 알 것이다. 미국 산부인과 의사들은 이 약을 사용할 경우 낙태 건수가 줄어들 것이며 부작용도 염려하지 않아도 될 정도이기 때문에 응급피임약을 의사의 처방이 필요 없는 일반의약품으로 판매해야 한다고 미국 정부 당국에 건의했다. 이 약이 미국 여성이나 한국 여성에게 서로 다르게 작용하지는 않을 터인데 이처럼 똑같은 의술과 의학을 배운 산부인과 의사들이 이렇게 완전히 정반대의 입장을 취하는 것은 다름 아닌 윤리적인 차이 때문일 것이다. 미국 의사라고 해서 의료윤리적인 측면에서 반드시 도덕적 우위에 있다고 말할 수는 없겠지만 적어도 응급피임약 도입과 관련해서는 미국 산부인과 의사들이 한국 산부인과 의사들보다 정직하다고 할 수 있다.

이 약은 2002년 1월부터 본격적으로 시판됐다. 하지만 응급피임약이 필요해 병·의원을 찾는 여성들은 그리 많지 않다고 한다. 대한민국 여성들은 모두가 안전한 성관계를 맺는 매우 특별한 존재여서 그런 것인지, 아니면 여성들이 남자 의사들에게 지난 밤의 성관계를 일일이 보고하기가 민망해서 그런 것인지는 길게 설명하지 않아도 될 터이다. 이것은 응급피임약 시판이 애초 도입하려 한 목적을 전혀 이루지 못하고 있다는 것을 뜻한다. 그리고 10대 등 우리 청소년은 물론이고 많은 여성들이 여전히 미혼모라는 낙인과 함께 불법 낙태로 인한 열악한 육체적, 정신적 모성 건강 상태에서 벗어나지 못한다는 것을 의미한다. 결국 우리 사회는 다시 한번 응급피임약을 일반의약품으로 할 것이냐, 전문의약품으로 그대로 둘 것이냐를 놓고 의사와 소비자가 날카로운 대립을 벌일 가능성이 높다.

18
의사 정치와 의사 정치인

놀면서도 돈 받을 수 있는 직업

의사와 정치인. 어떻게 보면 서로 전혀 어울리지 않을 것 같지만 이들 두 직업인은 매우 닮았다. 적어도 지금의 한국에서는 그렇다. 국민들에게 인기가 없다는 것도 그렇고 시민단체로부터 집중 공격을 받았거나 받고 있다는 것도 그렇다. 그런데도 정치 지망생들은 정치인이 되고자 선거 때만 되면 정당 공천을 받기 위해 힘있는 정치인 앞에 줄을 선다. 대통령이 되겠다고 여야를 가릴 것 없이 치열한 후보 경쟁을 벌인다. 의사 지망생도 마찬가지다. 많은 한국의 청소년들이 의사가 되기 위해 중·고등학교 때부터 죽어라고 책과 씨름하고 힘든 의대 공부와 전공의 과정도 감수한다. 의사와 정치인의 닮은꼴은 여기서 끝나지 않는다. 놀고 돈 받는 몇 안되는 직업 가운데 하나이다. 정치인들은 국회에 들어가지 않고 입법 활동이나 국정감사 등도 제대로 하지 않으며 허송 세월을 보내면서도 꼬박 세비를 받아 챙긴다. 만약 국회의원들에게 노는 기간에는 세비를 주지 않는다면 아무리 야당의원이라 할지라도 이렇게 오랫동안 국회를 비워두지는 않을 것이다. 마찬가지로 의사들도 전임의, 전공의, 의대 교수 가릴 것 없이 외래나 입원 환자를 보지 않고 놀면서도 파업 기간 중 월급은 받아 챙겼다. 간호사나 의료기사가 파업을 할 때는 의사 출신의 병원장 등이 철저한 '무노동 무임금'을 적용해 한푼도 주지 않지만 의사들이 일하지 않고 파업을 할 때는 철저한 '무노동 유임금'을 적용한다. 병원장들이 이렇게까지 해주는데 의사들이 파업을 계속 하지 않을 이유가 없다. 의사들은 지금의 건강보험 수가가 워낙 낮아 원가에도 한참 못 미치기 때문에 생활에 허덕이고 세금 낼 돈이 없어 쩔쩔 매는 의사가 많다고까지 주장하곤 했다. 그렇다면 '무노동 무임금'만 엄격하게 적용해도 한가하게 파업만 하고 있을 의사는 그리 많지 않을 것이다. 물론 자신들이 생활고에 허덕인다는 의사들의 말에 귀기울일 국민들은 거의 없을 터이고 실제 의사들 가운데 그런 사람들이 있다는 사례를 거의 들어보지 못했을 것이다.

의사와 정치인은 거짓말 또한 수준급이다. 일반인들에게 정치인들은 거짓말쟁이의 원조로 인식될 정도에 이르렀다. 공약을 내걸고도 이를 지키지 않거나 이번만 뽑아주면 두 번 다시 출마하지 않겠다고 해놓고 다시 출마하는 것은 그래도 약과에 지나지 않으며 학력과 경력을 속이거나 상대방에 대한 허위 사실을 퍼뜨리는 등 오로지 당선되기 위해 온갖 방법을 동원한다. 심하게 말하면 당선되기 위해서라면 메피스토펠레스(괴테의 <파우스트>에 나오는 악마)와도 거래를 할지도 모른다.

의사들 또한 거짓말의 수준이 정치인과 최소한 버금가며 최근에는 이들보다 한 수 위라는 평가를 받을 만한 거짓말을 의약분업 반대 투쟁 과정에서 늘어놓았다. 대표적인 거짓말들을 살펴보면 "정부가 의사들을 핍박한다", "시민단체 중재로 의약분업에 의사와 약사 대표가 서명하면서 분위기가 위압적이어서 어쩔 수 없었다", "의약분업이 이루어지면 무더기로 병·의원이 폐업될 위기에 처한다", "지금까지 과잉 진료를 하거나 과잉 투약을 해온 것은 의료제도 때문이다", "의사들은 틈만 나면 의료제도의 모순과 개혁을 부르짖었지만 정부가 들은 척도 하지 않았다" 등등 너무나 많다. 이들의 당시 주장이 전혀 사실과 다르다는 것은 의약분업이 시행된 지 1년이 훨씬 지난 지금 모두 사실로 드러나고 있다.

공무원과 의사가 함께 만든 코미디

의사들의 3차 총파업을 앞두고 보건복지부 대표와 대한의사협회 의권쟁취투쟁위원회의 10인 소위원회 대표들과의 협상 테이블에서 의사들은 국회의원을 뺨칠 정도를 넘어서는 방약무인(傍若無人)의 태도를 보였다.

"식품의약품안전청 과장이 전문가이고 대표성이 있나. 식약청장이 직접 나와야지."

"……"

"내 업무 소관이 아니라 잘 모르겠지만 물으셨으니까 답변 드리는데……"

"잘 모르면서 왜 여기 앉아 있나. 소관이 아니면 가만히 있고 차관이 답변하라."

호통을 치는 쪽은 의사이고 저자세로 일관한 쪽은 보건복지부 공무원들이다. 청와대 등 높은 곳에서 '복지부동하라'는 하명이 있었던 것일까. 정말 보기에 민망할 정도의 고자세로 나오는 의사와 굽실거리는 공무원들이 빚어낸 한국판 4류 코미디(3류 코미디도 이렇지는 않을 것이다)의 모습을 보는 것 같았다.

이 자리에 국회의원들이 있었다면 혀를 내둘렀을 것이다. 그리고 이렇게 말했을 것이다. "저 의사 양반들이 총선에 출마하지 않아 다행이다. 정치권으로 들어왔으면 우리들의 뺨을 칠 정도의 자질을 지녔다. 우리도 3류 코미디언이라는 말을 듣는데 그래도 요즘 의사들이 우리보다 더 추태를 보이고 있어 한 가닥 위안으로 삼는다. 우리들이야 그래도 '집에서 애 보면서 세비를 받는다'는 비아냥거림을 국민들로부터 듣기는 하지만 국민 생명을 담보로 큰소리까지 쳐가면서 돈 버는 집단도 있으니 정말 '뛰는 놈 위에 나는 놈 있다'는 말을 실감했다"고 말이다.

그런데 의사협회 첫 직선회장이 된 40대 약관의 신상진 회장의 취임 일성은 2002년 대통령선거에서 후보 등에 관한 공개토론회를 열어 의사협회 또는 의사들의 주장에 동조하는 후보를 지지하겠다고 했다. 그는 또 의사 회원 가운데 정치권으로 진출하려는 사람에게는 정치자금뿐만 아니라 후보 지원 운동을 적극 벌이겠다고 밝혔다. 우려했던 일이 바로 코앞의 현실로 다가온 것이다. 2000년 의사 파업 때 그가 벌인 언행으로 미루어 이를 지나가는 말로 한번 해보는 소리로 보면 곤란하다. 의사협회는 2002년 1월 5일 임시대의원대회를 열어 지방자치단체장 선거와 지방자치의회 의원선거에 출마하는 의사 회원을 적극 지원키로 결의했다. 이들에게 대줄 정치자금을 마련하기 위해 수백억 원의 특별 기금까지 모금한다고 한다. 바야흐로 의사 정치 시대가 열리는 것이다.

의사들의 정치 참여 선언에 대해 어떤 이들은 민주주의 사회는 다원화 사회이고 다양한 집단의 목소리가 나와 서로 타협하고 이해하는 가운데 민주주의가 꽃을 피운다는 논리를 내세우며 한편으로 긍정적인 반응을 보인다. 그러면서도 비판과 감시의 눈초리를 감추지 않았다. 의사와 같이 힘있는 이익집단의 정치 참여는 교사, 변호사 등 많은 다른 이익집단 종사자들과 시민단체의 정치 참여를 부추겨 가뜩이나 국민들로 불신을 받고 외면을 당하고 있는 정치판을 더욱 혼탁하게 만들어가지 않을까 염려하는 이들도 많다. 언론들의 대체적인 시각도 그렇거니와 일반 국민들의 생각들도 기대보다는 우려가 많았다. 물론 2000년 의사 파업 때는 물론이고 평소 국민들과 환자들에게 보여주었던 의사들의 모습이 좋았더라면 비판의 강도가 그렇게까지 세지는 않았을 터이다.

의사들이 평소 자기 집단만 아는(개인적으로는 그렇지 않은 의사들도 많지만) 행동을 보여온 것은 사실이다. 가장 도드라진 사례가 바로 2000년 의사 파업이다. 의사들이 당시 가졌던 마음가짐이나 태도를 완전히 버리지 않고 그대로 유지한 채 정치권으로 들어가겠다는 것은 한마디로 국민을 위한 정치를 하겠다는 것이 아니라 자신들을 위한 정치를 하겠다는 것이다. 아직 신 회장의 입에서 2000년 의사 파업의 정당성을 전면부정하고 뉘우친다는 말을 듣지 못했으므로 그는 '국민의 생명을 볼모로 한 파업'을 여전히 '독재정권에 맞선, 구국의 민주화 투쟁'으로 여기고 있음이 분명하다.

존엄한 의료 현장의 지킴이가 되기를

필자는 의료 담당 기자, 보건복지부(전 보건사회부) 담당 기자, 정치부 국회 출입 기자(정당 반장) 등을 거치면서 의사 출신의 여러 정치인들을 만날 기회가 있었고 또 이들의 정치활동을 지켜보았다. 의사 출신 정치인 가운데에는 나름대로 소신을 가지고 의정활동을 하는 이들도 있었다. 하지만 그보다는 의사집단의 이익, 그것도 심하다고 할 정도로 의사들의 이익 대변에만 앞장서는 경우가 많았다.

그래서 신 회장의 본격적인 정치 참여 선언을 보면서 '정말 큰일나 겠구나' 하는 생각이 들었다. 많은 사람들이 우려하는 대로 의사들의 본격적인 정치 참여 선언은 치과의사, 한의사, 약사 등 다른 보건의료 계 동료들을 자극할 것은 물론이고 정치 참여 준비가 덜된 많은 이익 집단들이 너도나도 뛰어드는 기폭제 역할을 하지 않을까 염려가 됐기 때문이다. 물론 그 동안 정말 제대로 된 생각을 가지고 행동으로 보 이던 의사들이 썩을 대로 썩은 정치권의 곪은 부위를 도려내기 위해 날카로운 수술 칼을 들고 냄새나는 오염의 현장으로 나선다면 두 손 이 아니라 두 다리까지 치켜들어 반기고 싶은 심정이다. 하지만 우리 의사 집단이 그 동안 국민들에게 보여준 모습을 생각해볼 때 개인적 으로 정치나 의정활동을 잘할 사람은 한둘 있을지 몰라도 집단으로서 의 의사들이 정치권에서 보여줄 참다운 모습은 없다. 참다운 의사들 을 의사 사회에서도 찾기가 쉽지 않은데 이들 가운데 정치권으로 발 돋움해 참다운 모습을 보일 만한 사람을 찾는다는 것은 "낙타가 바늘 구멍 들어가기"만큼 어렵지 않을까 하는 생각이 든다.

물론 의사들은 이런 말을 할 수 있을 것이다. 그러면 판검사나 변 호사 등 법조인과 교수, 언론인 등 정치권으로 활발하게 진출해온 다 른 전문가들은 그 동안 정치권에서 무엇을 했느냐고 말이다. 의사들 이 이런 질문을 던진다면 아마 이들 전문가 집단들도 할 말이 없을 것이다. 제대로 한 것이 없으니까 말이다. 이들 전문가 집단은 그 동 안 정치권에 활발하게 진출해온 탓인지는 몰라도 "우리 집단의 이익 에 맞는 대통령 후보를 검증해 지지선언을 하겠다"거나 "우리 회원 가운데 정치권으로 진출하려는 사람을 물심양면으로 적극 공식 지원 하겠다"고 공개적으로 선언하지는 않았다. 그리고 변호사협회와 기자 협회 등이 나서서 정치권으로 들어가려는 회원들의 정치자금 뒷돈을 대기 위해 모금운동을 벌인 적도 없으며 앞으로 그러겠다는 이야기도 듣지 못했다.

의사들도 대한민국 국민의 한 사람으로서 헌법상 참정권이 보장되어 있어 선거권과 피선거권을 가진다. 따라서 언제든지 대통령 출마를 하거나 지방자치단체장, 국회의원, 지방의회 의원이 될 수도 있고 출마할 수도 있다. 하지만 필자의 경험으로는 다른 그 어느 집단보다도 의사는 정치권에 기웃거릴 필요가 없다고 본다. 언제든지 자신의 뜻을 가장 잘 반영할 수 있는 집단이 다름아닌 의사들이기 때문이다. 그리고 의사들이 환자들을 돌보는 일이야말로 제대로만 한다면 정치인이 하는 일보다 몇 배 또는 몇십 배 더 가치 있는 것이다.

유럽연합이 2001년 일반인들을 대상으로 사회적으로 중요한 직업을 조사한 결과 의사가 71.1%로 으뜸으로 나타났다. 그 다음으로 과학자였는데 44.9%로 한참 뒤떨어지는 비율이었다. 이어 엔지니어 29.8%, 판사 27.6%, 운동선수 23.4%, 예술가 23.1%, 변호사 18.1%, 언론방송인 13.6% 등으로 의사의 절반 이하이거나 3분의 1 수준에도 미치지 못했다. 정치인은 6.6%만이 사회적으로 중요하다고 응답해 의사에 견주어 10분의 1 수준에도 미치지 못했다.

한국에서도 2000년 한국과학문화재단이 전문가 집단별 사회적 중요도와 사회적 대우를 조사한 바 있다. 이 조사에서 사회적 중요도는 과학기술자가 91점으로 가장 높았고 의사 86점, 교육자 80점, 언론인 76점, 법조인 74점, 사업가 70점, 은행원 62점의 순으로 나타났다. 또 이들이 사회적 대우를 받는 정도를 보면 의사가 83점으로 가장 높게 대우를 받는 것으로 나타났고 그 다음 법조인 81점, 과학기술자 77점, 언론인 74점, 사업가 67점, 교육자와 은행원 64점 순으로 조사되었다.

의사는 사회적 대우 잘 받아 — 국민 생각

조사에서 엿볼 수 있는 사실은 의사들이 사회적 대우를 가장 잘 받고 있다고 우리나라 국민들은 생각하고 있다는 것이다. 아마 여기서 말하는 사회적 대우의 상당 부분을 경제적 대우가 차지할 것이다. 또 의사 파업과 같은 엄청난 사건이 없었다면 의사들의 사회적 중요도도 과학기술자를 누르고 1위를 차지했거나 적어도 지금보다 훨씬 더 높은 점수를 받았을 가능성이 높다. 이런 조사 결과를 놓고 보더라도 의사들이 한국에서 불만을 가질 특별한 이유가 없을 것이다.

이런 통계와 조사 결과가 아니더라도 필자는 지금 이 순간 정치권으로 발돋움하려는 의사나 아직도 의사협회 집행부가 의사들의 정치 세력화를 꾀할 생각을 굳건히 하고 있다면 '정치권에서 스스로를 망치려 들지 말고 진짜 존엄한 의료 현장에서 떠나지 말라'는 충고를 하고 싶다. 정치인이 되려는 지망생은 많다. 하지만 의사는 힘든 의대 과정과 수련의, 전공의 과정을 거쳐 된 만큼 참 의사로 남아 환자를 진료하는 데 온힘을 다해야 하는 전문직업인이다. 이 사회에는 아직도 돈이 없어 제때 치료를 받지 못하거나 죽어가는 사람들이 한둘이 아니다. 우리 사회에서 오래 전부터 '50당 30락'이라는 유행어가 선거 때가 되면 떠돈다. 선거 비용으로 30억 원을 쓰면 낙선하고 50억 원을 뿌려야 당선된다는 뜻이다. 물론 모든 국회의원들이 이처럼 많은 돈을 선거비용으로 사용하고 당선된 것은 아니겠지만 아무튼 국회의원이 되려면 엄청난 돈이 들어간다는 것을 한마디로 보여주는 촌철살인(寸鐵殺人)의 비유이다. 정치인이 되기 위해서 환자를 진료해 벌어들인 수입으로 선거비로 사용하느니 오히려 중병에 걸렸는 데도 돈이 없어 치료조차 받을 엄두를 못 내는 겨레의 고통을 치유하는 데 사용하는 것이 훨씬 보람 된 일이 아닐까.

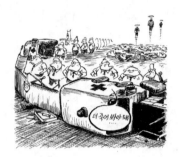

3부 의사 파업과 의약분업 다시 보기

의사 파업과 의약분업이라는 말만 들어도 지긋지긋하게 여기는 사람이 많을 것이다. 하지만 떠올리기 싫은 기억도 때론 되살려 내일의 본보기로 삼을 필요가 있다. 그런 뜻에서 의사 파업과 의약분업을 조근조근 곱씹어보는 것은 아주 중요하다. 국민 건강권을 무시한 채 진행된 의사 파업의 부당성과 파업 목적의 반국민성을, 그리고 반쪽짜리 의약분업의 실태를 생각해본다.

19
의사들은 파업할 수 없다

의사에게 파업권 주면 국민만 죽어난다

　모든 노동자들은 파업을 할 수 있다. 얼핏 보면 이 말은 맞는 것 같다. 노동 관련법에 단결권, 단체교섭권, 단체행동권 등 이른바 노동 3권이 보장되어 있으니 말이다. 하지만 이는 틀린 이야기다. 교사들도 노동자라고 볼 수 있는데 이들에게는 단결권과 단체교섭권만 있지 단체행동권, 즉 파업권은 주어져 있지 않다.

　그러면 의사들은 어떠한가. 우리나라에서는 하루 이틀도 아니고 한두 번도 아니고 1년도 안되는 짧은 기간 동안 세 차례에 걸쳐 몇 달씩 전국적인 규모의 의사 총파업이 벌어졌으니 의사들도 파업을 할 수 있다고 여길 사람들이 많을 것이다. 하지만 이런 생각은 틀렸다. 의사들은 파업을 할 수 없다. 의사들에게 파업권을 주면 그야말로 무소불위의 힘을 행사하게 된다. 의사들이 전국적으로 동시에 파업에 들어가 모든 수술을 중단하고 응급실과 중환자실에서까지 철수한다면 하루에도 수백 명씩 죽어나갈 것이다. 그러면 그 어느 누구도 의사들의 요구를 무조건 들어주지 않을 수 없을 것이다. 우리나라 의사들이 집단적으로 파업을 벌인 것도 바로 이런 점을 노린 것이다. 의사들이 똘똘 뭉쳐 전국에서 동시다발적으로 파업을 하면 그 어느 누구도 자신들의 요구를 들어주지 않을 수밖에 없다고 판단하고 '생명을 볼모로 한 인질극'이라는 국민들과 시민단체 그리고 언론의 비난을 감수해가면서까지 전국 규모의 파업을 벌인 것이다. 하지만 의사들은 중환자실과 응급실까지 무책임하게 내버려두지는 않았다. 자신들의 행위가 불법인 것을 잘 알고 있으며 만약 중환자실과 응급실을 비워 환자들이 사망하게 되면 뒷감당을 하기 어렵기 때문이다.

의사들도 자신들의 요구나 주장을 집단적으로 할 수 있다고 말한다. 맞는 말이다. 힘이 없는 사람들만 자신들의 주장을 집단적으로 이야기할 수 있는 것은 아니다. 잘살고 힘있는 집단들도 자신들의 목소리를 전달하기 위해 집단행동을 할 수 있다. 의사들의 합법적인 시위나 집단 의견 개진은 존중되어야 한다. 2001년 12월 프랑스에서도 수련의들이 임금 인상과 휴가 보장 등 처우 개선을 요구하며 수천 명이 파리 에펠탑 앞에서 시위를 벌이기도 했다.

하지만 파업과 같은 불법적이고 극단적인 방법을 허용해서는 곤란하다. 곤란한 정도가 아니라 허용해서는 안된다. 그리고 힘있고 자신들의 주장을 많은 사람들에게 알릴 수 있는 능력을 갖춘 집단은 집단행동을 통해 자신들의 의견을 나타내려는 행동을 삼가야 한다. 의사들은 그 어느 집단보다도 돈이 많아 회원들로부터 거둬들인 수십억에서 수백억 원의 돈으로 얼마든지 신문광고를 할 수 있다. 그것도 어쩌다 한번 하는 것이 아니라 주요 일간지에 사흘이 멀다 하고 할 수 있다. 실제로 의사들은 정부의 의약분업 정책에 불만을 품고 그 동안 ≪조선일보≫ 등 주요 일간지에 연간 수십 차례 자신들의 주장을 담은 광고를 해왔다. 또 의사들은 자신들이 운영하는 병·의원 입구와 진료실 벽에 대자보를 붙이는 것은 물론이고 수납창구에 자신들의 주장을 담은 유인물을 쌓아놓고 환자들에게 나눠주는 홍보 선전전도 펼쳐왔다. 뿐만 아니라 신문에 가장 영향력이 큰 이익집단에 속하는 의사들은 친구나 친지, 또는 환자로서 알게 된 언론인에게 자신들의 주장을 이야기해 언론인의 칼럼이나 사설 또는 기사 등을 통해 반영될 수 있도록 했다. 어떤 경우에는 글을 잘 쓰는 의사들이 기고문을 직접 신문에 보내 실리게 만들기도 했다.

그러나 이런 일을 노동자들이 하기란 매우 어렵다. 먼저 의사들은 투쟁 기금을 모으기 위해 돈을 내라고 하면 1인당 몇십만 원에서 몇백만 원에 이르기까지 눈 하나 꿈쩍하지 않고 낼 경제적 능력이 있으며 실제로 2000년 파업 기간에만 그만한 돈들을 의사들이 자발적으로 냈다. 노동자들의 경우는 다르다. 아무리 돈을 많이 내어도 기껏 의사들이 낼 수 있는 돈의 10분의 1 내지 100분의 1에 지나지 않는다. 이들은 대개 아는 언론인도 거의 없다. 사실 언론인은 의사들에게는 신세질 일이 있거나 부탁할 일이 종종 있지만 노동자들에게 그럴 일은 전혀 없다.

노벨 평화상이냐, 의사 파업 진압이냐

의사들은 우리 사회에서 아주 특별한 존재이다. 그래서 의약분업을 준비하기 전에 열린 각종 공청회와 의약분업실행위원회 등에서 자신들의 의견을 충분히 개진했으며 그 결과 상당 부분 자신들의 뜻을 관철시켰다. 하지만 일부 의사는 충분치 않다는 불만을 느꼈으며 심지어는 의약분업 자체를 반대하는 강경파 의사들도 있었다. 싸움이 벌어지거나 갈등이 불거졌을 때 대개 강경파가 득세하게 마련이다. 의약분업 싸움에서도 이는 마찬가지였다. 합리적이고 논리적인 주장보다는 자신들의 감정과 눈앞의 이익에 맞는 주장을 펴는 강경파의 주장이 귀에 더 솔깃했을 것이다. 그리고 그 결과는 극단적인 방법을 외치며 벌인 전국 의사 총파업이었다. 그들은 자신들의 행동이 불법이라는 사실을 그 어느 누구보다도 잘 알고 있었다. 하지만 그들의 머릿속에는 그렇게 많은 의사들을 한꺼번에 구속하거나 사법 처리하지는 않을 것이라는 나름대로의 계산이 있었을 것이다. 실제 결과도 이들의 계산대로 이루어졌다. 엄정한 법 집행만이 의사 파업을 잠재울 수 있다고 주장한 이들도 있었지만 김대중 정권은 소수 정권의 취약성 탓인지, DJ의 우유부단 탓인지는 알 수 없지만 의사 처벌에 소극적이었다. 당시에는 노벨 평화상 발표를 앞두고 어떻게 해서라도 — 의사들에게 더 많은 떡을 주더라도 — 의사들을 달래 수습하려는 것이 아니냐는 의혹이 제기되기도 했다.

물론 불법 파업을 벌인 의사협회 지도부에 대해서는 법원이 "국민 생명을 담보로 한 명백한 실정법 위반"이라는 판결을 내렸다. 2001년 7월 31일 서울지법 형사2단독 염기창 판사는 의료계 집단파업을 주도한 김재정 당시 대한의사협회 회장과 신상진 의권쟁취투쟁위원회 위원장 등 의협 지도부 9명에게 징역 8월~1년형에 집행유예 2년을 선고했다. 재판부는 판결문에서 "정부의 의약분업 시행에 반대해 국민의 생명을 담보로 한 집단적 휴·폐업은 목적과 취지가 정당하더라도 명백한 실정법 위반"이라고 밝혔다. 이 판결에서 알 수 있듯이 의사들의 집단 파업의 목적과 취지는 정당한지에 대해서는 언급하지 않았다. 다만 목적과 취지가 정당하더라도 실정법 위반이라고 판결한 것이다.

필자의 생각으로는 의사 파업의 목적과 취지가 전혀 정당하지 않았다. 적어도 의사의 시각이 아닌 국민의 시각으로는 말이다. 국민의

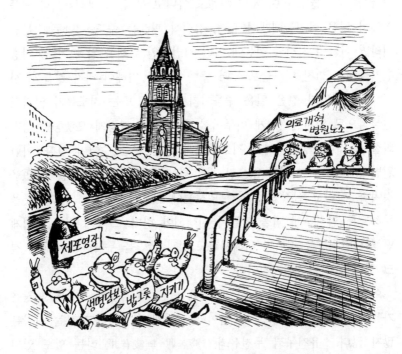

의사들의 불법 파업에 대한 정부의 소극적인 대처는 의료 개혁을 위한 그
동안의 노력이 물거품으로 돌아가게 만들었다.

시각에서 목적과 취지가 정당하지도 않았고 실정법도 위반했다면 집
행유예를 선고해서는 곤란하다. 법의 엄정함을 보여주었어야 했다.
설혹 이들이 초범이고 직접적으로 인명에 위해를 가하지는 않았지만
그 많은 의사들로 하여금 한 차례도 아니고 무려 세 차례씩이나 되풀
이해서 많은 국민들에게 물질적, 정신적 피해를 주도록 만든 장본인
이라면 이들의 지시와 선동에 따라 직접적인 위해를 암 환자 등 각종
환자들에게 끼친 의사들보다 더 중한 형벌을 가해야 하지 않을까. 사
실 의사 파업과 같은 일은 주동자가 없다면, 또는 지도부가 없다면
전국적으로 일사불란하게 이루어질 수 없으며 그렇게 오랫동안 장기
화할 수 없는 성격이어서 지도부에게 엄한 벌을 주어야 한다. 이런
일벌백계가 이루어지지 않으면 제2, 제3의 의사 파업을 막을 수 없을
것이다. 그리고 실정법을 어긴 의사들에게는 오랜 기간 의사 노릇을
못하도록 엄격하게 법을 만들어 시행해야 한다. 그렇게 되면 어렵게
딴 의사면허증을 지키기 위해서라도 법과 국민을 무시하는 행동을 결
코 하려 들지는 않을 것이다.

이런 결과를 두고 어떤 사람은 "왜 법은 국민 앞에 평등하지 않은
가" 하고 외칠 것이다. 사실 법이 만인에게 평등하다고 보는 사람은
많지 않다. "유전무죄 무전유죄(有錢無罪 無錢有罪)"라는 말도 있지
않은가. 돈이 많아 유능한 변호사를 선임하면 무죄고 돈이 없어 유능
한 변호사를 못 대면 유죄라는 이른바 "유변무죄 무변유죄(有辯無罪
無辯有罪)"라는 말도 있다. 이밖에도 법이 만인 앞에 평등하지 못하
다는 것을 증명할 구체적인 사례는 너무나 많다.

의사들은 어떻게 생각할까. 의사라는 직업은 인간의 생명을 다루는
고귀한 직업이고 사회에 기여한 바가 많으므로 범죄를 저질렀더라도
한때의 잘못이므로 너그러운 판결을 해야 한다고 생각할까, 아니면
의사는 노동자나 다를 바 없는 똑같은 인간이므로 당연히 이들과 똑

같은 처벌을 받아야 한다고 생각할까. 아마 법 앞에서 노동자와 똑같은 취급을 받을 것이라고 판단했다면 불법적인 의사 파업은 없었을 것이다.

실제로 김대중 정권은 의사와 노동자를 확실히 다르게 대접했다. 의사 파업 이후 롯데호텔, 효성 등에서 파업이 벌어지자 대규모 경찰 병력을 투입해 강제 진압하지 않았던가. 하지만 대한의사협회 회관 앞에 수천 명의 의사들이 모여 몇 개월씩 환자들을 돌보지 않고 파업을 벌여도 강제 진압할 생각을 하지 않았다. 이렇게 한다고 해서 의사들이 김대중 정권에 감사할까. 전혀 그렇지 않을 것이다. 오히려 무기력하게·대응한다는 약점을 단단히 잡고 더욱 강하게 저항할 것이다. 특정 이익집단이 정권과의 싸움에서도 이길 수 있다는 나쁜 선례를 만들어준 것이 바로 의사 파업이다.

20
파업, 폐업, 휴업 그리고 진실

인민의 생명과 건강 돌보는 공작을 하는 사람

노조도 없는 의사들이 파업을 한다는 것은 사실상 우리나라에서 처음 있는 일이고 외국에서도 흔치 않은 일이다. 2000년 8월 중순 의사들이 일제히 전면적인 2차 파업에 들어갔다. 평양과 서울에서는 50년 만에 만난 어머니와 아들, 남편과 아내, 아버지와 아들, 형제자매들이 부둥켜안고 기쁨과 한이 서린 눈물로 오열하고 있을 때, 그리고 이들 이산가족들의 눈물 상봉을 텔레비전을 통해 지켜보던 시청자들도 눈시울을 붉히며 중계방송에서 눈을 떼지 못할 때, 남한의 의사들은 환자를 돌보지 않고 정말 꿋꿋하게 그들만의 파업 잔치를 벌이고 있었다.

당시 북한 의사 출신 상봉자는 서울을 떠나면서 한국 의사들의 파업에 대한 소감을 묻는 방송 기자에게 "의사라는 것이 인민의 생명과 건강을 돌보는 공작을 하는 사람인데 어떤 이유에서라도 환자를 돌보지 않는 것은 북한에서는 상상할 수 없는 일입니다. 어찌 그런 일이 있을 수 있겠습니까. 말이 안되지요"라고 말했다.

한국 의사들의 파업을 이해할 수 없다는 사람은 이 북한 의사뿐만이 아니었다. 한국에 와 있는 많은 외국인과 외국에서 오래 살다 온 한국인 또한 의사들이 해도 너무 한다는 생각을 사이버 공간에, 때로는 신문의 독자투고란이나 칼럼 란에 털어놓았다.

물론 북한이나 쿠바, 중국과 같은 사회주의 국가에서 의사 파업은 상상조차 할 수 없는 일이다. 민주주의가 발달하고 자본주의가 고도화된 국가에서도 의사들의 파업이란 거의 찾아볼 수 없다. 노동자의 권리를 우리보다 훨씬 많이 보장하고 있는 일부 국가에서는 의사들도 파업을 할 수 있다. 하지만 이들 나라의 의사들도 우리나라에서처럼 전 의료기관의 의사들이 그것도 의약분업이라는 당연히 해야 할 의료제도, 더군다나 약사의 1차 진료기관 역할에 마침표를 찍는 제도를 시행하자는데 사소한 문제를 빌미로 정책 시행에 딴죽을 걸며 이에 반대하는 파업을 벌이지는 않는다. 그런데도 전공의 대표들이 유엔총회가 열리는 미국 뉴욕 유엔본부 앞에서 "한국 정부가 한국 의사들을 탄압한다"는 시위를 벌이며 국제 사회에 호소했다고 하니 아마 국제 사회에서 한국 의사들의 태도에 혀를 내둘렀을 것이다. 유엔은 물론이고 국제의사회가 한국 의사들의 파업에 격려하는 성명서를 냈다거나 조사단을 파견했다는 이야기를 들어보지도 못했다.

파업은 원래 노동자들이 하는 것이다. 고용주가 파업을 하는 일은 없다. 고용주가 하는 일은 폐업이나 휴업, 아니면 직장 폐쇄이다. 의사들은 노동자인가, 고용주인가. 개원(업)의들은 자신이 사장이니 고용주에 해당한다. 하지만 병원에서 근무하는 의사는 월급을 받는 노동자에 해당한다. 사회에서나, 법에서나, 의사 사회에서나 그 어느 누구도 의사를 의료 노동자로 보지 않는다. 병원에서 의사가 월급을 받는다 할지라도 병원에서 주인처럼 활동하기 때문이다. 그 어느 병원장도— 교육생 신분인 전공의 등은 예외로 하고— 의사들을 마구 다루지 않는다. 경영주인 이사장이나 병원장이 있다 하더라도 임상과의 과장은 막강한 권한을 행사한다. 과장이 아닌 의사들도 간호사, 간호조무사 등 다른 의료인들을 지휘 통솔한다. 따라서 이들이 파업을 벌인다고는 하지만 노동자로서 파업을 벌이는 것은 아니다. 실제로 의사들이 병원에서 주는 봉급에 불만을 품거나 근무 조건에 불만을 품고 파업을 벌였다는 이야기는 아직 들어보지 못했다. 가뭄에 콩 나듯이 간호사 집단과의 불화로 이들을 궁지에 몰아넣기 위해 전공의들이 집단으로 병원을 이탈하는 일은 드물게 있었지만 말이다.

폐업과 휴업은 완전히 달라

그래서 그런지 의사들은 자신들의 행위를 파업이 아닌 폐업 투쟁이라고 강조했다. 언론도 이들의 주장이 타당한지 또는 폐업이라는 말이 적확한 것인지에 대한 아무런 검증 없이 그대로 써주었다. 그 결과 일반 국민들도 의사들의 집단행동을 폐업 투쟁으로 알고 무심코 이런 용어를 그대로 사용했다. 하지만 이런 용어 사용은 잘못된 것이다. 폐업은 의료기관을 개설한 의사가 특정 사유, 다시 말해 이민을 가거나, 사망, 정신 이상 따위로 진료 행위를 할 수 없는 경우, 의료기관을 다른 곳으로 이전하는 경우, 다른 직종에서 일을 하기 위해 병·의원 문을 닫는 것을 두고 말한 것이다. 이때는 반드시 행정기관에 병·의원의 문을 완전히 닫는다고 신고(폐업신고)를 하게 된다. 이렇게 되면 세금 정산 등을 위해 세무신고를 하게 되며 필요에 따라 세무관청에서 세무조사를 벌이게 된다. 따라서 의사들이 세 차례에 걸쳐 벌인 집단행동은 실제 폐업과는 아무런 관련이 없다. 한마디로 국민들에게 병원 문을 완전히 닫는다는 엄포와 함께 강력한 의지를 드러내주기 위해 전혀 맞지도 않는 용어를 교묘하게 사용한 것에 지나지 않는다. 여기에 언론과 국민, 심지어는 학자까지 속아서 자꾸 '폐업'이라는 용어를 무분별하게 사용한 것이다.

실제 의사들의 행위는 휴업(휴진)에 속한다. 개원의들이 문을 일시적으로— 하루든 한 달이든 — 닫거나(휴업), 병원에 소속된 의사들이 출근을 하지 않거나 출근은 했으면서도 진료를 하지 않는(휴진) 것이다. 이런 행위가 집단적으로 이루어져 국민들이 제대로 진료를 받지 못할 경우에는 정부가 강제명령권을 발동해 문을 열어 환자들을 돌보게 하도록 만들 수가 있다. 이런 명령을 거부하면 1,000만 원 이하의 벌금이나 1년 이하의 영업 정지 등 상당히 무거운 행정 처벌을 받게 된다. 세 차례나 파업을 벌였던 대다수 병·의원들에게 법을 엄격하게 적용해 벌금을 부과했다면 적어도 1,000억 원 이상의 돈을 의사들로부터 거둬들일 수가 있었다. 그래서 의사들이 자신들의 행위가 무거운 처벌 대상이 될 수 있는 불법 휴업이 아니라 아예 적어도 그 지역에서 영구히 문을 닫는 폐업이라고 주장한 것이다. 사실 강제명령권 발동을 정부가 성실하게 이행하고 그에 따른 행정 처벌만 강력하게 했어도 의사들의 집단행동이 이렇게 오랫동안 가지 않았을 수도 있었다. 그런데 현 정권이 아직 국회에서 의원수 과반의 다수당이 되지 못해서 그런 것인지, 항간에 떠돈 소문처럼 당시 김대중 대통령이 유력한 노벨 평화상 수상자로 거론되고 있어 의사들을 거칠게 다룰 수 없었던 것이었는지는 알 수 없지만 결과적으로 엄포만 남발해 사회적 기강 해이와 국민의 피로감만 키워버렸다.

파업은 의사들이 노조를 결성하지도 않았고 또 개원의 자신들이 고용주여서 집단행동에 딱 들어맞는 말은 아니다. 하지만 이들의 집단행동으로 병·의원이 마비되는 등 파업과 비슷한 효과와 행태를 보였고 정치적인 파업 행위로 볼 수 있어 틀렸다고는 할 수 없으며 이런 용어를 사용해도 큰 무리는 없을 것 같다. 따라서 적어도 의사들의 행동을 폐업이라고 하는 것은 잘못된 것이다. 폐업이라는 용어를 함부로 사용해서는 곤란하다.

의사 파업은 있어도 의료계 파업은 없었다

또 의사들의 파업을 두고 '의료계 파업'이라는 용어를 즐겨 사용하고 "정부와 의료계가 협상을 벌인다"는 표현을 주로 사용하고 있는데 이는 잘못된 것이다. 의사는 의료계의 한 구성원에 지나지 않으며 의료계를 반드시 대표한다고 볼 수도 없다. 의료계는 의사뿐만 아니라 한의사, 치과의사, 간호사, 간호조무사, 방사선 기사, 치과위생사 등 다양한 직종으로 구성되어 있으므로 의사들의 파업은 의료계 파업이 아니라 의사 파업이라고 해야 정확하다. 따라서 정부와 의료계가 협상을 벌이는 것이 아니라 정부가 의사와 협상을 벌인다고 해야 한다. 사소한 용어 문제를 가지고 이렇게 길고 심각하게 이야기할 필요가 있느냐고 생각할 수도 있겠지만 이는 매우 중요한 문제다. '일본 왕'으로 할 것이냐 '일본 천황'으로 할 것이냐, '정신대'로 할 것이냐 '일본군 위안부'로 할 것이냐, '일본군 성 노리개 여성'으로 할 것이냐, '북한'이냐 '북괴'냐 등등 어떤 용어를 사용하느냐에 따라 내용이 완전히 달라지기도 한다. 잘못 사용하거나 오도된 용어는 정신까지 지배하기 때문이다.

의사들이 노리는 잘못된 용어 사용 가운데 대표적인 것이 지금의 의약분업은 문제가 많아 서구식 완전 의약분업을 해야 한다고 주장한 것이다. 애초 시민단체의 중재안에 따라 시행키로 했던 의약분업이야말로 서구식 완전 의약분업인 데도 마치 당시 의약분업이 서구식 완전 의약분업과는 크게 다른, 문제투성이의 의약분업인 것처럼 국민들에게 보이도록 하기 위해 이런 주장을 한 것이다. 의사들의 주장에 따르면 2000년 8월 1일부터 본격 시행된 의약분업은 서구식 의약분업도 아니며 완전 의약분업도 아닌 불완전 의약분업이 되는 것이다. 자꾸 이런 이치에 맞지 않는 용어를 사용함으로써 국민들을 혼란에 빠트리고 이런 혼란 속에서 국민들을 더욱 우매하도록 만들겠다는 의도인 것이다.

　의사들이 주장했던 의약분업 개정안은 서구식 의약분업안과는 거리가 멀다. 어떤 유럽 선진국에서도 일반의약품을 팔 때는 30알 이상을 무조건 팔아야 한다고 법에 명문화하지 않고 있기 때문이다. 그런 유럽 국가가 없는데 어떻게 의사들은 자신들이 주장하는 안이야말로 서구식 의약분업안이라고 하는지 모르겠다. 의약분업은 의료계 질서를 바로잡는 조화의 제도이다. 엉터리 용어를 의사들이 자꾸 사용하는 것은 혼돈을 부추겨 의약분업이 혼돈의 제도라는 것을 국민들에게 알게 모르게 퍼트리려는 전략의 하나에 지나지 않는다.

21
죽어가는 사람 내팽개친 의사들

의사는 전쟁터에서 적군도 돌본다

인간에게 정신적으로나 육체적으로 가장 견디기 어려운 상황은 바로 전쟁터에서 일어난다. 의사들은 이 전쟁터에서 다쳤거나 목숨이 위태로운 환자들에 대해서는 적군이라 할지라도 따뜻하게 보살피고 목숨을 살리기 위해 애를 쓴다. 하지만 의약분업에 불만을 품고 파업을 벌인 대한민국의 많은 의사들은 자신과 같은 땅에서 살며 같은 말을 하고 지내는 이웃이 암으로 고통받고 생명이 꺼져가는 데도 이를 돌보지 않고 내팽개쳐 어떤 이는 이 때문에 결국 목숨을 잃었다고 주장하는 일마저 생겼다.

위암 판정을 받고 수술 날짜를 받았으나 병원에서 제대로 치료를 받지 못하다가 목숨을 잃은 환자와 그 가족의 아픔을 그 무엇으로도 달랠 수 없을 것이다. 어떤 암 환자는 항암 치료만 받고 강제 퇴원을 당했다가 상태가 위급해져 응급실 바닥에서 간신히 열흘간 치료를 받다 간신히 입원했으나 사흘 만에 숨졌다. 이런저런 기막힌 사연들을 가슴에 안고 시민단체를 찾은, 사망한 암 환자 가족들의 고통에 대해 의사, 정부를 들먹일 필요도 없이 대한민국에 살고 있는 모든 이들이 진정 이런 나라가 문명국인지를 되새김질해보아야 한다.

　이처럼 병원 곳곳에서 병원에 가보지도 못한 채 집에서 암의 고통 속에 생명이 꺼져가는 불안 속에 살고 있는 환자들이 속출하고 있는데도 의사들은 코방귀를 뀌었다. 사이버 공간에서 어떤 의사들은 지금보다 수십 배, 수백 배, 아니 수천 배 더 많은 환자들이 죽어야만 의사의 존재에 대한 고마움을 알고 의사들의 주장에 귀를 기울이게 된다고, 그 결과 정부가 항복하게 된다고 공공연하게 외쳐댔다. 사이버 공간뿐만 아니라 많은 국민들이 시청하는 텔레비전 토론 프로그램에 나와 의사협회 의권쟁취투쟁위원회 간부와 전공의비상대책협의회 간부 등 의사 대표들은 "파업중에 죽어간 환자들은 죄다 어차피 죽을 처지의 사람들이 죽은 것이며 파업과는 무관하다"고 밝히기도 했다. 그리고 의사들의 파업 때문에 목숨을 잃거나 고통을 겪는 사람은 없다고 단호하게 말했다. 단지 불편한 사람만 있었을 뿐이라는 것이다. 의사들의 대표격으로 나온 사람들이 국민들을 향해 공개적으로 이런 이야기를 해대니 그들이 진정 단군의 자손이며 이 땅에서 초·중·고등학교와 대학교육 등 고등교육을 받은 사람인가 하는 의심마저 든다. 이들이 텔레비전에서 한 이야기는 단순히 개인의 생각이 아니라 분명 의사 대중의 생각을 대변한 것일 게다. 그러면 대학에서 이들을 가르친 교수들에게도 책임이 있는데 교수들마저 파업에 동조하며 같은 생각을 가지고 있으니 "이 땅에 사는 우리 모두가 죄인이로소이다"라고 외칠 수밖에 없는 것일까.

　이들은 진정 환자의 고통을 모르는 사람일 것이다. 진정 환자의 고통을 아는 의사라면 텔레비전에 나와서 이런 이야기를 결코 할 수 없다. 자신의 아버지가, 자신의 아내가 암의 고통 속에 죽어가고 있는데도 병원이 치료를 해주지 않았다면 죽을 사람이 죽었다고 이야기할 것인가. 하기야 의사 가족들이 그런 경우를 당할 리야 없겠지만 말이다.

이상한 나라에서 온 이상한 의사

하지만 자녀를 의사로 두지 못한 가족들은 꺼져가는 생명을 구해보고자 저 멀리 미국 땅으로까지 가 한국에서 들어갈 비용보다 몇 배 또는 몇십 배 많은 치료비를 감당하며 발버둥을 치는 경우도 있었다. 환자에게 엄청난 고통을 주었고 또 의약분업을 하지 않으려고 환자를 돌보지 않는 바람에 환자 수출까지 하는 대한민국이란 국제 망신을 시켰다. 세계적인 암 전문병원이며 삼성 이건희 회장이 치료를 받았던 곳으로도 국내에 널리 알려진 미국 앤더슨 병원의 한 한국인 출신의 암 전문의는 의사들의 파업이 계속되고 있는 2000년 8월과 9월에만 20여 명 가량의 한국인 암 환자가 자신이 근무하는 병원을 찾았노라고 털어놓았다. 심지어는 한국에서 치료 경험이 더 많은 위암, 간암 환자들도 미국을 찾았다고 한다. 로스앤젤레스와 뉴욕 등에 있는 병원에는 한국 환자들이 갑자기 늘어나자 통역을 맡기기 위해 한국어를 잘하는 의사와 간호사 모집 광고가 현지 신문에 날 정도였다는 것이다. 아마 미국 의사들에게는 한국이라는 나라와 한국 의사들 모두 '이상한 나라'와 '이상한 의사'로 비쳤을 것임에 틀림없다.

의사들도 월급을 받고 병·의원에서 일하는 봉직의가 많아서 병원과의 마찰 등으로 파업을 할 수 있다. 하지만 병원에서 월급을 받는 의사들이 자신의 급여 문제로 또는 자신이 의사로서의 처방을 원칙대로 못한다고 해서 힘을 모아 몇 달씩 파업을 벌였다는 이야기는 적어

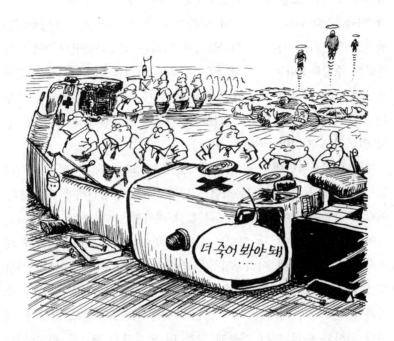

병원 안팎에서 환자들이 죽어가고 있었지만 의사들은 더 많은 환자들이 죽어야 자신들의 존재에 고마워하고 자기들의 의견에 귀기울이게 된다고 외쳐댔다.

도 한국에서는 듣지 못했다. 하지만 다른 나라에서는 가끔 이런 이야기를 들을 수 있다. 캐나다에서도 밴쿠버의 한 종합병원 의사들이 저임금과 장시간 노동에 항의해 오랫동안 파업을 벌인 적이 있다. 하지만 이들은 소아과나 산부인과 중환자실, 응급실은 정상 운영한다는 원칙을 철저하게 지켰다. 환자들에게 피해는 최소화하면서 자신들의 권리를 주장하겠다는 뜻이다. 국가와 미래 사회를 이끌어나갈 어린이를 돌보는 소아과와 새로운 생명이 태어나는 산부인과, 목숨을 다투는 위급한 상황의 환자들이 있는 중환자실과 응급실 등은 그 어떤 일이 있더라도 지켜야 한다는 것이다.

한국에서는 정반대의 일이 벌어지고 있다. 의사들은 어떻게 해서라도 환자들을 불편하고 고통스럽게 만들겠다고 공공연하게 외쳐댔다. 이렇게 고통을 겪어보아야만 의사를 두려워할 줄 안다는 것이다. 심지어는 의료에 대해 잘 모르는 일반 국민이나 언론, 시민단체가 왜 의사들이 하는 일에 이러쿵저러쿵 간섭하느냐고 이야기하는 의사들도 있다. 응급실과 중환자실을 떠나는 전임의나 전공의도 있었다. 소아과와 산부인과 외래를 보지 않는 대학병원의 교수들도 있었다. 캐나다 의사와 한국 의사 가운데 누가 더 의사다운 행동을 하고 있는가. 캐나다 의사들도 한국 의사처럼 환자를 내팽개치고 환자를 불편하게 만들면 병원이 경영 위기는 물론이고 병원이 문을 닫을 지경에까지 이를 수 있다는 사실을 잘 알고 있었을 것이다. 따라서 환자나 주위의 비난을 무릅쓰고 극한 파업을 한다면 자신들의 요구사항을 훨씬 더 빨리 그리고 쉽게 관철할 수 있다는 사실도 물론 또한 알고 있었을 것이다. 그런데도 그들은 왜 한국 의사처럼 행동을 하지 않았을까. 그것은 다름 아닌 의사로서의 최소한의 윤리는 지키자는 양심 때문이었을 것이다.

22
의사는 가정 파괴범?

의사는 한 집안의 가장

의사, 치과의사, 한의사, 간호사, 간호조무사, 의료기사, 임상병리사, 물리치료사, 약사, 치과위생사, 치과기공사, 한약사. 이들은 국민들의 건강을 돌보는 보건의료인 집단이다. 그런데 의약분업 갈등의 소용돌이 속에서 의사들은 느닷없이 약사가 의료인이 아니므로 의료인에서 제외해야 한다는 감정적인 주장을 외쳤다. 의사들은 의료법의 저촉을 받고 약사들은 약사법의 저촉을 받는다고 해서 약사는 비의료인이라고 말하는 것은 정말 감정적인 일이다. 이는 지금까지 수십 년간 한 지붕 아래에서 오순도순(때로는 티격태격하기도 하지만) 서로 맡은 일을 하며 열심히 한 가족으로 지내던 한 집안의 가장이 아들과 딸을 두고 한 가족이 아니라고 주장하는 것에 비유할 수 있다. 의사들은 의료인 가운데 팀장격이라고 볼 수 있다. 따라서 의사들이 약사들은 의료인이 아니라고 주장하고 나서는 것은 볼썽사나운 모습이다. 의사들은 자신들이 의료 행위의 주체이며, 간호사나 의료기사, 임상병리사, 약사 등은 어디까지나 자신들을 보조 또는 지원하는 곁가지에 지나지 않는다고 주장하고 있다. 맞는 말이다. 하지만 그렇다고 보조원들의 중요성을 얕잡아봐서는 곤란하다. 이들 또한 의사 못지않게 의료에 있어서 중요한 일을 하는 집단이므로 존중하는 마음을 가져야 한다.

가정에서 부부간에도 싸울 수 있고, 부자, 부녀, 모자, 모녀간에도 티격태격 다툼이 있을 수 있다. 하지만 이런 갈등이 있다 하더라도 서로의 가족관계를 부정하는 일은 거의 없다. 극소수의 망나니짓을 하는 인간들이 물론 있기는 하지만. 가정의 구성원 모두에게는 가정이 원만해지도록 노력해야 할 의무와 책임이 있다. 특히 가장은 집안에서 가장 중요한 위치에 있으므로 가족 구성원들이 모두 자신이 맡은 바를 다할 수 있도록 뒷바라지를 해야 한다. 그리고 가장은 권위주의적이 아니라 민주적으로 가정을 꾸리고 가족 구성원 하나 하나의 인격을 존중해야 한다. 뿐만 아니라 구성원들의 어려움이 무엇인지도 알아야 하고 자신이 하고자 하는 일이 있으면 다른 구성원들이 이를 이해하고 대폭 지원할 수 있도록 이끌어야 한다.

이런 면에서 우리나라 의사들은 어떠한가. 의료인이라는 집단을 지금까지 잘 꾸려왔는가, 아니면 다른 가족들을 무시하고 그들의 의견을 존중하지 않고 일방적인 지시만 내려왔는가. 과거를 일일이 들춰내어 이야기하자면 끝도 없을 것이다. 그러면 의사들이 진정으로 민주적 가정을 꾸리기 위해 노력해왔는지 최근의 일들을 중심으로 살펴보자.

의사들은 의약분업에 저항하면서 이를 계기로 '의료 개혁'을 외치고 있다. 그러나 이들이 주장하는 '의료 개혁'은 다름아닌 의사들에게 각종 의료정책 결정권을 대폭 달라는 것이고 의사들의 자율성을 더욱 많이 보장해달라는 것이다. 의사들은 이와 함께 건강보험료의 대폭 인상과 의과대학 정원 축소, 대체조제 사실상 금지, 약사들의 일반 약 판매 사실상 금지 등을 주장했다. 그리고 처음에 많은 사람들은 이들 대부분의 주장이 이루어지기 힘들 것으로 내다봤다. 하지만 의사들은 놀라운 단결력으로 몇 달에 걸친 전국 동시 파업의 결과 거의 대부분을 얻어냈다. 이를 전쟁에 비유하자면 의사와의 전쟁에서 패배한 정부가 승리한 의사들에게 엄청난 배상금을 지불한 것이나 다를 바 없다. 의사들은 의약분업 전쟁에서 승리하기 위해 전국적으로 모든 의료기관들이 벌이는 일종의 총파업(전국 의료기관 집단 휴진)을 그 동안 세 차례나 벌였으며 의대 교수와 전공의, 전임의들도 몇 달씩 환자를 제대로 돌보지 않거나 아예 청진기를 놓고선 대정부·대국민 투쟁을 벌였다.

하지만 이들의 집단행동에 대해 의료인 가족들의 시선은 싸늘하기만 했다. 이들의 주장과 집단행동에 동조하지 않는 것은 물론이고 간호사를 주축으로 한 전국보건의료산업노조는 "의사들이 집단행동을 멈추고 주장을 철회하지 않을 경우 의료인으로서의 역할을 포기하고 이에 대응한 파업을 벌이겠다"고까지 선언하고 나섰다. 물론 이들이 이런 강경 주장을 한다고 해도 병·의원 의사들이 눈 하나 깜짝할 리 없다. 그리고 별로 힘이 없는 보건의료 산업노동자들은 의사들을 결코 이길 수 없다는 사실을 잘 알기에 자신들의 선언을 실행에 옮기지는 못했다. 2000년 10월 6일부터 의사들이 세번째 전면파업에 들어갔을 때 보건의료 산업노동자들은 그야말로 속수무책이었다.

의사 파업은 생존을 위한 몸부림이 아니었다

"홀아비 심정은 과부가 잘 안다"는 말이 있듯이 의사들의 처지는

한솥밥을 먹고 때로는 24시간 같이 지내는 동료(또는 부하)가 가장 잘
안다. 간호사는 특히 의사들이 얼마나 힘들게 일하는지, 얼마나 돈을
버는지, 얼마나 탈세를 하는지, 얼마나 성실하게 진료하는지, 의사가
환자 치료보다는 돈벌이에 열을 올리는지 등을 너무나 잘 안다. 하지
만 간호사들의 의사 평가는 학점으로 치면 A나 B학점이 아닌 C나 D
학점에 가깝다. 보건의료산업노조(옛 병원노련)는 틈나는 대로 그 동
안 병원의 치부와 의사들의 그릇된 행태를 사회에 고발해왔다. 물론
의사들의 힘이 워낙 막강하고 또 그 치부가 수십 년이나 된 고질병이
어서 의사 스스로 그 병을 고치려는 의지가 없고 정부와 사회 또한
이를 바로잡으려는 노력을 하지 않고 체념한 상태여서 이들의 노력은
열매다운 열매를 맺지 못했다.

만약 의약분업을 거부하고 의료 개혁을 주장하는 의사들이 살아온
삶이 정말 치열했고 존경을 받을 만했다면 각계 각층에서 의사들의
행동과 주장에 동조하고 나왔을 것이다. 아니, 각계 각층으로 갈 필요
도 없이 간호사나 의료기사 등이 동조하고 나왔을 것이다. 간호사 등
다른 의료 종사자들은 의사들의 투쟁으로 의료 수가가 대폭 올라가
병원과 의원이 돈을 많이 벌게 되면 간접적인 이익을 볼 가능성(다시
말해 월급 인상으로 이어질 가능성)이 있으므로 돈만 놓고 따진다면 굳
이 의사들의 투쟁에 적극적인 동조 투쟁은 못하더라도 최소한 발목을
잡는 일은 하지 않을 것이다.

의사들이 외치는 완전 의약분업 반대가 설득력을 지니려면, 그들이
외치는 의료 개혁과 요구사항이 참된 것이라면, 약사는 제쳐두고라도
최소한 같은 팀원인 간호사, 임상병리사, 의료기사, 병원 행정요원들
의 전폭적인 지지를 얻어내야 할 것이다. 그리고 그들이 요구하는 것
이 진정한 의료 개혁 정책이라면 보건의료학자나 사회의학자, 보건사
회학자, 보건경제학자 등 의료정책을 연구하는 많은 보건의료정책 전

문가들로부터 전폭적인 지지를 얻어내야 할 것이다. 의사들은 이들의 지지는커녕 같은 의사들한테서도 심각한 비판을 받고 있다. 그것도 인도주의실천의사협의회 등 우리 사회에서 그래도 비교적 양심적인 의료전문인 단체로 인정받고 있는 곳으로부터 말이다. 이는 의사들의 행동과 주장에 문제가 있다는 것을 알려준다. 의사들의 주장과 요구를 정부나 정치권이 받아들일 경우 심각한 문제가 생길 것으로 예측됐는데도 순간의 어려움을 못 이긴 김대중 정권이 두 손을 드는 바람에 국민들만 엄청난 고통을 겪게 됐다.

23
서울대가 사기 치는 데 1등?

1999년 과잉 청구 금메달 딴 서울대병원

"서울대가 사기치는 데 1등?"이란 말은 '서울대병원 교수/전임의/전공의 협의회'가 합동으로 2000년 9월 27일자 일간지에 낸 5단 광고의 제목이다.

이들이 이처럼 여러 일간지에 갑자기 이런 광고를 한 것은 까닭이 있다. 이에 앞서 2000년 9월 21일 국회 보건복지위원회 소속인 민주당 김성순 의원은 건강보험심사평가원이 국회에 제출한 전국 주요 병·의원을 포함해 의료보험 요양기관들의 의료보험 진료비 청구 내역 가운데 허위 또는 과잉 청구한 내역을 공개했다. 이 자료에는 불명예스럽게도 서울대병원이 1999년 한 해 동안 부당 청구액 9억 3,000여만 원, 과잉 청구액 30억 8,800만 원으로 1등을 차지한 것으로 되어 있었다. 서울대병원의 허위 과잉 청구는 이번만이 아니라 과거 건강보험심사평가원의 전신에 해당하는 의료보험연합회가 실제 조사를 할 때마다 엄청난 액수의 진료비를 과다 청구해 문제가 됐다.

그 동안 이런 파렴치한 일이 적발됐을 때마다 서울대병원 쪽은 침묵해왔다. 의료기관으로서, 의사로서 당당한 일을 했는데 이를 보험기관이 문제삼았다면 왜 그때 대문짝만하게 광고를 하지 않았을까. 광고비가 없었기 때문이었을까. 그렇게 믿을 사람은 대한민국에 단 한명도 없을 것이다. 의사들이 돈이 없어 광고를 못한다는 것은 말 자체가 되지 않는다. 의약분업과 관련한 집단행동을 벌이면서 수십억원이 넘어 수백억 원이 될지도 모를 광고비를 쏟아부어 하루가 멀다하고 거의 모든 신문에 의견 광고를 하고 있으니 광고비가 없어 광고를 못했다는 이야기는 할 수 없을 것이다. 그러면 정부가 의사들을 탄압하고 억압해 진실을 말하기가 두려워서 그랬을까. 전두환 정권 시절이었다면 이런 해석에 대해 나름대로 그럴 수 있겠다는 생각을 하는 국민들이 있을 수 있을 것이다. 그러면 이른바 문민정부로 불렸던 김영삼 정부 때에 들어와서는 왜 당당하게 보험기관의 실제 조사 내용이 허위이며 잘못됐다고 말하지 않았을까.

의료보험기관이 문제삼는 것은 의료보험 적용이 안되는 약이나 처치, 수술 등이다. 그런데도 이런 진료 내용을 보험진료비로 과잉 청구하거나 그 병원에서 진료를 받은 적이 없는 데도 받은 것처럼, 이미 사망해 고인이 됐는 데도 진료를 받은 것처럼, A라는 싼 약을 사용하고 B라는 값비싼 약을 사용한 것처럼 속이는 일, 3일 진료를 해놓고 10일간 진료한 것처럼 꾸미는 일 등이 전국 곳곳의 병·의원에서 벌어지고 있다. 이를 그냥 눈감아줄 건강보험기관이 어디에 있는가. 국민의 건강보험료와 혈세가 의사의 호주머니와 의료기관에 마구 들어가는데 이는 당연히 막아야 하는 일이다. 사실 부당 청구 행위가 적발됐을 경우 병·의원은 신문에 대문짝만하게 사과 광고를 내 두 번 다시는 이런 일이 없겠노라고, 그래서 이번만큼은 아량을 베풀어주면 정말 국민을 위한 진료를 하고, 정직하게 돈을 벌겠다고 해야 하지 않을까. 이것은 의사이기 이전에 인간으로서의 도리가 아닐까.

하지만 서울대병원 의사들은 거꾸로 환자들을 위해 이런 일을 했노라고 당당하게 주장하고 나왔다. 환자들을 살리기 위해 건강보험기관이 문제삼는 과잉진료, 부당 진료를 계속하겠다고 선전하고 나섰다.

그리고 서울대병원 의사들은 광고를 하면서 또 사기를 쳤다. '서울대병원이 사기치는 데 1등?'이라고 해야 할 광고 제목을 "서울대가 사기치는 데 1등?"이라고 달았기 때문이다. 아마 이 광고를 보고 수많은 서울대학교 출신 동문들과 그 가족들이 분개해 서울대병원 의사들의 주장에 동조하도록 하기 위한 것인지는 몰라도 이는 분명한 사기이다. 서울대병원이 잘못한 일에 서울대를 끌어들여 '서울대가 사기치는 데 1등'이라고 하는 것은 당당하지 못한 태도이다.

이들은 광고에서 "서울대병원 의사들은 환자를 살리는 길이라면 기꺼이 과잉 부당 진료를 계속하겠습니다"라고 강조했다. 이것은 정당한 진료를 하면 환자를 죽이게 되고 과잉 부당 진료를 해야만 환자를 살리게 된다는 것과 다를 바 없는 주장이다. 이는 망발에 지나지 않는다.

국민을 눈속임하기 위한 광고

서울대병원 의사들은 또 이 광고에서 "강력한 구토 주사제를 사용해야 하는데, 이는 하루밖에 보험 인정이 안되고 그 이상 쓰면 불법입니다"라고 주장했다. 이는 엉터리 주장이다. 항암 치료를 한 차례하는 데 구토 주사제 하루분을 인정한다는 것과 이틀 쓰면 불법이라는 것은 전혀 관련이 없다. 이틀 쓰면 불법이 아니라 이틀까지 쓸 필요가 없는데 이틀 쓴 부분에 대해서는 청구한 건강보험 진료비 가운데 하루분을 보험 재정에서 지불하지 않겠다는 것에 지나지 않는다. 그것이 불법이라면 그 동안 이틀 이상 써온 의사는 모두 감옥에 가거나 형사 입건되어 호적에 빨간 줄이 가 있어야 할 것이다. 서울대병원 교수 가운데 이틀 이상 구토 주사제를 사용하는 진료를 하다 문제가 되어 형사 처벌을 받은 의사가 있는가. 서울대병원 의사들의 주장에 따르면 이런 행위는 불법이기 때문에 당연히 형사 처벌을 받았어야 했다. 한마디로 서울대병원 의사들의 주장은 어처구니가 없다. 아무도 이를 불법이라고 하지 않는데 서울대병원 의사만 스스로 자신들의 이런 진료 행위가 불법이라고 생각하고 있으니 말이다.

건강보험기관은 의사들의 진료가 과잉 진료인가, 불법 진료인가를 따지거나 이를 해석하는 기관이 아니다. 이들은 다만 건강보험 진료비 청구와 관련해 의료기관이 했다고 한 진료 내역이 보험 진료비를 주는 치료에 해당하는지를 따져 여기에 해당하지 않으면 이를 주지 않는 것이다. 해당 의료기관이 의료보험기관으로부터 보험 진료비를 받을 수 없는 것인 데도 이를 달라고 청구하면 과잉 청구가 되는 것이고 이 가운데 진료하지도 않은 환자를 진료했다고 하거나 이틀 진료하고 일주일 진료했다고 보험 청구를 하면 그것은 허위 청구로 판정해 허위 청구 부분에 한해 돈을 주지 않는 것이다.

서울대병원 의사들은 이런 과잉 청구나 허위 청구 부분까지도 정상 진료이며 소신 진료라고 강변한다. 정말 허위 청구하거나 과잉 청구한 적이 없다면 당당하게 1999년 몇 월 며칠 어느 임상 분야에서 어느 환자를 대상으로 한 진료는 실제 한 진료이고 건강보험 적용이 되는 것이며 건강보험 진료비를 보험기관으로부터 받을 수 있는 내역이라고 자신 있게 광고해야 할 것이다.

1977년 의료보험이 도입된 이래 지금까지 수천 곳에 달하는 의료기관들이 과잉 또는 허위 청구를 하다 적발되어 벌금을 물거나 일정 기간 병원 문을 닫는 등 행정적 불이익을 당했는 데도 그들은 왜 그동안 서울대병원 의사들처럼 우리는 떳떳했노라고 광고 한번 못 냈을까. 신문들은 돈만 내면 그런 광고를 얼마든지 실어주는데 말이다.

서울대병원 의사들이 광고를 낸 까닭은 하필이면 허위·과잉 청구 1위를 차지해 여러 신문에 눈에 띄게 보도되는 바람에 도덕성에 큰 타격을 받았기 때문일 것이다. 과거에는 그냥 넘어갔지만 의약분업 시행을 계기로 의사들이 '의료개혁'을 부르짖으면서 환자들을 돌보지 않는 등 국민 건강을 내팽개쳐 비난을 받고 있는 터에 이런 고개 들기 부끄러운 사건이 터져나왔다. 그래서 자신들의 엉터리 주장을 교묘한 광고로 덧칠해 의료에 대해 무지한 국민들을 눈속임함으로써 의사 집단이 흠집나는 것을 최대한 막아보기 위해 몸부림치고 있는 것이다. 이렇게 몸부림을 치다보면 사실 아닌 것도 사실로, 사소한 문제도 엄청난 문제로 부풀려 선전하게 된다. 의료에 대한 기초적인 지식도 없이, 광고 내용에 대해 의심을 가지지 않고 열심히 본 사람은 잘못된 정보 때문에 병원에서 치료하기도 어려운 마음의 눈을 더럽히지나 않았을까 염려된다.

24
인의협과 배신자 논쟁

인의협 의사들을 왕따시켜라

의약분업 파동으로 인해 의사 사회에서 인터넷 토론 게시판 등을 통해 열띤 토론과 비방이 오랫동안 이어졌다. 이 가운데 하나가 동료 의사들의 극한적인 집단행동인 파업을 비판하고 의사 사회의 고질적인 병폐를 털어놓은 일부 의사, 즉 '인도주의실천의사협의회'(이하 '인의협'으로 표기)나 '희망연대' 등에 참여하고 있는 의사와 의대생들을 '배신자'로 규정하면서 '왕따시키자'고 주장하고 나선 것이다. 일 그러진 일본 문화의 산물인 '이지메'(집단따돌림)를 의사들이 주장하고 나섰다는 점에서 놀라지 않을 수 없다. 이런 주장을 공공연하게 하는 것을 보면 이들은 자신의 자녀들이 학교에서 매일 '왕따'를 당해도 개의치 않을 사람들임에 틀림없다.

아주대학교 의과대학 임기영 교수는 내부고발자와 배신자의 차이를 매우 그럴듯하게 다음과 같이 분석했다.

내부고발자를 뜻하는 'whistle blower'라는 말은 운동경기에서 반칙을 선언하는 심판에서 유래되어 1960년대부터 사용되기 시작한 말이다. 그것은 어떤 조직이 심각한 범죄나 사회적 위해를 저지르고 있거나 이를 은폐하고 있을 때, 그 조직의 전(前) 구성원이 일반 대중에게 이를 폭로하고 경고하는 행위를 말한다.

내부고발은 내부적 이견 표시나 외부 매체(언론매체나 국가기관)를 통한 고발, 그리고 익명의 내부 정보 유출과는 달리 자신의 신상 정보가 일반에게 공개되어도 좋다는 조건을 고발자가 수락했을 경우에만 내부고발이라고 부를 수 있다. 그리고 고발 내용의 교정 장치가 존재하지 않거나 제대로 기능하지 않을 경우에만 내부고발이 가능하다. 또한 내부고발의 동기가 복수심, 증오, 혹은 자신의 개인적 이데올로기에 의한 것이 아닌 오로지 타인 혹은 사회 일반을 이롭게 하기 위한 명예로운 것이어야 한다.

내부고발은 그 동기가 아무리 순수하고, 조직의 잘못이 명백하다 할지라도 매우 신중하게 이루어져야 한다. 내부고발로 일단 사회적 지탄을 받은 조직은 훗날 결백이 밝혀진다 하더라도 다시는 예전과 같은 신뢰를 회복할 수 없기 때문이다. 내부고발자는 조직의 잘못을 외부에 폭로하기에 앞서 그 잘못을 내부에서 교정하기 위한 모든 노력을 다 해야 한다. 비록 내부에서 교정하는 데 시간이 걸리고 그 과정에서 많은 좌절을 겪는다 해도 이러한 노력 없이 곧바로 조직의 문제를 외부로 가지고 나가는 것은 잘못된 행위이다. 마지막으로 내부고발은 그로 인해 조직이 입을 피해 및 이로부터 파생되는 사회적 피해보다 고발을 하지 않았을 경우에 사회적 피해가 더 클 때만 정당화될 수 있다.

이러한 오랜 고뇌와 노력의 과정 없이 고발에 나서는 자는 내부고발자가 아닌 배신자에 불과하다(고딕체는 필자 강조임).

이문옥 전 감사관은 배신자?

임 교수는 인의협이 의사 파업을 잘못된 것으로 몰아붙이며 의사 사회의 내부 모순을 널리 국민에게 알리자 인의협 소속의 의사들은 내부고발자가 아니라 배신자라는 것을 알리기 위해 이런 긴 글을 사이버 공간에 올린 모양이다. 그의 분석 가운데 맞는 부분도 있지만 전체적으로 볼 때 임 교수의 틀에 맞는 내부고발자는 전세계 어디에도 없을 것 같다. 그의 주장대로라면 1980년대 말 기업들의 비업무용 토지 문제를 눈감아준 정부의 비리를 폭로한 감사원의 이문옥 감사관이나 1990년대 초 군대 부재자 투표 부정을 고발한 이지문 육군 중위 등 지금까지 국민들이 용기 있는 내부고발자로 알고 있는 모든 이들은 배신자가 된다.

예를 들어 "조직의 잘못을 외부에 폭로하기에 앞서 그 잘못을 내부에서 교정하기 위한 모든 노력을 다 해야 한다"고 강조했는데 "노력을 해야 한다"가 아니라 '모든 노력을 다 해야 한다'라고 엄격하게 규정을 하면 정말 내부고발자가 나오더라도 '모든 노력을 다하지 않았다'며 배신자라고 몰아붙일 수도 있다. 임 교수는 또 어떤 조직이 심각한 범죄나 사회적 위해를 저지르고 있거나 이를 은폐할 때에만 내부고발이 있을 수 있다고 밝혔다. 그렇다면 심각한 범죄나 사회적 위해만이 내부고발 대상에 해당하고 심각하지 않은 일을 외부에 알리는 일은 배신에 해당하는 것인가. 심각한 일인지 심각하지 않은 일인지를 누가 판단하는 것이며 이를 판단하는 객관적인 기준이나 기구 또는 기관이 있는지 궁금하다. 심각성 여부는 사람에 따라서 평가가 달라지는 주관적인 것인데 이를 객관적인 기준으로 둔 이유는 무엇일까. 또 그 조직의 전(前) 구성원이 일반 대중에게 폭로하고 경고하는 행위가 내부고발이라고 했는데 현 구성원이 하면 내부고발이 아닌 것인가. 의사가 의사 사회의 일을 폭로하기 위해서는 의사면허증을 반납해야 하고 교수가 교수 사회의 비리를 폭로하기 위해서는 교수직을 반납해야 한다는 것인데 이런 황당한 정의(定議)가 어디 있을까.

내부고발자와 배신자는 서로 대립되는 개념이 아니다. 내부고발의 요건에 해당되지 않은 폭로는 모두 배신이라고 하는 것은 비논리적이고 비이성적인 분석이다. 임 교수는 한마디로 비교할 수 없는 것을 비교한 것이다. 배신자는 유다처럼 동료들과 예수가 정당한 일을 하는데 이를 다른 곳에 일러바치는 사람을 말하는 것이고 내부고발자는 같은 일을 하는 조직 내부 구성원이 그 조직의 범죄 행위와 잘못된 행위를 외부에 알리는 것이다. 이처럼 간단하게 구분할 수 있는 것을 임 교수처럼 복잡하고 장황하게 이야기할 필요가 없다. 이는 한마디로 말장난이고 궤변이며 인의협 의사들을 배신자로 내몰기 위한 억지 논리 전개나 다름없다.

강도가 강도를 고발하면 배신자?

임 교수의 논리대로라면 강도 짓을 하려는 일당 가운데 뒤늦게 참 인간이 되고자 하는 사람이 다른 동료들에게 강도짓을 하지 말자고 이야기를 하거나, 동료 가족들에게 알려 그가 강도짓을 못하도록 노력하고 강도짓을 하면 폭로하겠다고 선언하는 등 모든 노력을 다하지 않은 채 곧바로 경찰 등 국가기관에 알리면 그는 내부고발자가 아닌 배신자가 된다. 그러나 범죄자 집단이나 조직폭력배 집단에서 '조직의 잘못을 외부에 폭로하기에 앞서 그 잘못을 내부에서 교정하기 위한 모든 노력을 기울일 수 있는' 사람이 과연 몇이나 있을까. 임 교수의 논리에 따라 배신자가 아닌 내부고발자가 되기 위해서는 자신의 목숨부터 내놓아야 할 것이다.

이처럼 의대 교수로서 의대생을 가르치는 사람이 이런 논리를 내세워 인의협 의사들을 '배신자'라는 듣기 거북하고 협박에 가까운 이야기를 사이버 공간에서 퍼뜨리고 이를 본 의사들은 "옳다구나"를 외치며 이곳저곳 사이버 토론 게시판에 '펀 글'(한 인터넷 사이트에 떠 있는 글을 그대로 다른 사이트에 옮겨 실은 글)로 올려놓는 등 한바탕 마녀사냥을 벌였다. 그러고도 뒤에 자신의 잘못을 공개 사과한 적은 없다고 하니 의사 집단의 건강성은 '전이성 암' 수준에 이르렀다고 할 만하다. 이는 한마디로 '집단 광기'나 다를 바 없다. 이런 광기가 어디에서 생겼으며 치유할 방안은 없는지 연구할 필요가 있다. 정신과 분야를 다루는 임 교수야말로 배신자나 내부고발자의 차이와 같은, 자신의 전공과는 별 상관이 없을 것으로 보이는 주제를 다룰 것이 아니라 자신의 전공과도 딱 들어맞는 주제인 의사들의 '집단 광기'가 어디에서 어떻게 생겨났는지를 사회의학적으로 규명해볼 필요가 있지 않을까.

임 교수와 대다수 의사들의 눈에는 인의협 의사들이 배신자로 보이고 눈엣가시로 보였을지 몰라도 대다수 국민들과 환자들에게는 진정한 의사로 비쳤을 것이다. 의사들이 인의협 의사들을 어떻게 보느냐는 그리 중요하지 않다. 국민들의 보는 눈이 더 중요하다. 의사들이 파업을 거부한 인의협 의사들을 아무리 왕따시키려고 해도 국민들로부터 왕따를 당할 사람들은 파업에 참여했던 의사들이라는 것을 알아야 한다.

그리고 의사들이 사이버 공간에서 인의협 의사들을 배신자로 몰며 왕따시키자고 선동한 것은 의사들 스스로 품위를 떨어뜨린 행위이다. 의사협회는 이런 비인간적인 선동을 하는 의사들을 샅샅이 찾아내 영구 제명하고 의사로 활동하지 못하도록 만들어야 했다. 동료의 정신마저 황폐화시키려는 행위는 어떤 이유로도 용납할 수 없다. 그런데도 의사협회 지도부나 파업 지도부 그 어디에서도 이런 행위를 감시하고 자제토록 공문을 보냈다는 이야기는 들어보지 못했다. 의사 집단이 썩어 있다는 것을 잘 보여주는 사건이다.

25
의사와 일반 약 슈퍼 판매

의약품 선택권 빼앗긴 국민

현재 약사들의 권리와 책임은 약사법에서 규정되어 있고 의사들에 대해서는 의료법에서 그 권리와 책임이 규정되어 있다. 그런데 의약 분업에 관한 내용은 약사법에 규정되어 있어 의사들은 약사법 개정을 파업의 이유로 내걸었다. 2000년 6월 의사들의 1차 전면 파업으로 이른바 약국에서 일반의약품 낱알(개봉) 판매를 금지시켰다. 애초 의약 분업 안에서는 피티피(PTP)나 포일(Foil) 포장으로 되어 있는 의약품의 경우 이를 잘라서 몇 알씩 팔 수 있도록 되어 있었다. 의사들의 처방전에 따라 환자들에게 낱알을 줄 수는 있지만 약사들이 의사의 처방전 없이 환자의 요구에 따라 줄 수 있는 일반 약을 팔 때는 낱알로 팔 수 없다는 것이다.

이는 한마디로 환자들의 의약품 선택권은 무시하고 일반 약 사용량의 결정까지 환자가 아닌 의사가 하겠다는 것이다. 물론 의사들은 약사가 이런저런 증상을 물어보고 과거처럼 이런저런 약을 섞어 조제해줄 가능성을 막기 위한 것이라고 한다. 약사에 대한 의사들의 불신의 골이 깊어 나온 것이다. 이것만 들어주면 의약분업 시행에 협조해 줄 것 같았던 의사들은 자신들의 요구를 국회가 수용해 법을 개정하자, 오히려 법이 개악됐다고 주장하고 나섰다. 개정된 약사법은 개악된 법이므로 다시 이를 개정해야 한다는 것이다. 만약 이전보다 개악된 법이라면 이전으로 돌아가면 될 것이다. 그러나 그 이전으로 돌아가자고 요구하거나 주장하지는 않았다. 이런 것을 보면 의사들의 입장에서 낱알 판매 금지를 명문화한 개정 약사법이 개악된 것은 아니었던 모양이다. 자신들의 주장이 말이 되지 않더라도 뭔가 꼬투리를 잡아 의약분업을 무산시키거나 건강보험 수가 등의 측면에서 의사들에게 유리하도록 법 개정을 이끌어내기 위한 전략에서 나온 요구였던 것이다.

물론 의약분업이 시행됐는 데도 약사들이 과거처럼 약국을 찾아온 환자에게 이 증상 저 증상 물어 스테로이드 등 호르몬제와 향정신성 의약품, 항생제 등 오·남용하면 인체에 악영향을 끼치는 전문의약품을 마구 팔면 의약분업의 목적을 정면에서 거스르는 일이다. 하지만 지난 2000년 8월 1일부터 본격적인 의약분업이 시작된 이후 이 약국 저 약국에서 전문의약품을 마구잡이로 파는 이른바 임의 조제를 한다는 이야기는 별로 들리지 않는다. 의사들이 우려했던 임의 조제는 국민의 생명을 담보로 장기간 전국적인 파업을 벌일 정도로 심각한 문제가 되지는 않았던 것이다.

의사들은 전문의약품이 아니라 환자들의 선택에 따라 약국에서 처방전 없이 살 수 있는 일반의약품(이른바 약국 판매 약)에 대해서도 사실상 자신들의 처방에 따라 팔도록 하고 싶은 모양이다. 다시 말해 모든 약의 선택권은, 그것이 전문의약품이든 일반의약품이든 환자나 약사들에게 있지 않고 의사들에게 있다고 생각하는 모양이다. 아마 의약품에 관해 의사들이 이런 생각을 하고 있는 국가는 전세계에서 대한민국 외에는 찾아보기가 쉽지 않을 것이다. 어느 나라고 약국이나 슈퍼마켓에서 파는 일반의약품에 관해 의사들이 모든 것을 결정하겠다고 주장하거나 실제 그렇게 하고 있는 국가는 없다. 어떤 약을 전문의약품으로 할 것인가, 약국 판매 의약품(일반의약품)으로 할 것인가, 아니면 슈퍼마켓 판매 의약품으로 할 것인가는(슈퍼마켓에서 의약품을 팔고 있는 일부 나라에서는) 의사들이 결정하지 않는다.

의사들이 과거에는 별다른 언급을 하지 않다가 의약분업이 본격적으로 이루어지기 시작하니까 느닷없이 안전성이 확보된 일반의약품은 슈퍼마켓에서 팔아야 한다고 일간지 광고 등을 통해 강력하게 요구하고 나선 것은 자신의 일보다는 남의 일에 신경을 쓰는 대표적인 보기이다. 물론 의사들은 국민의 편의를 위해서라고 말한다. 하지만 언제 의사 집단이 그렇게 국민들의 편의를 위해 자신들의 돈까지 쏟아부으며 열심히 싸워왔다는 말인가. 겉으로는 국민의 편의를 위해 슈퍼마켓 판매를 허용해야 한다고 주장하는지 몰라도 일반 약을 대폭 슈퍼마켓에서 판매함으로써 대부분의 일선 약국들이 경영 악화로 문을 닫도록 만들려는 속뜻이 있는 것은 아닌지 의심을 갖게끔 만든다. 그렇게 되면 약국을 여는 약사들이 대폭 줄어들게 되고 약국과 개국(開局) 약사 수가 줄어들면 약사 집단의 힘이 크게 약화될 것이라고 생각하는 것 같다.

일반의약품 슈퍼 판매하면 오·남용 위험

이런 의구심을 갖게 된 것은 1998년 의약분업을 위한 의약품 분류 위원회 회의 때 의사 대표로 나온 서울대학교 의과대학 교수 등 국내 최고의 임상의사와 약리학자들이 한결같이 일반의약품을 슈퍼마켓에서 대량으로 판매하면 자가 진단과 함께 약을 함부로 사 먹는 나쁜 습관에 길들여진 한국인들이 약을 오·남용할 가능성이 높다고 목소리를 높였기 때문이다. 이들 전문가들은 소비자단체 등과 규제개혁위원회가 요구하는 슈퍼마켓 판매 허용 요구 의약품 가운데 들어 있는 소화제, 지사제, 진통제 등은 일반인들이 함부로 사용해서는 안된다고 주장했다. 또 소화제의 경우 실제 이 약이 필요 없는 사람들이 음식을 많이 먹은 뒤 복용하거나 속이 더부룩해도 사 먹는 등 지금까지 오·남용이 심각했기 때문에 이들 약을 슈퍼마켓에서 판매할 경우 오·남용을 더욱 부채질할 것이라고 밝혔다. 아마 약사 대표들이 이런 주장을 했으면 자신들의 밥그릇 때문에 그런 모양이라고 의심이라도 했을 텐데 의사 대표들이 이런 이야기를 해 결국 이들 약은 당시 회의 때 슈퍼마켓 판매 대상에서 모두 빠졌다. 그래도 연세대학교 원주의대 이규식 교수와 필자 등 공익(公益)을 대표하는 위원들이 국민 편의를 위해 안전성이 확보된 의약품을 최대한 슈퍼마켓에서 판매할 수 있도록 해야 한다고 주장해 당시 거즈와 일회용 반창고, 소독약, 드링크류, 비타민제, 바르거나 뿌리는 파스제 등은 슈퍼마켓에서 판매하는 것이 좋겠다는 의견서를 최종 채택했었다.

이처럼 의사들이 일반의약품은 아무리 안전성이 확보되었다 하더라도 슈퍼마켓에서 팔면 곤란하다는 입장을 줄곧 지켜오다가 막상 파업을 벌이기 시작하고 이 때문에 국민들로부터 손가락질받게 되자 자신들은 국민들을 위하는 집단이라는 것을 선전하기 위해 느닷없이 일반의약품 슈퍼마켓 판매를 슬로건으로 들고 나온 것이다. 하지만 의사들은 이제 막 의약분업이 시작된 시점에서 왜 일반의약품 슈퍼마켓 판매가 필요한지, 그리고 구체적으로 어떤 의약품을 팔아야 하는지에 대해서는 아무런 이야기도 하지 않았다. 만약 의사들이 이런 주장을 하려면 지금까지 이런 주장을 해오지 못한 데 대한 반성을 공개적으로 하고 의사들이 하는 일에 대해서도 다른 분야의 전문인이나 국민들이 하는 요구나 주장을 기꺼이 받아들이겠다는 것을 천명해야 한다.

26
의사들이 처방전을 환자에게 한 장만 주는
까닭은?

환자들의 처방전 보관을 막아라

왜 의약분업을 하는가. 이처럼 국민들을 불편하게 만들고, 돈이 더 들어가고 의사들이 집단 휴업을 오랫동안 벌여 이 때문에 건강이 악화되고 심지어는 생명까지 잃는 이런 의약분업을 왜 해야 하는가. 어떤 사람들은 이런 의약분업을 하지 말자고 한다. 최근 의사들은 의약분업 자체를 포기하자고 부쩍 목소리를 높인다. 의약분업은 원래 불편한 것이다. 다르게 표현하면 한국 사람들은 지금까지 너무 편하게 병·의원과 약국을 이용해왔다. 이런 편리함은 어떻게 보면 한국 의료의 독특한 장점으로서 환자들에게 약이 될 수도 있겠다고 생각하겠지만 실은 독이다.

이곳저곳에서 마음대로 약을 구입할 수 있게 되면 이보다 편리한 일이 없을 것이다. 그러나 이런 편리함이 꼭 바람직한 것만은 아니다. 편리함에 취해 자신도 모르게 약을 오·남용하게 되고 결국은 독이란 부메랑이 되어 돌아온다. 그래서 한국은 항생제 내성률 세계 최고를 자랑하고 있다. 부끄러운 일이다. 한국인의 건강을 좀먹게 만드는 일이다.

의약분업은 한마디로 국민을 불편하게 만드는 제도가 아니라 그동안 너무 편리하게 — 편리함이 반드시 바람직한 것은 아니다 — 의약품을 구입해온 관행을 바로잡는 개혁적인 제도이다. 그런데 의사들은 의약분업에 협조하지 않음으로써, 특히 의약분업 시행 초기에 정말로 국민을 불편하게 만들었다.

많은 의사들이 법에 따라 처방전을 환자들에게 두 장 주어야 하는데도 일부러 한 장밖에 주지 않는다. 처방전 종이 하나에 돈이 몇백 원 또는 몇천 원씩 더 들어가기 때문일까. 서울 한 유수한 대학교의 의과대학 학장이 2000년 의약분업 논란이 한창일 때 의약분업과 관련한 한 일간신문 토론에서 "처방기술료는 처방전 종이 값도 되지 않는다"고 주장했다. 중국의 어느 시인이 "백발 삼천 장"이라는 과장법을 사용했다는 말은 들었어도 현대 의학을 배워 환자들에게 시술하는 의과대학 교수가 처방료가 처방전 종이 값밖에 되지 않는다고 국민들에게 이야기하는 것은 정도를 벗어나도 한참 벗어난 것이다. 엉터리 사실을 말해도 의대 학장의 말이니 국민들이 곧이곧대로 받아들일 것이라고 생각해 이런 발언을 한 것인지 궁금하다. 종이 값 때문에 두 장 주어야 할 것을 한 장만 주는 것이 아니라면 일부러 그런 발언을 한 것이 되는데 이는 한마디로 환자들이 의사가 어떤 처방을 했는지, 다시 말해 어떤 종류의 약을 어떻게 복용토록 처방했는지를 기록으로 두고 볼 수 없도록 만들기 위한 것으로 해석할 수 있다.

처방전 두 장 주면 항생제 빼고 복용한다(?)

2001년 11월 한 일간지의 독자투고란을 통해 어느 의사는 처방전을 한 장밖에 주지 않는 이색적인 이유를 밝혔다. 두 장을 주면 환자가 처방전에 항생제가 들어 있는 것을 알고 항생제를 덜 복용하기 위해 약국에서 조제받은 약 가운데 항생제를 일부러 빼고 복용한다는 것이다. 이렇게 되면 치료 경과가 나빠진다고 덧붙였다. 이 때문에 처방전을 한 장밖에 줄 수 없다고 말했다. 정말 어처구니없는 이야기이다. 어차피 한 장을 주나, 두 장을 주나 환자가 약국에 가기 전에 처방전을 보고 약간의 약에 대한 지식만 있으면 항생제가 들어 있는지를 알 수 있다. 그리고 약국에서 약사에게 처방전 안에 항생제가 있는지, 조제약 가운데 항생제가 어떤 것인지 물어보면 단박에 알 터인데 한 장을 주면 항생제가 어떤 것인지 모르고 약을 그대로 복용하고, 두 장을 주면 항생제가 어떤 것인지 알고서 일부러 빼고 복용한다는 해괴한 주장을 펴는 것일까. 의약분업 시행 1년이 훨씬 지났음에도 아직까지 국민들을 무지몽매한 것으로 보고 얼토당토않은 이야기를 신문에까지 기고해 많은 사람들에게 퍼뜨리려는 의사들이 있으니 이런 의사들을 어찌하면 좋으랴.

의사 대표 자격으로 문화방송 텔레비전 토론 프로그램 토론자로 나온 한 의사는 의약분업은 반드시 해야 하며 그 중요한 이유 가운데 하나로 소비자의 알 권리가 신장된다는 점을 꼽았다. 그러면서도 약국용 처방전을 발행하고 환자용 처방전을 발행하지 않는 것은 모순이 아닐까. 이처럼 말과 행동이 제각각이다 보니 분통이 터지는 것은 국민들이다. 정부는 왜 가만히 있는 것일까. 국민 혈세로 공무원들에게 봉급을 주고 있다는 생각을 하니 의사들을 향해 치밀어오르는 분노 못지않은 분노가 생긴다. 의약분업 시행 1년이 넘도록 필자는 물론이고 우리 가족들은 진료를 받은 의료기관에서 처방전 두 장을 거의 받아보지 못했다. 그것도 보건복지부가 있는 과천 정부청사 앞에서 진료를 하는 의료기관들로부터 말이다.

의사들은 과거에도 진료기록부에 사실상 자신과 오랫동안 함께 일한 간호사, 약사 등만 알 수 있도록 질병 증상이나 질병 이름, 약 이름 등을 영어로 휘갈겨 쓰거나 약어를 즐겨 사용해왔다. 한글로 기록을 하도록 권장했지만 이를 따르는 의사는 거의 없었다. 정부는 당시에도 제도만 만들어놓았지 실제 이를 지키지 않는 의사들에 대해서는 엄중한 처벌이나 경고를 하지 않았다. 진료 기록부를 보자고 하거나 필요해 복사하려고 하는 환자들이 있어도 의사들에게 이를 요구하는 사람은 거의 없다. 의사들이 꺼려하기 때문이다. 의사들은 환자 진료와 관련한 정보를 환자에게는 물론이고 다른 동료 의사에게조차 공개하기를 꺼린다. 정보를 독점하겠다는 의식이 뿌리깊게 자리잡고 있기 때문일 것이다.

의약분업을 준비하기 위해 만들어진 의약분업실행위원회에서도 의사협회 대표와 병원협회 대표는 환자들의 질병과 관련한 비밀이 보호돼야 하기 때문에 정신질환자나 성병 환자는 물론이고 병원에서 원내처방을 해야 한다고 주장했다. 원외처방을 해 약사들에게 가서 조제를 받을 경우에는 환자의 비밀이 샐 우려가 있기 때문에 이들 환자들은 의약분업 대상에서 제외해야 하며 의사가 직접 약을 주어야 한다는 것이다.

환자 정보를 약사가 알면 비밀누설?

의약분업이 시행되기 전까지 의사가 환자들에게 직접 약을 지어주는 경우는 거의 볼 수 없었다. 병원에서는 원내 약국에서 약사들이 조제해주었다. 약사가 없는 의원에서는 간호사나 간호조무사가 환자들에게 약을 조제해주었다. 따라서 의사 대표들의 주장은 모순이었다. 정신질환자에게 병·의원에서 약을 주더라도 약사나 간호사(간호조무사)가 이 환자의 질병에 대해 알아야 한다. 다시 말해 의사뿐만 아니라 다른 의료 종사자도 환자의 병에 대해 알 수밖에 없다. 의약분업이 이루어지면 이들 약사나 간호사 대신 병·의원 밖의 개국 약사만이 조제를 하면서 이를 알게 될 뿐이다. 의약분업이 이루어지지 않았을 때 병·의원 안에 있는 약사나 간호사(간호조무사)가 환자의 병에 대해 아는 것은 환자의 비밀이 보호되는 것이고 의약분업이 이루어져 병원 밖의 약사가 알면 환자의 비밀이 누설된다는 해괴망측한 논리가 어디에 있는가. 당시 의사 대표들의 이런 주장을 약사 대표를 비롯한 다른 실행위원들이 말도 안되는 이야기라고 일축하자 의사 대표들은 아무런 반박을 하지 못했다.

그런데도 여전히 많은 의사들이 엉터리 같은 주장, 다시 말해 성병이나 정신질환자 등은 프라이버시를 이유로 의약분업 대상에 제외해야 한다고 주장하고 있다. 의사들은 환자의 비밀을 철저히 지켜주고, 또 같은 병원에 근무하는 약사들과 간호사, 간호조무사는 환자의 병에 대해 알아도 아무런 문제가 없지만 병원 밖의 약사들이 병명을 아는 것은 문제가 있으며 환자들도 꺼려할 것이라는 주장을 거리낌없이 공개 석상이나 텔레비전 토론에서 말할 수 있는 의사들의 용기(?)가 정말 놀라울 뿐이다. 의사들의 말이 옳다면 "병·의원에 근무하는 사람은 그 신분이 무엇이든 — 의사, 약사, 간호사, 간호조무사, 임상병리사 등등 — 환자들의 비밀을 철저히 지켜주고 약국에 근무하는 사람은 죄다 환자들의 비밀을 누설한다"는 말은 진리가 될 것이다.

과연 그럴까. 2001년 들어 한동안 많은 사람들의 호기심을 자극했던 개그우먼 이영자의 살 빼기 수술 진위 논쟁이 벌여졌을 때 한 성형외과 의사가 이영자의 시술 내용을 언론에 공개해 문제가 된 적이 있다. 이뿐만 아니라 심심찮게 의사가 환자의 시술 내용을 공개해 문제가 되기도 한다. 하지만 약사가 공개하는 환자의 비밀 내용은 의사에 견주어 상대적으로 그리 문제가 될 만한 것이 없다. 그런데도 의사들은 자신들의 환자 비밀 유지 윤리가 아니라 약사의 환자 비밀 유지 윤리성에 의심을 품고 있는 것이다.

의사들의 억지 주장은 의사들의 이익을 대변하기 위해 나온 것이다. 주장이 합리적이든 아니든, 논리적이든 아니든 그런 것에는 별로 신경 쓰지 않는다. '아니면 말고' 식의 태도인 것이다. 처방전을 한 장만 주는 의사들의 진짜 이유는 환자들이 의사가 처방한 내역을 증거물로 가지고 있지 못하도록 하기 위해서일 것이다. 만약 어느 한 병원에서 건강보험 진료비를 더 타내기 위해 진료 기록부를 조작해 환자가 치료받지 않은 내용을 받은 것처럼 꾸며 국민건강보험공단에 청구하거나 이틀밖에 진료하지 않았음에도 일주일간 진료한 것처럼 속여 청구했다고 하자. 보험공단이 이 병원의 청구 내역에 의심을 품고 이 환자에게 진료 확인 요청서를 진료받은 뒤 2, 3개월 지나 보냈다고 하자. 의사가 환자에게 처방전 두 장을 주어 환자가 약국용 한 장은 약국에 내고서 약을 조제받고 나머지 환자용 한 장을 집에 보관하고 있었다면 진료 확인을 쉽게 할 수 있다. 하지만 의사가 처방전을 한 장만 줄 경우 약을 타기 위해 이 처방전을 약국에 주어야 하기 때문에 보관할 수 없게 된다. 따라서 2, 3개월 지나 진료 확인 요청서를 받아보면 사람에 따라서는 당시 며칠간 진료를 받았는지, 정확하게 어떤 진료를 받았는지 알 수 없게 된다. 그렇게 되면 보험공단이 보내온 내역서에 대해 '기억이 잘 나지 않음' 등으로 답변할 수밖에 없다. 의사들은 바로 이런 점을 노린 것이다. 그렇지 않다면 처방전을 두 장 주는 것을 기피하거나 거부할 아무런 이유가 없다.

보건복지부는 의약분업 시행 1년이 넘게 지난 2001년 10월 관련 법 개정을 해서라도 처방전을 한 장만 주는 의사를 강력 처벌하겠다고 밝힌 적이 있다. 과거에 못한 것을 뒤늦게 과연 그럴 수 있을까. 얼마나 철저하게 이를 단속할지도 의문이다. 2002년 들어서도 경기도 과천에 있는 많은 의료기관들은 여전히 환자용 처방전은 주지 않고 약국용 처방전 한 장만 주고 있다. 과천청사 앞 의료기관에서는 보건복지부 공무원을 비롯해 많은 부처의 공무원들이 이런저런 질병으로 치료를 받고 있다. 이들도 필자와 비슷한 경험을 지금도 하고 있을 것이다. 과천이 이렇다면 다른 지역에 있는 의료기관들이 처방전을 발행하는 행태도 이보다 더 나을 것이 없지 않을까. 그저 지난 해 말 보건복지부가 밝힌 '처방전 한 장 발행 의료기관 강력 단속' 약속이 늑대와 양치기 소년의 우화처럼 되지 않기만을 바랄 뿐이다.

27
정치인과 의약분업

정치인의 제1법칙은 당선

미국의 한 상원의원은 이런 말을 했다. "정치인(의원)의 제1법칙은 선거에서 당선되는 것이다." 그는 이어 "정치인(의원)의 제2법칙은 선거에서 재선되는 것이다"라고 말했다. 정치인의 속성을 꿰뚫은 말이다. 경험에서 우러나온 진리라는 생각이 들었다.

이는 미국에서만 통용되는 것이 아니라 한국에서도 그대로 적용될 것임에 틀림없다. 과거 의약분업과 관련해 국회 보건복지위원회에서는 의원들이 출신에 따라 서로 날카롭게 대립됐다. 약사 출신들은 의약분업을 적극 주장한 반면, 의사 출신들은 연기 또는 무용론을 주장했다. 하지만 의약분업의 당위성 때문에 이런 대립은 그리 힘을 얻지 못했고 한 달간의 시범 기간을 거쳐 2000년 8월부터 본격 시행됐다. 하지만 의사들의 잇단 파업과 의약분업 방해 행위로 국민들의 불편이 가중되고 마치 현행 의약분업 제도에 문제가 많은 것처럼 비쳐지자 한나라당이나 자민련은 말할 것도 없고 심지어는 집권당인 민주당의 국회의원들, 그것도 가장 높은 위치에 있다는 최고위원들이 앞다퉈 의약분업 연기론, 임의 의약분업론 등을 들고 나와 사실상 의약분업을 하지 말자고 주장하고 나섰다. 이런 사람들이 최고위원으로 있는 정당에서 의약분업을 추진했으니 의약분업이 제대로 될 리가 있었겠는가 하는 생각까지 들었다.

2000년 9월 18일 서울 수유리 아카데미하우스에서 있었던 민주당 최고위원 워크숍에서 나왔던 민주당 지도부의 의약분업 관련 발언을 보자.

박상천: 강제 분업이 아닌 일본식 임의 분업을 해야 한다. 어린이나 노인 환자들이 큰 불편을 겪고 있다. 동네 약국 등도 반대하고 있다. 별 혜택도 없으면서 앞으로 의료보험료까지 인상되면 국민적 저항에 부닥치게 될 것이다. 의약분업을 제대로 하자면 선진국처럼 GNP의 10%까지 수가를 인상해야 하는데, 우리는 4%에 불과하다. 수가 인상을 위한 의료보험료 대폭 인상은 국민적 저항에 부닥칠 것이므로 자율적인 임의분업을 하는 것이 바람직하다.

정대철: 2, 3개월 시행을 유보하면서 의사와 약사, 시민단체간의 합의를 이뤄내자.

김중권: 처음에는 의약간 분쟁인 줄로만 알았는데 결국 불편은 국민에게 돌아오고 있다. 전면 재검토가 필요한 것 같다.

신낙균: 국민 건강을 위해 의약분업을 시행한다는 것은 이미 공감대가 형성되어 있으므로 전면 재검토는 있을 수 없다.

김근태: 전면 유보는 있을 수 없다. 개혁 과정에서 부담만을 생각한다면 미래는 없다. 의사들이 명예롭게 복귀할 수 있는 계기를 마련하고 의료 수가를 현실화하는 등의 대책이 필요하다.

이인제: (최선정 보건복지부장관에게) 의약분업 강행 이유가 뭐냐. (최 장관이 의약품 오·남용을 막고 국민 건강을 위해서라고 대답하자) 그럼 임의 분업을 하는 일본이 왜 세계에서 최장수 국가이냐.

임의 분업하면 장수한다?

자민련은 6개월 연기, 전면 재검토를 당론으로 정했다. 물론 이들의 이야기 가운데 귀담아들을 부분이 전혀 없는 것은 아니지만 이인제, 김중권, 박상천 등 최고위원 가운데 상대적으로 보수적인 인물들의 논리와 원조 보수를 자처하는 자민련의 이야기 가운데 귀담아들을 필요가 있는 부분은 그리 많지 않다. 특히 이인제 의원의 "임의 분업을 하는 일본이 왜 세계에서 최장수 국가이냐"라고 질문하는 대목에서는 절로 쓴웃음이 나온다. 임의 분업과 장수는 아무런 인과관계가 없는 서로 독립된 사안인데 '임의 분업=장수'라는 새로운 발견을 한 것처럼 이야기를 하고 있으니 말이다. 수구 보수 정치인들 가운데 의약분업과 관련한 발언의 압권은 역시 2001년 7월 당시 한나라당 정책위의장인 김만제 의원의 사회주의 정책 운운이다. 김 의장은 "의약분업 정책은 일종의 사회주의 정책"이라고 밝혔다. 의약분업 시행은 여야 만장일치로 법을 통과시켜 이루어진 것인데 느닷없이 사회주의 운운하는 발언을 했을까. 의사들의 방해 공작으로 제 모습을 갖추지 못한 의약분업이 시행되다보니 국민의 불편과 부담만 가중되고 실익은 없는 것처럼 비치자 그 틈을 타 '의약분업=사회주의 정책'이라는 희한한 등식을 만들어내 국민들을 기만하고 있는 것이다.

수구 보수 정치인들은 가진 자들을 위한 정치를 한다. 수구 보수 정치인들은 가난한 이들을 위한 정책을 기피한다. 기피하는 데서 한 걸음 더 나아가 가난한 이들을 위한 정책을 사회주의 정책으로 몰아붙인다. 이들은 가진 자들인 의사들이 싫어하는 정책을 앞장서서 펴나가려 하지 않는다. 이들의 정치적 기반은 바로 이들이고 이들로부터 정치자금 등을 받기 때문이다.

정치인 가운데에는 김만제 의원처럼 깊이 생각하지도 않고 이렇게 쉽게 이야기하는 사람만 있는 것은 아니다. 한나라당의 김홍신 의원이나 민주당의 김성순 의원 같은 정치인은 나름대로 소신도 있고 한국 의료계의 병폐와 문제점을 잘 파악하고 있다. 이들이 내놓는 해법도 매우 명쾌하고 정확하다. 특히 김성순 의원은 의사들의 빗발치는 항의 전화와 시위 등으로 몸살을 앓으면서도 자신의 논리와 주장을 거둬들이거나 후퇴하지 않는 꿋꿋함을 보여주었다. 필자가 10여 년 전 서울시를 맡아 취재할 때 그는 보건국장으로 있었다. 우리나라에서 그리 많지 않은 노인문제 전문가이기도 한 그는 행정학 박사로 매우 학구적이며 풍부한 행정 경험까지 갖춘 정치인이다. 관선 송파구청장과 민선 송파구청장으로 있을 때 많은 새로운 아이디어로 신선한 일선 자치행정을 펴 숱한 화제를 뿌린 인물이기도 하다. 그래서 그런지 그는 정치인 면모보다는 행정가 면모가 더 많은 것 같다. 말 잘하고, 연설 잘하고, 이곳저곳에 자기 사람을 많이 만들어놓는 마당발 정치인이 아니라 자신의 소신을 법과 정책에 반영하고 소신과 정의를 위해서 쉽게 타협하지 않고 얼렁뚱땅식의 언행을 하지 않는 지식인과 지사의 면모를 보이는 행정가적 정치인이다. 이런 정치인이 이곳 저곳에서 많이 나와 법과 정책을 만들어야 하는데 그런 정치인을 찾기가 쉽지 않아 아쉽다.

그 어느 정치인이 막강한 로비력과 힘을 가진 의사집단에 감히 맞서려고 하겠는가. 김성순 의원과 같은 정치인의 후원회에 후원금을 내려는 의사는 거의 없을 것이다. 아마 선거 때 의사들이 그를 낙선시키기 위해 조직적으로 움직이는 일까지 벌어질지도 모른다. 그는 이런 위험을 감수하고 의사들에게 맞서고 있는 것이다.

김성순·김홍신 의원에게 격려를

사실 정치인들도 자신 또는 가족들의 주치의가 있을 가능성이 높고 자신의 지역구에서 개원해 활동하는 의사와 의료기관 종사자, 의사들의 가족, 의사가 영향력을 끼치는 환자 등을 고려해볼 때 김성순 의원이나 김홍신 의원처럼 대놓고 의사를 질타하거나 의사들이 싫어하는 입법 활동, 의정 활동을 하기란 쉽지 않다.

우리나라는 오랫동안 독재정권과 권위주의 정권을 거치면서 나름대로의 민주투사형 정치인도 나왔지만 정치인은 대체적으로 '부정부패', '무능', '철새' 등 나쁜 이미지로 국민들에게 비쳐왔으며 이 때문에 정치 불신 또는 정치 무관심이 날이 갈수록 심각하다. 2000년 16대 총선에서 이를 참지 못한 시민단체들이 낙천낙선운동을 벌였으며 국민들로부터 큰 호응을 받았다. 의약분업에서도 보듯이 처음에는 의약분업을 선진국에서 하고 있는 선진 보건의료정책이므로 당연히 해야 한다고 말하거나 그냥 지켜보고 있던 대부분의 정치인들이 의사들의 저항이 거세고 이로 인해 의료 현장에서 국민들이 불편해하고 무질서가 횡행하자 때를 놓칠세라 너도나도 나서 "연기하자", "임의 분업을 하자" 등 마구잡이로 훈수를 두었다. 하지만 이런 때에도 지조를 굽히지 않고 초지일관(初志一貫)으로 자신의 정치 생명까지 내놓고 "제대로 된 의약분업을 하자"고 외치는 김 의원 같은 이도 있다. 이런 사람이 있음으로써 그래도 정치에 한 가닥 희망을 걸 수 있는 것이다. 불신의 정치가 아닌 희망의 정치를 만들어가기 위해서는 이런 소신 있고 정의감이 있는 정치인을 되도록 많이 뽑아야 한다. 의사 파업 와중에 정치인들이 보여준 이런저런 모습은 유권자인 국민이 어떻게 한 표 한 표를 행사하느냐에 따라 법과 제도가 바뀔 수 있고 자신들의 삶의 질이 달라질 수 있다는 사실을 새삼 깨닫게 한다. 정치인의 제1법칙과 정치인의 제2법칙인 '당선'과 '재선'을 생각하지 않고 매순간이 정치인으로서 마지막 활동이라고 생각하고 의정 활동을 펴는 정치인에 한 표를 행사하자. 그것이 바로 우리들의 육체적 건강뿐만 아니라 정신적 건강까지 보장받는 지름길이다.

28
서울대 보건대학원 교수들의 의사 비판

의대 교수마저 가운을 벗다니!

대학교수들은 웬만한 일이 아니면 나서지 않는다. 학문을 연구하는 사람들로서 신중하게 처신할 필요도 있지만 어느 나라를 막론하고 교수 집단의 특성상 잘 나서지 않는다. 그래서 의사들의 집단행동 가운데 의과대학 교수들이 가운을 벗는 장면을 언론이 유독 집중 조명해 신문과 방송을 통해 내보내는 것이다. "의대 교수들마저"라는 제목과 함께. 언론이 의대 교수마저라는 생각을 갖게 되는 것은 아무리 집단 이기주의가 판을 치더라도 의대 교수만은 진료실을 지키고 제자들이 병원으로 복귀해 의사로서의 책무를 다하도록 지도해야 한다는 뜻이 담겨 있다고 볼 수 있다. 의대 교수들은 일반 대학교수들과 다른 특성이 있다. 변호사 자격증을 가진 사람이 법대 교수를 하다 변호사 개업을 한다고 해서 돈을 긁어모을 수 있는 변호사가 된다는 보장이 없다. 사회학이나 영문학 교수를 하던 사람이 학교 밖으로 나와 돈을 벌기란 쉽지 않다. 하지만 의대 교수들은 교수직을 포기하고 개업을 하면 대부분 큰돈을 벌 수 있다. 10여 년 전 의료 담당 기자를 하면서 알고 지냈던 의대 교수 가운데 상당수가 교수직을 이런저런 사유로 버리고 나와 지금은 상당한 재산을 모았다. 다시 말해 제자들이 파업에 동참하고 있고 파업으로 의사들에게 막대한 이익이 생기면 당장 이익을 볼 수 있음은 물론이고 미래에 개업할 때도 이득을 볼 수 있으므로 의대 교수 또한 일반 의사들이나 전공의 못지않게 열심히 집단행동에 동참하고 있다는 비판적인 생각을 충분히 가질 수 있다. 따라서 언론들이 '의대 교수마저 가운을 벗다니' 식으로 보도하는 것은 우리 의료계의 현실을 제대로 파악하지 못한 안이한 발상에서 비롯한 것이라고 볼 수 있다.

하지만 이런 직접적인 이해관계가 없는 대학교수들이 어떤 일에 나서는 것은 쉽게 찾아보기 어렵다. 특히 교수 가운데 서울대학교 교수들이 차지하는 비중은 매우 크다. 이런 일이 바람직하다는 뜻은 아니고 한국에서의 현실이 그렇다는 것이다. 4·19혁명 때에도 서울대학교 교수들이 학생들의 많은 희생 뒤에 "학생들의 피에 보답하라"며 시위함으로써 이승만 독재정권에 마지막 치명타를 가했다. 1987년 민주항쟁 때도 많은 교수들이 거리로 나와 학생들과 그리고 국민과 뜻을 같이했다.

서울대학교 의과대학 교수를 비롯한 의대 교수들이 국민을 저버리고 의대생과 동료 또는 선배 의사, 제자들과 뜻을 같이했다면, 서울대학교 보건대학원 교수들은 옆집보다는 지역 사회, 나아가서 대한민국이라는 국가 공동체를 먼저 생각하는 집단 성명을 발표했다. 서울 종로구 연건동 대학로에 있는 서울대학교 보건대학원 건물은 서울대학교 의과대학, 서울대병원과 한 울타리 안에 있으며 의대 건물과 불과 3, 4m밖에 떨어져 있지 않으므로 옆집이라고 할 수 있다. 단순히 지리적으로만 옆집이 아니라 서울대학교 보건대학원은 서울대학교 의과대학 예방의학, 산업보건 등의 전공의들에 대한 대학원(석사 과정) 교육도 맡고 있어 교육적으로도 옆집에 해당한다. 더구나 의사 파업 당시 보건대학원장이 서울대학교 의과대학 출신의 의사이며 다른 교수 세 명도 같은 출신의 의사들이어서 의료계 파업을 비판한 이들의 성명서가 지니는 의미는 매우 크다고 볼 수 있다. 다시 말해 우리나라 보건의료정책의 학문적 산실이라고 할 수 있는 서울대학교 보건대학원의 교수협의회가 성명서를 낸 것은 사실상 의사들의 집단행동에 학문적 쐐기를 박는 것 이상의 의미를 지닌다. 한마디로 의사들의 집단행동은 지나친 것이며 도덕적으로 비판받아야 한다고 판정을 내린 것이다.

역사적 의미를 지닌 문건

교수들간 격렬한 토론을 거쳐 2000년 9월 20일 발표한 서울대학교 보건대학원 교수협의회의 "의료계 파업에 대한 우리의 견해"는 역사적 의미를 지닌 문건이다. 그래서 전문을 여기에 옮겨 싣는다.

이 문건을 읽으면서 이제 우리 사회에서 대학교수들도 자신들과 직접 관련이 있는 분야에서 국가적으로 중요한 사안이 발생했을 때 이에 관한 견해를 표명하거나 갈등이 심각해 사회 병리 현상으로까지 발전할 때에는 나름대로의 목소리를 낼 필요가 있다는 생각이 들었다. 서울대학교 보건대학원말고도 우리나라에는 연세대학교 보건대학원, 경북대학교 보건대학원 등 많은 대학교에 보건대학원이 있으나 대부분이 사실상 의과대학에 속해 있거나 의과대학과 밀접한 관계를 맺고 있다. 이 때문에 서울대학교 보건대학원 교수협의회와 같은 집단적인 목소리가 나오기를 기대하기가 쉽지 않겠지만 학자로서의 양

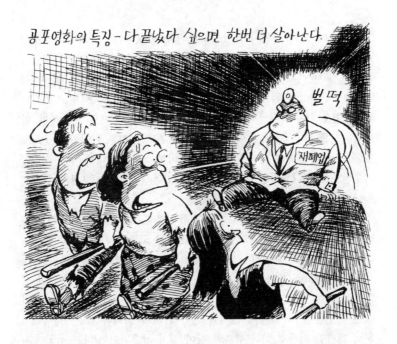

3차에 걸친 파업의 승리로 자신들의 힘을 확인한 의사들은 언제든 집단행동을
할 가능성이 있다.

의료계 파업에 대한 우리의 견해

　의료계의 집단 파업이 장기화되고 있습니다. 이로 인하여 상당수의 국민들이 적절한 치료를 받지 못하고, 일부 위급한 환자들이 수술을 제때에 받지 못해서 죽어가는 경우가 발생하고 있습니다. 이러한 사태는 국민 건강 관리에 큰 위기이며 전국민적인 우려를 자아내고 있습니다. 무엇보다도 환자의 생명 보호와 치료를 최우선으로 생각해야 할 직업윤리를 가진 의사가 환자 치료를 거부하는 것은 어떠한 명분으로도 이를 정당화하기 어려울 것입니다. 의사들의 주장대로 국민 건강을 최우선으로 생각한다면 어떠한 이유가 있던 간에 일단은 환자 곁으로 돌아가야 합니다.

　이러한 사태에 대하여 정부는 확고한 원칙이 없이 임기응변적인 대응만을 함으로써 사태를 악화시키고 국민적인 고통을 가중시키고 있습니다. 특히 국민들의 이해나 동의가 없이 의료 수가를 인상하여 문제를 해결하려 하고 있으나 파업 사태는 종식되지도 않았고 국민 부담만 증가하고 있는 실정입니다. 또한 안타까운 것은 의료계와는 다른 주장을 하는 사람들이 유·무형의 압력을 받아 논의에 참여하기를 꺼려하면서 문제 해결을 위한 사회적 협의의 장이 점차 상실되고 있다는 점입니다.

　국민 건강권을 연구하고 지키고자 하는 우리 서울대학교 보건대학원 교수들은 작금의 사태에 대하여 깊은 우려를 표명하고자 합니다. 그것은 의사들의 파업으로 진료의 공백이 발생해 국민들이 장기간 동안 건강에 큰 위협을 받을 뿐만 아니라 이 어려운 사태를 해결할 수 있는 사회적 논의의 장마저 제대로 만들어지지 않고 파행이 지속되고 있기 때문입니다. 한편으로 국가 보건정책을 연구하고 정책 수행에 직간접적으로 참여해 온 우리가 제대로 역할을 하였더라면 이와 같은 파국적인 상황은 막을 수 있지 않았을까 하는 자성의 마음을 저희는 갖고 있습니다.

　그러나 현재와 같은 상황이 지속된다면 그 동안의 의료 개혁의 노력마저 헛되이 하고 의료의 질은 개선되지도 못한 채 국민들의 부담만 증가할 수 있는 국가적인 의료 위기 상황으로 치닫게 될 것입니다.

따라서 저희는 현 상황의 조속한 종식을 바라면서 의료계와 정부에 대하여 다음과 같은 의견을 표명하고자 합니다.

정부의 의약분업 정책에 대한 이견에서 비롯된 의사들의 집단행동은 그 주장의 내용에 있어서는 경청할 만한 부분도 적지 않지만 주장을 제기하는 방법에 있어서는 사회적 관행이나 국민들의 인내의 한계를 넘어서 극단적인 방식으로 진행되고 있다고 생각합니다. 의사들도 사회구성원의 일원으로서 자신들의 이익을 주장할 권리가 있다고 생각하지만 그 방법에 있어서는 진료 거부나 파업보다는 사회질서를 존중하는 선에서 이루어져야 한다고 믿습니다. 더욱이 의사들은 의료에 대한 독점적 권리를 갖고 있기 때문에 그에 따르는 사회적 책임을 감수하면서 자신들의 주장을 전개해야 한다고 생각합니다. 현재와 같이 환자에 대한 진료와 검사, 수술과 처치가 제대로 제공되지 않은 채 자신들의 주장만을 관철하기 위하여 진료 거부와 같은 극단적인 방법을 사용하는 것은 오히려 의사들의 정당한 주장까지도 사회적으로 인정받기 어렵게 만든다는 사실을 지적하고자 합니다.

의약분업은 국민 건강 증진을 위하여 꼭 필요한 제도입니다. 의약품 오남용이 극심한 실정에서 이에 대한 개선책으로 의약분업은 반드시 필요합니다. 따라서 의약분업은 어느 한 정파나 집단간의 협상의 대상이 되어서는 안됩니다. 의약분업은 우리 국민을 위한 것이고 그래서 우리네 제도에 정착되어야 합니다. 다만 의약분업 정책을 준비하고 실행하는 과정에서 정부의 준비가 소홀했다는 의사들의 불만에는 근거가 있다고 생각합니다. 의약분업의 성공적 정착을 위해서는 의료보험제도를 포함하여 의료체계 전반의 개혁이 필요하다는 주장에도 동의합니다. 그러나 의료개혁의 기본적인 가치는 국민의 건강권을 확보하는 데 두어져야 합니다. 진료와 관련한 의사들의 권리는 존중되어야 하지만 그 것은 국민 건강권의 실현이라는 목표를 위해서 인정되는 것이지 의사들의 집단적 이익을 확보하기 위한 것이 아님을 인정해야 합니다. 선진국에서는 국민 건강권을 확보하기 위하여 의사의 진료권이 제한되고 있는 추세를 우리는 주목해야 합니다.

　정부는 그 동안 보건과 복지에 대한 정부의 책임을 소홀히 한 점을 인정하고 보건과 복지 부문에 대한 정책의 우선 순위를 높여야 할 것입니다. 그리고 그 방향은 국민의 건강권과 의료혜택을 확대하는 데 두어야 하고, 이를 추진하기 위한 정책 의지를 확고히 해야할 것입니다. 의약분업을 포함한 의료제도의 개혁은 궁극적으로 국민들의 재정 부담을 증가시킬 수 있기 때문에 국민과 사회로부터 그 정당성을 인정받아야 합니다. 이러한 정책 목표나 사회적 정당성을 결여한 채 보험료와 보험 수가를 인상하는 것은 의료정책에 대한 국민들의 신뢰를 상실할 뿐만 아니라 의사 파업 사태를 해결하는 데도 도움이 되지 않는다는 사실을 정부 당국자들은 인지해야 할 것입니다.

　우리들은 보건학 교수로서 이번의 사태를 주시하고 앞으로도 우리의 책임을 다할 것을 약속하면서 다음과 같은 의견을 표명합니다.

1. 파업중인 의사들은 즉각 파업을 중단하고 환자 곁으로 돌아와야 합니다.
2. 의사들은 합리적인 방식으로 협의를 해야 하고, 국민들의 불편을 가중시키는 무리한 주장들은 철회하여야 합니다.
3. 정부는 보험료 인상과 같은 미봉책으로 사태를 수습하지 말고 사회 각계가 참여하는 의료개혁 협의체를 설치하여 의료체계를 근본적으로 개혁할 수 있는 방법을 적극 수용해야 합니다.

서울대학교 보건대학원 교수협의회

심을 드러내고 앎을 행동으로 보이는 실천적 학문의 자세가 필요할 것이다.

　서울대 보건대학원 교수들에 이어 한국산업사회학회에 소속된 사회학자 등이 집단적으로 의사들의 파업 행태를 비판하는 성명서를 발표했다. 이뿐 아니라 각종 사회단체, 종교단체, 종교인 등도 의사들의 잘못된 행태를 바로잡으려는 노력이 뒤따라야만 의사들과의 싸움에서 이길 수 있다. 하지만 이런 일은 이루어지지 않았다.

　의사들은 2000년 한국을 뒤흔든 파업을 오랫동안 벌인 바 있다. 이는 한편으로는 앞으로 그와 같은 대규모 장기 파업을 하기가 쉽지 않으리란 분석을 하게끔 하지만 다른 한편으로는 한번 맛을 들인 의사들이 자신들의 힘에 스스로 놀라워하고 있을 정도이므로 필요하면 언제든 또 집단행동을 할 가능성이 있다는 분석도 가능하다. 2000년 당시 의사들이 벌인 파업은 국민의 생명을 돌보는 중요한 전문 집단이 스스로의 책무를 포기하고 브레이크 없는 자동차의 가속페달을 밟고 시민들을 향해 마구 내달린 것이나 다름없다. 또 이와 유사한 일이 벌어질 경우 이로 인한 사회적 손실과 애꿎은 시민들의 건강이나 생명 피해가 막심할 것이므로 이들이 운전하는 '무정비 폭주 자동차'를 막을 수 있는 제도적 장치를 마련해야 하는 것은 물론이고 사회 각계각층이 즉각 떨쳐 일어나 이들의 '광폭한 행동'을 막아야 한다.

29
누가회 의사들의 빛과 소금

한국은 종교의 천국

한국은 국교를 인정하지 않는다고 헌법에서 못박고 있다. 그래서 그런지는 몰라도 한국은 종교의 천국이다. 기독교와 불교, 가톨릭교는 물론이고 원불교, 대종교, 대순진리회, 일본 종교, 사이비 종교에 이르기까지 종교 박람회 국가라고 불러도 좋을 만큼 다양한 종교가 이미 뿌리를 내리고 있다. 더 깊이 많은 뿌리를 내려 열매를 맺기 위해 신문과 방송매체를 직접 소유하고 이를 통해 선교를 하고 있다. 때로는 지하철에서, 때로는 거리에서 사람들이 소음으로 느낄 정도의 큰 목소리로 광신적인 전도를 하는 사람들도 있다. 붐비는 지하철에서 좀 조용하게 독서를 하거나 잠을 청하고 싶은 사람은 눈살과 이맛살을 찌푸리기 일쑤다. 그래도 이를 제지하는 사람은 거의 없다. 교회를 사고 파는 행위도 이루어지고 있으며 교회를 자식에게 대물림하는 일도 심심찮게 일어나 찬반 논쟁이 뜨겁게 벌어지고 있다.

특히 한국의 가톨릭교회와 기독교는 선교의 한 수단으로 의료를 택

212 3부 의사 파업과 의약분업 다시 보기

했다. 그래서 한국의 많은 병원들을 가톨릭교회 또는 기독교재단이 운영하고 있다. 대순진리회 등 다른 종교들도 병원들을 운영하고 있다.

일찍이 석가모니는 인간이 겪는 생로병사(生老病死)의 고통을 번민하다 깨달음(해탈)을 얻은 분이고, 예수는 많은 병든 자와 장애인의 고통을 '기적'으로 치유한 분이었다. 기독교 신앙으로 지금까지 수많은 의사들이 환자들을 돌보는 데 몸을 바쳤으며 슈바이처는 그런 의사들의 대명사로 지금까지도 전 세계인의 추앙을 받고 있다.

우리나라에서는 세계적으로도 유례를 찾아보기 힘든 전국 규모의 의사 총파업이 세 차례나 벌어졌다. 많은 가톨릭 및 기독교 재단 병원 등 종교재단 병원들도 이 파업에 동참했다. 독실한 믿음을 가졌다고 자부하는 많은 의사들도 파업에 동참했다. 예수나 석가모니 등의 가르침과 병원의 설립 목적은 내팽개친 채 말이다.

몇 달에 걸친 의사들의 파업으로 수많은 환자들이 고통을 겪고 그 와중에 자살하거나 살릴 수 있는 사람이 죽어나가는 등 사회적 파문이 일파만파로 커지고 있을 때 왜 김수환 추기경과 각 교구 대주교, 기독교 원로 목사를 비롯한 기독교 지도자, 조계종 종정이나 총무원장 등 종교 지도자들은 이를 중재하지 않았는가. 왜 이들은 의사들에게 진료 현장으로 복귀하도록 목소리를 높이고 직접 병원 현장으로 가서 이들을 설득하지 않았는가. 아니 최소한 자신들이 직접 운영하는 병원에서라도 파업이 일어나지 않도록 하지 않았는가. 노사관계 등 다른 사회 갈등과 관련해서는 목소리를 높이거나 대통령을 만나 조언도 잘 하더니만 왜 의사 파업에 대해서는 유독 나서기를 꺼려했던 걸까.

종교 지도자들이 의사 파업 해결에 나서지 않은 이유

의사 파업을 줄곧 지켜보면서 의사 파업에 대한 분석을 하고 있는 어느 의사가 이런 이야기를 털어놓았다. 의사 파업이 국민들로부터 지탄을 받고는 있지만 결과적으로 파업이 강도 높게 이루어져야만 의사들이 승리할 수 있고 이는 곧바로 건강보험 수가 인상으로 이어져 종교 재단이 운영하는 전국의 많은 병원들의 재정이 더욱 튼튼해진다는 것이다. 이처럼 의사 파업은 엄청난 실익을 병원에게 가져다줄 수 있기 때문에 명분에 따르지 않는다고 봐야 한다고 해석했다.

그의 이야기를 듣는 순간 의료 담당 기자로 있던 18, 19년 전의 일이 떠올랐다. 기자 초년병 시절 몇몇 의료 담당 기자가 한 종교 재단이 운영하는 서울의 한 종합병원을 취재하러 갔다. 새로운 의료기술로 심장 수술에 성공했다며 브리핑을 한다는 것이었다. 브리핑이 끝난 뒤 병원장 사무실에서 차를 한잔 마시고 나가려고 하는 순간 한 수녀가 봉투를 들고 와서 기자들에게 주소와 이름을 적고 서명할 것을 요구했다. 너무나 어색하고 이상한 순간이어서 어찌할 바를 몰라 당황한 모습을 보이니 고참 선배 기자가 "다 이렇게 한다"며 그냥 사인들 하라고 한다. 일행들은 사인을 하며 돈 봉투를 받아 나왔다. 하도 오래된 일이라 정확한 액수는 기억나지 않지만 5만 원 가량(지금으로 치면 적어도 2, 30만 원은 될 것으로 보인다)이었던 것 같다. 병원 문을 나서면서 "왜 수녀가 돈을 주느냐"고 선배 기자에게 묻자 병원에는 수녀들이 근무하고 있으며 회계 처리 책임자가 수녀라는 것이었다. 물론 의료와 다른 의료 행정 등은 의사 출신인 병원장이 맡아 하지만 가톨릭재단에서 운영하는 병원들은 대개 수녀들이 돈과 관련된 회계는 맡아보고 있다는 것이었다. 지금은 어떻게 하고 있는지 일선을 떠난 지가 꽤 되어 잘 모르겠지만 정말 떠올리기도 싫은 어색한 경험이었다.

의료 운동을 하고 있는 이 의사의 분석과 과거의 경험을 짜 맞추어 보니 종교 지도자들이 왜 나서지 않았는가를 짐작할 수 있었다. '종교도 돈 앞에서는 별수없구나'하는 생각을 하니 서글픈 생각이 들었다. 교회 세습 논쟁과 순복음교회에서의 돈 문제로 인한 갈등, 사찰 주지 임명을 둘러싼 폭력과 살인 등 한국 종교계는 심심찮게 돈 문제로 추악한 싸움을 벌여왔다. 세속이나 종교 사회나 크게 다를 바 없는 것이다. 돈을 좌지우지하는 종교 권력을 쟁취하고 유지하기 위해 서로 죽이고 폭력을 휘두르는 것이 다반사였던 나라가 한국이다.

하지만 종교계에 이처럼 어둠과 타락만 있는 것은 아니다. 한국 누가회에 소속된 많은 의사들은 의사 파업에 일방적으로 동참하지는 않았다. 의사 3차 파업이 이루어지고 있던 때인 2000년 10월 9일부터 사흘간 서울 연동교회에서는 의료 환경 개선을 위한 기독교협의회 주최로 "먼저 가서 형제와 화목하고"(마태복음 5:24)를 주제로 기도회를 열었다. 의사, 약사, 정부, 시민단체, 국민 모두가 신뢰를 회복하지 않으면 협상도 해결도 불가능하다는 판단 아래 기독교 의료인들이 한자리에 모여 의약분업 사태의 해결을 기원하기 위한 모임이었다.

누가회 소속 의사들의 고뇌와 기도

교회에서는 공동 기도문이 울려 퍼졌다. "우리의 무능력과 무지를 고백합니다. 하나님의 은혜와 능력만이 우리의 유일한 소망입니다. 그 동안 이 땅에서 행해졌던 의약계의 구조적 모순과 불의에 대하여 동참하고 침묵했던 우리 자신을 회개합니다. 그리고 현재 국민들이 겪고 있는 큰 고통을 외면했던 죄악을 회개합니다. 논쟁과 다툼이 만

연하고 있는 현 상황에서 예수님의 사랑과 화평이 우리를 통해 드러나게 하소서. 의사와 약사는 국민 보건 향상을 위한 동반자임을 인정하며, 화해와 중재를 위해 기독 의사, 약사가 실질적으로 쓰임 받게 하소서. 정부의 정책 담당자에게 그 동안 왜곡되어온 의료제도의 문제점들을 깨닫게 하시고, 합리적인 마음과 지혜를 주셔서 국민들을 위해 올바른 의료제도를 개발하고 정착시키는 데 성실히 노력하게 하소서. 현 사태가 조속히 해결되게 하시고, 어려움 속에서 만들어지는 의료제도가 이 땅에 적합한 제도로서 세워지게 하소서."

간절한 이 기도를 하나님이 들어주신 까닭인지, 아니면 의사들이 더 이상 파업을 꾸려나가기 어려워서인지는 알 수 없지만 이날 기도회가 있고 난 다음 날 의사협회는 전공의를 제외한 모든 의사들이 진료 현장에 복귀하기로 결정했으며 10월 11일부터 정상 진료가 이루어졌다.

이 기도문에서도 나와 있듯이 그 동안 같은 신앙인끼리도 의사와 약사가 서로 원수나 적처럼 갈등했다는 것은 신앙인으로서 매우 부끄러운 일임에 틀림없다. 세 차례에 걸친 전국 규모의 의사 파업이 가져다준 엄청난 파장과 이로 인한 의사들에 대한 국민들의 분노를 잘 아는 일부 기독교 의사들은 본격적인 의료 개혁과 의사 사회 내부 자정 운동을 벌이겠다는 다짐을 하고 나섰다. 2000년 10월 11일부터 의사 총파업이 철회되자 '밝은 의료 사회를 위한 누가들의 모임'은 "의국 문화 확 바꿉시다"는 책자를 펴내 전국 전공의 의국 및 기독의사단체에 발송해 본격적인 자정 운동을 꾀하고 있다. 이 책에는 리베이트, 촌지, 과잉 진료, 탈세 등 의사 사회의 치부를 구체적으로 드러내고 그 대안을 제시하고 있다. 누가회는 지난 1995년에도 기독 의사 정직 운동을 벌였으나 내부 반대에 부딪혀 무산된 적이 있다. 하지만 이번 사태를 겪으면서 국민과의 괴리감이 더욱 벌어지고 이를 좁히기 위해서는 자정 운동에 몸을 던져야 한다는 판단을 하게 된 것이다. 누가회의 이런 뜻 있는 일이 꽃을 피우기 위해서는 기독교인의 지지뿐만 아니라 일반 국민들의 성원이 필요할 것이다. 누가회야말로 '빛과 소금'이다. 더욱 강력한 빛과 더욱 짠 소금이 되기를 기원한다.

30
박기호를 위한 찬송가

신문 칼럼으로 만난 우리들의 신부

박기호. 천주교 신자가 아닌 일반인들은 이 이름을 잘 모를 것이다. 필자도 이 사람을 알지는 못한다. 다만 2000년에 있었던 의사 파업을 계기로 그가 신문에 쓴 칼럼을 읽고 '이런 사람이야말로 종교인이 될 자격이 있다. 인간 사회에서 몸과 마음이 지쳐 병들었을 때 이를 위로해주고 보살펴줄 수 있는 자질이 있는 사람이다'라는 생각을 해보았다. 2001년 여름 장마와 무더위 속에 진행된 언론사 세무조사와 검찰 수사를 놓고 정치권과 언론계는 물론이고 지식인 사회에서 벌어졌던 '홍위병', '곡학아세(曲學阿世)' 논쟁의 소용돌이 속에 그는 ≪한겨레≫에 기고한 "신문을 위하여"라는 릴레이 칼럼을 통해 다시 한번 명쾌하게 사건의 본질과 성격을 정리했다. 우주의 탄생 이전에도 혼돈의 시대가 있었고 빅뱅을 통해 새로운 세계를 창조했다고 말이다. 언론 개혁에 한나라당과 일부 지식인, 족벌 언론사들이 저항했듯이 의약분업과 의료 개혁에 의사들이 저항했다. 그 과정에서 마치 혼돈의 세계가 빚어진 것처럼 보였다. 의약분업이나 언론 개혁뿐만 아니라 개혁 정책에는 이처럼 저항이 따르고 그 저항이 혼돈처럼 보이도록 부추기는 세력이 있게 마련이다. 그런 세력들을 향해 너무나 쉽고 가슴에 와 닿는 영혼의 목소리로 선지자처럼 외쳤던 이가 바로 박기호다.

그는 서울 시흥4동성당 주임신부이다. 또 최근에는 천주교정의구현사제단 공동대표를 맡아 활동하고 있다. 그는 《경향신문》에 "이 시대의 징표 집단이기"(<시론>, 2000년 6월 26자)와 "의사님들! 간절히 호소합니다"(<정동칼럼>, 2000년 10월 7일자)라는 제목의 칼럼을 기고했다.

전국적인 규모의 의사들이 첫 파업을 벌이고 있던 시점에서 쓴 "이 시대의 징표 집단이기"에서 그는 "사상 처음으로 기억되는 의사들의 파업은 우리 시대의 징표와 과제가 무엇인지 성찰케 해준 화두였다. 죽어가는 생명 앞에서 단호하게 가운을 벗어놓고 구호를 외치는 모습은 이 시대가 이기주의의 극치에 있음을 보여주는 징표다"라고 글 문을 열었다. 의사 파업에 대해 망설임 없이 '이기주의의 극치'라고 용감하게 평가한 그는 이기주의가 우리 사회에서 공동체의 파괴를 가져온다고 밝혔다. 이어 "이 땅에서는 정치인에게서 지사정신을 찾아볼 수 없고 학자에게서는 선비정신을 볼 수 없고, 기업인에게서는 장인정신을 볼 수 없고, 교육자에게서는 사도(師道)를 볼 수 없고, 성직자에게서 모성애와 도덕적 압력자의 모습을 볼 수 없다. 의사들에게서 인술을 볼 수 없음도 물론이다"라며 이 사회가 총체적 부도덕과 왜곡으로 가득 차 있음을 질타했다.

그는 "과거 군사독재 시절 수많은 젊은이들과 노동자 농민들이 민주화를 외치며 죽어갈 때 소리 한번 못 지르거나 좌경, 혼란 운운하던 계층들이 정치적 민주화가 이루어지니까 목소리를 높이고 있다"

며 의사 파업을 민주화 뒤 목소리를 높이고 있는 대표적인 예로 꼽았다. 박 신부는 "메시아 예수의 죽음은 로마총독과 예루살렘 종교지도자, 성전 상인조합의 합작품"이라고 해석을 한 뒤 자신들의 밥그릇을 위협하는 것을 용납할 수 없었던 단호함이 메시아를 처형한 것이라고 밝혔다. 결국 의사들도 자신의 밥그릇을 위협받지 않기 위해 '환자를 십자가에 못박는' 것이나 다를 바 없는 전면 파업을 벌이고 있다는 것이다.

억눌린 자를 위한 혼이 깃들인 광야의 외침

그는 칼럼에서 이런 비관만을 털어놓지는 않았다. 그래도 절망하지 않는다고 했다. 의사들의 파업중에도 인술을 베풀고 있던 의사들에게서 희망을 보았으며, 이기주의를 거슬러 공동체를 먼저 생각하는 이들을 발견할 수 있기 때문에 절망하지 않는다고 했다. 인도주의실천의사협의회 소속 의사들과 누가회 소속 의사 등 의사 파업 와중에 동료 의사들의 욕설과 협박, 그리고 모멸적인 언사를 들으면서도 꿋꿋이 진료 현장을 지킨 역사의 알맹이들이 그에게 희망을 주었을 것이다. 그래서 박 신부는 이 순간에도 '껍데기는 가고 알맹이들이 역사를 주관하는 아름다운 시대가 오기를 기도하고 있다.'

박기호 신부는 3차 의사 대파업이 이루어진 다음 날인 2000년 10월 7일 또다시 펜을 들었다. "의사님들! 간절히 호소합니다"라는 칼럼을 통해 그는 "'가톨릭 교회가 운영하는 병원은 아니겠지……' 하며 성모병원을 찾는 이들의 실망과 허탈한 발길을 생각하면서 사제의 한 사람으로서 참담한 마음을 함께하며 병환중인 분들과 그 가족, 타종교인, 그리고 국민들께 무릎 꿇어 진심으로 사죄를 드립니다. 우리가 따르는 예수님은 신분과 귀천을 불문하고 무상의 치유를 베푸신 분이었기에 치유의 증거 사업으로 여겨온 병원이 세속의 병원과 대조성을 보여주지 못했음을 사죄합니다. 병환으로 고통받는 이들에게 치유가 아닌 화병의 합병증만 키워드렸습니다"라며 자신이 몸담고 있는 가톨릭재단의 성모병원 의사들이 파업에 동참해 환자들을 고통의 나락 속에 밀어넣은 것을 진심으로 사죄했다.

그는 의사들이 파업에 성공해 자신들이 원하는 것들을 정부로부터 많이 받아낸다 하더라도 그것은 "고수익 보장!"이며 "의사는 정비사나 다를 바 없는 직업인"으로 전락할 것이라고 충고했다. "생명은 하느님이 창조한 것인데 어찌 자동차 정비사 자격증이나 다를 바 없는 자격증으로 청진기를 댈 수 있겠느냐"고 의사들을 질타한 뒤 "무상하고 부질없는 행동이었다고 통회할 날이 올 것"이라고 감히 예언을 한다고 밝혔다.

박 신부는 교사와 의사는 성직자와 같으며 성직자는 돈과 멀수록 몸과 마음이 건강하고 명예롭고 빛나는 삶이 된다며 의사들이 너무 돈에 집착하지 말 것을 호소했다.

그리고 세 차례의 전국 규모의 의사 파업을 지켜보면서 국민 앞에 사죄하는 사제로서의 기도이면서 동시에 나름대로의 결론에 이른 것을 정리하면서 글을 마무리했다.

"진정한 건강 사회로 가기 위해서는 의료 공(公)개념이 필요하구나, 사람답게 사는 세상이 되기 위해서는 출산에서 임종까지 의료사회주의가 필요하구나, 의대는 국비로 운영되고 의사는 공직자 신분이어야겠구나, 우선 그 흔한 공적 자금으로 보건소를 종합병원 이상으로 확충하고 지방자치단체마다 큰 병원을 지어 진료 파업이라는 푸닥거리에도 흔들리지 않는 진정한 '국민 의권'을 쟁취해야겠구나, 그래야 사회보장이 서고, 우리 교회도 병원 운영은 국가에 맡기고 정신세계 건설에 전념할 수 있겠구나, 하고 말입니다."

박 신부가 내린 결론은 많은 선진국들이 이미 실천하고 있는 것이다. 이런 결론을 낸 것을 보고 그는 의료가 어떤 성격을 띠어야 하는지에 대해 상당한 공부를 한 사람이거나 의사 파업을 지켜보면서 많은 고민을 한 사람으로 보인다. 아마 이런 결론에 대해 가장 알레르기 반응을 보일 집단은 의사일 것이다. 의료 공개념을 싫어하고, 공공 의료기관이 확충되는 것을 결사 반대할 집단이 의사들이다. 의사들에게는 오로지 의사밖에 보이지 않는다. 그들에게 국민은 단지 돈벌이 수단에 지나지 않기 때문이다.

박기호. 그는 한 명의 사제 자격으로 이런 글들을 기고했지만 그래도 성직자 가운데 국민의 고통과 어려움을 진정 알고 이를 실천하려 애쓰는 사람이 있다는 것을 많은 사람들에게 보여주었다. 그가 어떤 삶을 살아왔는지, 어떤 얼굴을 한 사람인지는 모르지만 그를 생각하며 찬송가를 매일 부르고 싶다. 그리고 그의 소망이 이루어지도록 함께 기도하고 싶다. 이 글을 읽는 모든 이들도 잠시 짬을 내 그가 말한 '국민 의권', 다시 말해 국민 건강권이 보장될 수 있는 사회를 만들어가기 위해 모두 기도하자. 의사들의 어떤 협박과 압력에도 굴하지 않고 진정으로 국민이 의료에서 주인이 되는 세상을 만들기 위해 몸을 바치겠노라고.

박 신부의 혼이 깃들인 칼럼을 읽지 않은 이들을 위해 여기 다시 소개한다.

이 시대의 징표 '집단췌己'

시대마다 사람들이 추구하는 바가 있는데, 그 이면을 보면 사회적 해결 과제를 동시에 담고 있다. 가령 보릿고개 넘기가 버거웠던 시절에는 경제 문제 해결이 시대적 과제였다. 해방과 자유를 추구했던 식민과 군사독재의 시절에는 민주화가 시대의 과제였다. 사상 처음으로 기억되는 의사들의 파업은 우리 시대의 징표와 과제가 무엇인지 성찰케 해준 화두였다. 죽어가는 생명 앞에서 단호하게 가운을 벗어놓고 구호를 외치는 모습은 이 시대가 이기주의의 극치에 있음을 보여주는 징표다.

이기주의는 공동체의 파괴를 가져온다. 그것은 생태 환경 파괴로 나타나는 소비주의와 함께 죽음으로 가는 마차의 두 바퀴이다. 왜곡된 경제 성장과 산업화는 우리 사회의 전통적 덕목들을 해체시켜버렸다. 정치인에게서 지사정신을 볼 수 없고, 학자에게서 선비정신을 볼 수 없고, 기업인에게서 장인정신도 기업윤리도 볼 수 없고, 교육자에게서 사도를 볼 수 없고, 성직자에게서 모성애와 도덕적 압력자의 모습을 볼 수 없다. 의사들에게서 인술을 볼 수 없음도 물론이다.

우리는 오랜 대결의 세월을 살아왔기 때문에 시위나 파업이란 말이 낯설지 않다. 그래서 웬만한 불편함에도 관대했다. 그들의 요구에 대해 어느 정도 도덕적인 공감대를 갖고 있었기 때문이다. 이제 풍요를 누리고 정치적으로 민주화가 되었다.

그래서 새로운 풍경들을 보게 되니 중산층들의 시위가 그것이다. 독재시대에 민주화를 외치던 젊은이들이 분신과 의문사로 죽어갈 때 소리 한번 못 지르거나 좌경, 혼란 운운하던 계층들이 무서운 용기와 결속으로 나서고 있는 것이다.

이번의 진짜(?) 사회적 혼란을 보면서 생각했다. "그런 대로 말썽 없던 의약제도에 왜 손을 대 혼란을 자초한 걸까?". 그러나 내 책상 서랍만 보아도 그렇지만, 약 봉지와 연고들이 쌓여 있지 않은 집이 없다.

후손을 위한 건강사회를 위해서도 의약분업을 지지할 수밖에 없다. 그런데 왜 실시도 해보기 전에 의사들이, 또 다음엔 약사들이 번갈아 반란을 일으키는 것일까. 경제적, 사회적으로 중·상류층에 속하는 이들인데 찾아오는 환자를 돌려보낼 만큼 절박한 이유는 솔직히 수익성일 게다. 돈말고 무엇인가?

한한 갈대도 꺾지 않고 꺼져가는 심지도 끄지 않은 치유자 예수의 십자가는 로마 총독과 예루살렘 종교지도자들, 그리고 성전 상인조합의 합작품이었다. 자신들의 밥그릇을 위협하는 것만은 용납할 수 없었던 단호함이 메시아를 처형한 것이다. 의·약사들의 어떤 명분과 주장에도 국민들 눈에는 밥그릇 싸움 이상은 아니다. 자신들의 몫을 뺏기지 않기 위해 환자를 십자가에 못박은 것이다.

생명은 하늘로부터 왔다. 그래서 진료를 거부하는 것은 하늘을 거부하는 것이다. 중국과 북한 같은 사회주의 국가에서 의료인들의 수입은 유치원 교사와 같은 등급이다. 한약분쟁도 의사들의 파업도 없다. 사회주의가 추구하는 것이 '인간'이요, 의약인의 소명은 병을 낫게 하는 일이기 때문이다. 우리가 북한보다 잘산다고 우쭐댈 것도 없다.

파업 의사들의 모습은 우리 모두의 얼굴이기도 하다. 끝을 모르고 치닫는 소비와 이기주의로 이제 사회가 위기에 처해 있음을 드러내는 시대의 징표다. 이대로 간다면 돈과 물자는 넘치되 인간은 없는 흉물스런 종말을 향해 갈 뿐임을 보여준다. 이제 소비를 행복으로 삼는 자본주의적 가치관을 수정하고, 무엇보다 의료와 교육만은 완전 무상의 정책을 추구해야 할 때이다.

그래도 절망하지 않는다. 의사들의 파업중에도 인술을 베풀고 있던 의사들에게서 희망을 보기 때문이다. 소비주의를 거슬러 생활의 불편함을 받아들이고, 이기주의를 거슬러 공동체를 먼저 생각하는 이들을 발견할 수 있기 때문이다. 껍데기는 가고 알맹이들이 역사를 주관하는 아름다운 시대가 오기를 기도한다.

— ≪경향신문≫ 2000년 6월 26일자

'의사님들! 간절히 호소합니다'

　의사님들께서 3차 대파업을 감행하고 있습니다. 그 동안의 파행적 진료만으로으로 돌려야 하는 건지, 우리 사회의 잔혹한 현실에 슬픔과 분노가 교차합니다. "가톨릭 교회가 운영하는 병원은 아니겠지……" 하고 성모병원을 찾는 이들의 실망과 허탈한 발길을 생각하면서 사제의 한 사람으로서 참담한 마음 함께하며 병환중인 분들과 그 가족, 타종교인, 그리고 모든 국민들께 무릎 꿇어 진심으로 사죄를 드립니다.

　우리가 따르는 예수님은 신분과 귀천을 불문하고 무상의 치유를 베푸신 분이었기에 치유의 증거 사업으로 여겨온 병원이 세속의 병원과 대조성을 보여주지 못했음을 사죄합니다. 병환으로 고통받는 이들에게 치유가 아닌 화병의 합병증만 키워드렸습니다. 성모병원 의사라고 모두 신앙인으로 구성된 것은 아니라고 변명하지 않겠습니다. 하느님보다는 돈을 섬기고 이기심의 용맹이 창궐한 현실에 정부도 꼼짝 못하는데 교회인들 어떻게 하느냐고 변명하지 않겠습니다. 진심으로 회개하고 죄진 몸에 자비를 빌며 그리스도의 교회로서 세상의 빛과 소금으로 거듭날 수 있기를 소망할 뿐입니다. 병원 신세를 유독 많이 지신 모친과 저는 아플 때마다 예수님의 치유 기적을 재현시켜 주시는 의사님들을 아직도 존경합니다. 그래서 함께 회개하기를 간절히 권고합니다.

　의(醫)는 '고칠 醫'이되 '고장 수리 정비사(士)'라 하지 않고 '醫-師'라 부르는 이유는 '하느님의 생명을 돌보는 자'이기 때문입니다. 그래서 파업의들의 화려한 명분과 주장도 공허하게만 들립니다. 파업의 성공은 무엇입니까? 고수익 보장! 그리고 '의사는 정비사!' 외에 아무 것도 얻지 못할 것입니다. 고장 수리 정비사의 자격으로 어찌 감히 하느님의 숨결에 청진기를 댈 수 있겠습니까? 저는 감히 예언합니다. "무상하고 부질없는 행동이었다고 통회할 날이 올 것입니다." 의사님 여러분! 물러서십시오. 환자를 떠나면 존재이유가 없습니다. 수입이 줄어든다면 그만큼을 환자들의 신뢰와 국민들의 존경심과 의사의 명예로

채우십시오. 수익이 줄었다 해서 승용차도 못 굴릴 의사님은 없을 줄 압니다. 병원이 약국과, 의사가 약사와 어찌 대등해야 하는지, 수학 기간이 반드시 수익성으로만 환산되어야 하는지 이해할 수 없습니다. "이기주의로 매도한다"고 분노하지 마십시오. 충분히 그렇게 보였고 파업이 그것을 해명해주지 못했습니다. 직업윤리와 소명의식에 투철하신 분들께는 죄송스러운 말씀입니다만, 여태껏 의료사고에 대하여 "내 잘못이다"고 말하는 의사 한 명 본 적이 없고, 약국은 "국민 건강" 외치면서 담뱃가게도 겸해 매상을 올리고, '민족의학' 내세우면서 돈 안 되는 침술보다는 보약에만 신경 쓰고…… 국민들은 누구에게 치유와 건강을 의지해야 합니까?

교사와 의사는 성직자라고 생각합니다. 성직자는 돈과 멀수록 신원이 건강하고 명예롭고 빛나는 삶이 됩니다. 간절히 호소합니다. 성스러운 직무에 즉시 복귀하고 새 마음으로 출발해 주십시오. 국민들은 그런 결단을 기다리며, 그에 감사하고 여전히 신뢰하며 존경할 마음과 미련을 가지고 있습니다. 저는 지금까지 일련의 분쟁과 파업을 지켜보면서 잡념 망상에 빠진 적이 있습니다. 진정한 건강 사회로 가기 위해서는 의료 공개념(公槪念)이 필요하구나, 사람답게 사는 세상이 되기 위해서는 출산에서 임종까지 의료사회주의가 필요하구나, 의대(醫大)는 국비로 운영되고 의사는 공직자 신분이어야겠구나, 우선 그 흔한 공적 자금으로 보건소를 종합병원 이상으로 확충하고 지방자치단체마다 큰 병원을 지어 진료 파업이라는 푸닥거리에도 흔들리지 않는 진정한 '국민 의권'을 쟁취해야겠구나, 그래야 사회보장이 서고, 우리 교회도 병원운영은 국가에 맡기고 정신세계 건설에 전념할 수 있겠구나, 하고 말입니다. 이는 망상을 넘어 국민 앞에 사죄하는 사제로서의 기도이기도 합니다.

— ≪경향신문≫ 2000년 10월 27일자

31
한국 의사들이 힘센 다섯 가지 이유

인간 세계에서도 통하는 정글의 법칙

약육강식이 지배하는 동물의 세계에서는 힘이 센 놈만이 살아남는 정글의 법칙을 따른다. 우리나라에서 가장 힘이 센 이익집단을 꼽으라고 하면 아마 의사들의 단체인 대한의사협회일 것이다. 몇 차례의 전국적인 동시 파업으로 전국민을 공포에 떨게 했다. 의사들의 진료를 제때 못 받아 숨졌다고 환자 가족들이 주장하는 일이 곳곳에서 벌어졌다. 암 환자 등 수많은 환자들이 제때 수술이나 치료를 받지 못해 건강이 악화되거나 돌이킬 수 없는 단계에 이르렀다고 불평을 털어놓기도 했다.

이처럼 나라를 뒤흔든 불법 집단행동을 하고도 그 우두머리인 김재정 당시 대한의사협회 회장은 불법 시위를 주도한 혐의로 구속되기는 했지만 얼마 지나지 않아 풀려났다. 그러자 그는 곧장 대정부 규탄 의사집회에 참석해 의사들의 집단행동을 부추기는 발언을 하고 다녔다. 나머지 주동자들이나 휴업과 파업을 진두지휘한 간부 가운데 상당수도 마찬가지로 풀려났다. 그리고 전공의들이나 의권쟁취투쟁위원회, 의사협회 등은 신상진 의쟁투 위원장의 석방을 요구했으며 몇몇 동료들과 함께 무조건 풀어내지 않으면 계속해서 (국민의 생명을 담보로) 파업 투쟁을 벌이겠다고 외쳐댔다. 이들이 무서웠든지, 아니면 하루빨리 의사 파업을 풀어보기 위한 사전 화해 몸짓이었는지 몰라도 신상진 위원장마저 보석으로 풀어주었다. 이뿐 아니라 의사 파업을 이끌었던 전국 시·도 의사협회 지도부를 보건복지부 등이 고발했지만 이들에게는 엄한 처벌이 이루어지지 않았다. 만약 노동자들이 이런 파업을 벌였으면 아마 적어도 수십 또는 수백 명이 감옥에 갔을 것이고 지도부는 몇 년간 감방생활을 했을 것이다.

국민 가운데는 왜 DJ 정권이 의사들에게 발목을 잡혀 맥을 못 추는가 하고 의아해하는 사람들도 많을 것이다. 앞으로 있을 대통령선거 때 민주당이 재집권하기 위해서인가, 아니면 2002년 6월 지방자치선거 때 의사들의 표를 의식해서인가, 아니면 의사들이 정치자금을 대는 돈줄이기 때문인가라고 말이다. 나중에 노벨 평화상을 받기는 했지만 의사들이 파업을 한창 벌이고 있을 때인 2000년 여름, 시중에 "의사들을 심하게 다루면 노벨상을 타지 못할까 봐서 의사들을 강하게 다루지 못한다"는 등 별의별 이야기가 사람들의 입에 오르내렸다.

의사가 힘이 센 것은 세계적인 현상

동서고금을 막론하고 의사는 사람의 생명을 다루는 직업이어서 왕이나 황제도 이들을 함부로 대하지 않았다. 신분의 귀천이 없어진 — 인도 등 일부 국가에서는 아직 실질적인 계급제도가 남아 있기는 하지만 — 오늘날 의사가 사회에서 누리는 지위는 엄청나다.

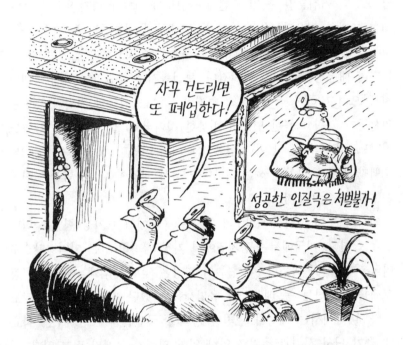

정부가 의사 파업에 쩔쩔매고 그들에 대한 세무조사도 철저하게 하지 않는
데는 그만한 이유가 있다.

의사들이 이처럼 오랫동안 국민의 생명을 담보로 한 파업을 벌이고도 감옥에 가는 사람도 거의 없고, 모든 의사들을 대상으로 세무조사를 엄격하게 벌이면 적어도 몇천억 원 또는 1조 원이 넘는 탈세액을 세금으로 더 거둬들일 수 있을 텐데도 정부가 그렇게 하지 않는(못하는)데는 그만한 이유가 있다. 이런 이유 때문에 대통령도 두 손을 들고 의사들에게 양보를 했다. 하지만 의사들은 이것으로는 성에 차지 않는다며 대통령을 코너로 몰아갔다. 보건복지부 장관과는 아예 상대하지 않으려고 하며 국무총리도 허깨비로 보는 이들의 자만과 오만은 의사들이 가진 독특한 면에서 비롯한 것이라고 볼 수 있다. 그 어느 집단도 감히 의사들의 이런 힘을 흉내내기 어렵다. 노동자 수십만 명, 수백만 명이 총파업을 하는 것보다도 의사 파업이 더 큰 힘을 발휘하는 이유를 살펴보자.

의사들은 어느 나라(사회주의 국가는 제외)에서나 가장 힘있는 집단으로 꼽힌다. 미국에서는 정치권에서 가장 영향력 있는 이익집단으로 미국총기협회를 꼽는다. 이 협회의 회장은 영화 <십계>에서 주인공 모세를 연기하는 등 배우로서 유명세를 날렸던 찰턴 헤스턴이 맡고 있다. 미국에서는 해마다 엄청난 충격을 국민들에게 안겨주는 학교 내 총기 난사 사건과 총기로 인한 인명 피해가 문제가 되고 있다. 심지어는 직장이나 대학교, 중·고등학교뿐만 아니라 초등학교에서도 총기 난사 사건이 심심찮게 일어나 심각한 사회문제로까지 번지고 있다. 그때마다 총기 규제를 외치는 목소리가 높지만 총기협회는 총기를 가진 많은 국민들과 이 총기로 돈벌이를 하는 많은 회원들이 막강한 돈으로 정치적 로비를 벌여 이런 여론을 잠재운다. 마찬가지로 미국 사회에서는 의사 집단도 돈을 가장 잘 버는 집단에 속한다. 또 총기협회 다음으로 힘있는 집단으로 의사협회를 꼽고 있다. 시민단체들이 의사 가운데 강간범이나 의료법 위반을 저지른 사람의 명단을 입수해 공개하고 싶어도 의사협회의 로비로 법원이 이를 공개하지 않아 문제가 되기도 하는데 이는 의사집단이 가진 힘 때문이다.

집단 구성원의 공통 이익을 증진하기 위해 만들어진 이익집단이 자신들의 이익과 직결되는 문제와 관련해 의견을 드러내고 자신들의 이익을 위해 정부에게 요구하는 것은 민주주의 사회에서 필요한 일이다. 당사자가 아닌 제3자가 이를 대신하게 되면 주장 내용을 정확하게 파악하기도 어려울 뿐더러 그 내용을 고의적으로 왜곡시킬 수 있기 때문이다. 그러나 이익집단이 정책 과정을 크게 지배하는 것은 그 나름대로 문제점이 있다.

이 문제점을 한마디로 간추리면 국가적, 사회적 관점에서 당연히 우선돼야 할 이익들을 정책에서 우선 순위에 놓는 것이 아니라 현실에서 이익집단이 지닌 정치적 힘의 크기에 따라 이런 우선 순위가 결정되도록 내버려둔다는 점이다. 이런 방치의 결과는 구체적으로 보면 개별적 특수 이익이 전체적 공공 이익을 침해하거나 강력한 힘을 지닌 이익집단이 사회적 약자를 희생시킨다는 두 가지로 요약할 수 있다.

첫째, 소수 구성원을 지닌 이익집단이 대중의 희생 위에 자신들의 특수 이익을 증진하는 경우가 많다. 우리나라 의사들의 집단행동도 이런 경우에 속한다고 볼 수 있다. 물론 의사들은 잘못된 의약분업과 의료제도 때문에 지금까지 자신들이 '참 의료'를 하고 싶어도 못했으며 이런 '참 의료'를 제대로 시행하기 위해서는 지금의 의약분업제도를 뜯어고쳐야 한다고 여긴다. 그래서 이들은 독재정권과 정권이 길들인 언론에 의해 왜곡된 정보를 바탕으로 국민들이 자신들을 비난하고 있으므로 언젠가는 자신들의 행동이 오히려 정당했다고 국민들이 평가할 것이라고 믿고 있다.

둘째, 강한 이익집단이 약한 이익집단을 희생시키는 경우를 문제점으로 지적할 수 있다. 의사들의 잇따른 막가파식 파업과 값비싼 외국

제약회사 오리지널 약 처방 남발로 중소 제약회사와 일부 동네 약국 등이 경영 위기에 놓이는 등 문제가 되고 있다. 그리고 아직 집단적인 힘의 표출이나 의견 표명이 어려운 일반 대중들은 건강보험료를 더 내야 하고 자신의 호주머니에서 의료비를 더 많이 지출해야 하지만 그러고도 질이 높은 진료는 기대할 수 없는 형편에 있다.

강한 이익집단이 사회적 약자 희생시켜

왜 의사 집단의 강력한 집단 저항 앞에 국가나 국민, 시민단체, 그리고 다른 이익집단, 즉 한국노총과 민주노총, 간호사 집단, 약사 집단 등은 무기력한 것일까. 정책학자 또는 행정학자들은 이익집단이 힘을 가지는 정도가 다섯 가지 요인에 의해 이루어진다고 분석하고 있는데 의사 집단이야말로 이 모든 요인을 두루 갖춘 전문 집단이다.

첫째, 이익집단의 경제력(재정력)을 가장 중요한 요인으로 본다. 의사 집단은 그 어느 집단에 견주어도 돈을 많이 버는 쪽에 속해 있으며 이번 파동의 가장 근원적인 이유도 의사들의 수입 문제였다. 의료의 왜곡이나 약사들의 임의 조제 근절, 의료제도 개선 등을 주장하는 것도 그 뒷면에는 수입이 관련되어 있다. 이들이 파업 기금으로 회원 1인당 낸 돈은 일반인들의 상상을 뛰어넘는 엄청난 액수인 것으로 전해지고 있다. 파업이 끝난 뒤에도 의사들의 집단 이익을 위해 50억 원을 특별히 따로 모으자는 제안이 한때 나오기도 했다. 베트남 전쟁 때 한국군으로부터 억울하게 피해를 입은 베트남인을 위해 병원을 건립하자며 한 신문사에서 펴내는 시사주간지가 1년간이나 성금 모금을 했으나 모인 돈은 고작 1억 원 안팎이었다. 아마 여기에 돈을 낸 의사들은 얼마 되지 않을 것이다. 하지만 자신들의 기득권을 지키기 위한 투쟁에는 이보다 몇만 배나 더 많은 돈을 내는 것이다. 기존의 의사협회 직원과 간부가 아닌 임시 조직인 의권쟁취투쟁위원회(이하 '의쟁투'라 표기함) 상근위원들에게 1년 넘게 1인당 월 600만 원 이상의 월급(활동비)을 주어온 것으로 확인됐으며 신상진 당시 의쟁투 위원장에게는 활동비 등을 포함해 월 1,000만 원 가량의 돈을 지급해온 것으로 드러났다. 그리고 의사 집단은 이런 막강한 자금력을 바탕으로 정부 수립 이후 가장 오랫동안 가장 많은 광고비를 들여 엄청난 의견 광고를 쏟아냈으며 파업이 끝난 뒤 1년이 지난 지금도 심심찮게 주장성 또는 의견 광고를 내고 있다. 광고업계에서는 의사들이 지금까지 광고에 들인 돈만 100억 원에 가까울 것이라는 분석도 나오고 있다.

둘째, 이익집단 자체나 이익집단 구성원의 사회적 명성이 높으면 이들의 주장이 많은 사람들에게서 쉽게 받아들여질 수 있으며 그 집단의 영향력은 강해진다. 의사 집단도 구성원들 가운데 국회의원, 대학총장, 대학교수 등이 많아 사회적 명성이 높다. 따라서 이들의 주장이 합리적이고 웬만하면 많은 사람들이 쉽게 받아들일 것이다. 하지만 이번 의약분업과 관련한 이들의 주장이 정치권과 정부, 시민단체, 언론 등에 의해 받아들여지지 않았던 것은 이들의 주장이 지나치거나 비합리적이라는 것을 반증하는 것이다. 이들 주장 가운데 일부를 정치권이 수용해 법(약사법)을 개정한 것은 이들의 주장이 합리적이어서가 아니라 국민의 생명을 담보로 한 끈질긴 휴업 투쟁으로 생긴 사회적 갈등을 하루빨리 완화하기 위한 타협과 절충의 산물로 볼 수 있다.

셋째, 정책 결정자와 친밀한 관계를 유지하고 있으면 정책 결정에 영향력을 행사할 수 있다. 의사들은 대통령 주치의뿐만 아니라 장관이나 국회의원들의 주치의로 활동하고 있으며 사회의 상류층을 형성하고 있다. 의사 집단은 고교 동창이나 형제자매, 친척 가운데 정책 결정에 관여하거나 힘을 발휘하는 자치단체장, 관료, 언론인, 정치인 등이 많아 변호사 집단과 더불어 정책 결정에 가장 큰 영향력을 발휘한다. 2000년 6월 1차 전국 동시 휴업 투쟁 때 보건복지부가 지방자치단체에 공문을 내려보내 휴진 철회 명령을 어기는 의료기관을 고발해줄 것을 촉구했으나 당시 문을 닫은 1만여 의료기관 가운데 고발을 당한 곳은 한 군데도 없었다. 이는 그 지역 유지로서 막강한 영향력(자치단체장 선거 때 위력을 발휘할 가능성이 있음)을 행사하는 의사들을 자치단체장이 고발해 구속 또는 불구속 입건토록 만들 경우 평생 원수가 되고 그렇게 되면 자신은 물론이고 그 가족들이 진료를 받는 데에도 불이익이 생길 수 있다는 판단에서 중앙정부의 명령을 무시한 것으로 분석할 수 있다. 한마디로 이들 자치단체장과 자치단체 간부, 그리고 의사들은 그 지역을 이끌어가는 유지(옛날의 호족)이며 이른바 같은 이너서클 멤버라고 할 수 있다.

넷째, 집단 규모가 클수록 힘이 강하다. 의사들의 숫자는 간호사 집단을 제외한 약사, 치과의사, 한의사 등 다른 보건의료인보다 숫자가 많다. 따라서 이들이 단체행동을 하게 되면 사회가 받는 충격이 크다. 이들의 진료 거부나 휴업은 단순히 국민이 불편한 정도를 넘어서 생명을 좌지우지할 수 있으며 멀쩡하게 될 수 있는 사람을 불구로 만들 수도 있다.

다섯째, 집단의 응집성이 강하면 강할수록 힘이 크다. 의사 집단은 전공의, 전임의, 일반의, 전문의, 봉직의 등 근무 형태가 다양하고 연령층도 20대에서 80대에 이르기까지 스펙트럼이 매우 넓어 애초에는 응집성이 약할 것으로 봤다. 2000년 이루어진 일련의 의사 파업에서 전국 병·의원의 동참률이 93%에 이르는 등 그 어느 집단보다도 응집성이 강한 것으로 나타났다. 필자가 잘 아는 보건복지부 한 고위 간부도 의사들이 이렇게 세게 나올 줄을 미처 몰랐다고 한다. 사실

의사들이 이렇게까지 성공적인 파업 결속력을 보일 줄은 의사 자신들도 몰랐을 것이다. 처음에는 개원의들이 파업을 주도하고 나중에는 그들이 그만하고 싶어해도 이미 가속 페달을 세게 많이 밟아 너무 멀리 가버려 되돌아오기 힘든 다리를 건너버린 셈이다. 이들이 왜 이처럼 예상과 달리 강한 응집성을 발휘하게 됐는가는 전문가들의 정밀 분석이 필요할 것으로 보인다.

이런 다섯 가지 요인으로 분석한 힘을 두루 가진 집단은 의사가 유일하다. 언론인이나 변호사가 일제히 파업을 한다고 해서 피를 심하게 흘리는 교통사고 환자의 목숨이 위태로워지는 것은 아니다. 하지만 의사들이 이런 엄청난 무기로 쓸 수 있는 특성을 지녔다고 해서 이를 과시하는 것은 제 무덤을 파는 것이다. 의사들을 먹여 살리는 것은 결국 국민이며 국민들과 아픔을 함께할 때만이 진정한 의사의 길을 갈 수 있기 때문이다.

32
한국 의사에게 토론은 없다

의사들의 막말로 가득 찬 인터넷 사이트 토론

20년 가까이 의사들과 접촉해왔지만 주제가 의료에 관한 것이든 의학적인 내용이든, 사회 또는 정치적인 내용이든 토론할 기회는 거의 없었다. 주로 이들로부터 일방적인 의료 정보 또는 의학 정보만 듣고서 이를 쉽고 충실하게 기사로 전달할 뿐이었다. 그 동안 의료 문제는 매우 중요하면서도 사회의 중요한 이슈로 거의 다루어지지 않았고 이 때문에 방송사들이 다루는 토론 프로그램에서도 찾아보기 어려웠다. 가뭄에 콩 나듯이 가끔 의료와 관련한 이슈가 토론 주제가 된 적도 있지만 일회성이거나 국민적 관심을 끌지는 못했다. 그리고 몇 년 전만 해도 인터넷이 널리 보급되지 않아 사이버상 토론도 거의 없었다.

하지만 최근 2, 3년 전부터 문화방송, 한국방송, 서울방송, 교육방송 등 각 공중파 방송사는 물론이고 신문사들이 운영하는 인터넷 뉴스 사이트와 의료 관련 단체들이 운영하는 홈페이지에서 각종 의료

현안과 관련한 토론이 활발하게 벌어지고 있다. 의약분업 문제가 본격적으로 불거지기 시작한 1999년부터 건강보험 재정 문제로까지 불길이 번진 2002년 현재까지 의약분업, 의사 파업, 건강보험과 관련한 토론은 엄청난 국민적 관심을 모았다. 대한의사협회, 대한약사회, 인도주의실천의사협의회, 건강사회를 위한 약사회 등 직접적인 이해 당사자인 의약 관련 단체들의 사이트는 물론이고 <인터넷한겨레> 등에서는 하루에 수백 건이 넘는 토론 글이 올라와 공방을 벌였다. 공중파 방송사들도 이들 주제와 관련해 서너 차례 이상씩 토론을 벌여왔다. 같은 주제를 두고 몇 차례씩, 그것도 그리 긴 시차를 두지 않고 토론을 벌인 경우는 매우 드물다. 뿐만 아니라 각종 모임에서나 술자리, 식사자리에서도 의사 파업이나 의약분업과 관련한 논쟁이 끊이질 않았다. 필자도 한 방송사가 의약분업을 주제로 다룬 생방송 토론 프로그램에 토론자로 참여한 적이 있다. 그리고 정부 관계자와 의료 관련 단체 대표, 그리고 보건의료 전문가, 시민단체 대표, 언론인 등이 참여한 의약분업실행위원회 등 의약분업 관련 위원회나 공청회 등을 통해 여러 차례 의사 대표 또는 의사들과 토론할 기회가 있었다.

이런 토론회가 끝난 뒤, 그리고 인터넷 사이트에서 의사나 약사, 그리고 일반 국민들이 주고받는 말과 글을 듣고 보면서 내린 결론은 의사들과의 토론은 정말 힘들다는 것이다. 너무나 일방적인 이야기만 하거나 심지어는 욕설과 함께 허위 사실을 사실인 양 말하기 때문이다. 수십만 명 또는 수백만 명이 지켜보는 텔레비전 토론 프로그램에서도 눈 하나 깜짝하지 않고 허위 사실을 말하기도 한다. 인터넷 사이트 토론에서 "요즘 의사들은 자녀 과외시키기도 힘들다"거나 "아무리 열심히 일해도 간호사 봉급이나 병·의원 임대료 주기도 어렵다"는 주장은 엄살성 허위 사실이어서 애교로 봐줄 수도 있겠지만 "아니꼬우면 당신이 의사 해", "의사 되려고 중·고등학교 때부터 20년 가까이 얼마나 코피를 쏟으며 노력했는지 알기나 해"와 같은 의사들의 막무가내식의 말은 읽는 사람의 자존심을 팍팍 긁어놓는다. 그리고 의사들의 마음에 들지 않는 글을 써 올리는 사람이 있으면 "너 같은 사람은 치료해주고 싶지도 않으므로 아파도 의사를 찾을 생각 마라", "수십 명, 수백 명이 아니라 수만 명, 수십만 명이 더 죽어야 의사가 소중한 줄 알 것이다. 지금 의사 파업으로 겪고 있는 것은 단지 서막에 불과하다. 더 뜨거운 맛을 국민들이 봐야 의사들의 주장에 귀를 기울일 것이다"라는 막말까지 해댄다. 이런 주장을 접하면 온몸을 부르르 떨게 된다. 쌍시옷이 들어가는 욕설은 거의 매일 인터넷 게시판에 올랐다.

한국 의사들은 생활고에 시달린다?

왜 의사들은 성숙한 자세로 토론을 벌이지 못하는 것일까. 그 이유로 몇 가지를 꼽을 수 있다. 첫째, 애초부터 주장이나 행동이 잘못됐기 때문에 이를 설득력 있게 말하지 못한다는 점이다. 생각과 행동이 진실하다면 아무리 어눌한 말솜씨와 글 솜씨라도, 또 토론 경험이 없더라도 이들이 하는 말을 국민들이 진술하게 받아들일 수 있다. 의사는 기자나 문필가도 아니다. 더군다나 대중을 상대로 연설을 하는 정치인은 아니기 때문에 맛깔 나는 문장력이나 청중을 휘어잡는 화술을 발휘하기란 쉽지 않을 것이다.

정말 많은 의사들이 자녀들의 과외를 시키지 못할 정도로 낮은 건강보험 수가에 허덕여왔다면 자신들의 스물네 시간과 일 년 열두 달 생활을 있는 그대로 르포식으로 이야기하면 될 것이다. 대한민국 의사 열 명 중 다섯 명, 아니 한두 명이라도 만약 이처럼 빈곤한 생활

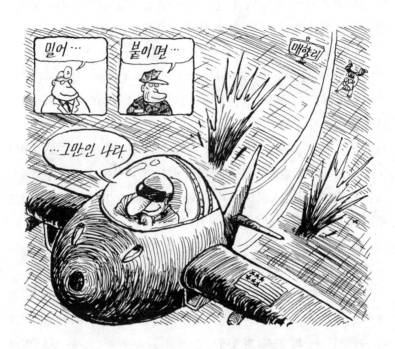

의사들의 일방적인 자기 주장과 막무가내식 행동은 의료 개혁의 걸림돌이다.

을 하고 있다면 국민들은 정말 미안한 생각을 갖고 오히려 정부에 건강보험 수가를 올려주자고 건의하거나 시위를 벌이지 않을까. 나는 대한민국 국민들이 그런 정도의 양식은 있으리라고 생각한다. 국민들이 집단적 모임을 갖고 이런 일을 하기가 쉽지 않다면 적어도 시민단체들이 나서서 이런 일을 해야 하지 않을까.

하지만 의사들은 광고나 말로만 "의사들이 정말 어렵다"고 했지 실제 이런 의사들이 몇 명이나 되는지, 왜 이런 일이 벌어지는지에 대해서는 입을 다물었다. 이는 한마디로 생활고에 허덕이는 의사들을 거의 찾아보기 어렵기 때문일 것이다. 그리고 생활고에 허덕이는 의사가 거의 없는 데도 그런 것처럼 허위 선전해 동정표를 얻고 정부의 무능을 탓하며 국민들로 하여금 의료비를 더 내도록 하기 위한 '파렴치한 전략'이 아닐까. 심지어 그들은 한 달에 100만 원의 순수익도 못 올리는 의사가 상당수 된다고 주장한다. 과연 그런 사람이 있을까. 있다면 그들은 어떤 사람들이며 과연 몇 퍼센트나 될까. 의사협회가 분명히 국민 앞에 밝혀야 할 것이다.

의사들이 제대로 된 토론을 벌이지 못하는 두번째 이유는 도제 식 교육만 받아와 토론 문화에 익숙하지 않다는 것이다. 의사들이 의대나 수련의·전공의 교육 과정에서 도제식 교육을 받는다는 것은 일반 국민들에게도 잘 알려진 이야기이다. 우리 사회에서 도제식 교육을 받은 사람은 의사뿐만 아니라 기자를 비롯한 전문가 집단에도 많다. 도제식 교육의 특징 가운데 하나가 가르치는 스승(또는 선배)과 대등한 관계에서 대화를 하기 힘들다는 것이다. 군대를 다녀온 사람은 잘 알겠지만 신참들이 고참에게 이것저것 묻거나 명령에 대해 이의를 제기하면 "까라면 까"라고 말한다. 이런 사고방식이 도제 교육의 밑바탕에 깔려 있다. 의과대학에서는 "당신의 말이나 주장에 대해 이렇게 생각한다"고 논리적으로 말하는 교육을 거의 배우지 않는다. 사회에서 더불어 살아가는 자세, 돈은 많이 못 벌어도 보람으로 먹고사는 철학, 해서는 안될 일은 결코 해서는 안된다는 윤리 등을 사실상 교육받지 않는다. 사실 제대로 된 교육을 받는다고 해도 이를 몸으로 실천하기란 쉽지 않다. 사회에서는 온갖 유혹이 도사리고 있으며 처자가 딸리거나 가정을 꾸리고 난 뒤에는 젊은 시절의 순수한 정신을 지탱하기가 쉽지만은 않다.

우리나라 대학에서는 의과대학이든, 문과대학이든, 이공계 대학이든 토론 수업이 거의 없다. 심지어는 대학원에서도 토론이 제대로 이루어지지 않는다. 그래서 상대방이 무엇을 말하는지 핵심을 파악하고 상대방의 의견을 존중해주면서 그 허점을 날카롭게 파고들거나 조리 있고 논리적으로 간결하게 자신의 주장을 펴야 하는 데도 그렇게 하지 못한다. 심지어는 논객이라고 일컬어지거나 대학에서 학생들을 가르치는 교수 등도 텔레비전 토론 프로그램에 나와 자기 이야기만 잔뜩 늘어놓거나 상대방이 A에 대해 이야기하고 있는 데도 엉뚱하게 B에 대해 이야기를 하는 일이 벌어져 시청자들의 눈살을 찌푸리게 만들 때가 종종 있다. 이 때문에 어쩔 줄 몰라 쩔쩔매는 사회자를 보고 정말 안쓰러운 생각과 함께 '대한민국에서 토론 문화를 보기가 쉽지 않겠구나' 하는 생각을 하기도 한다.

33
의사와 약사의 담합
공공의 적

의사와 약사의 담합 적발 어렵지 않아

의약분업을 하기 전에 가장 우려했던 부분은 의사와 약사의 담합, 약사들의 임의 조제, 그리고 의사들의 과잉 비보험 진료 등이었다. 그리고 의약분업을 시작한 지 1년 반이 훌쩍 지난 지금 이 모든 우려는 현실로 나타나고 있다. 드러내놓고 담합을 하거나 임의 조제를 하는 병·의원과 약국은 갈수록 줄어들고는 있지만 아직도 많은 병·의원과 약국에서 은근슬쩍 비도덕적이거나 불법적인 행위가 이루어지고 있다. 의원과 나란히 붙어 있는 약국에서는 일반인들이 약국에서 그냥 구입할 수 있는 약은 갖추어놓지 않은 채 주사제와 옆집 의원이 주로 처방하는 약만 잔뜩 쌓아놓고 환자들에게 조제해주고 있다. 의사와 약사 간 담합으로 의심되는 일이 전국 곳곳에서 여전히 벌어지고 있는 것이다. 이런 약국은 마치 병원 원내 약국을 축소시켜놓은 것이나 다를 바 없다. 한편으로는 병·의원을 찾는 환자들에게 편리한 점도 있겠지만 의약분업을 시행한 주요 목적, 즉 불필요한 의약품 사용과 오·남용을 막는다는 취지는 의사와 약사 간 담합 앞에서 여지없이 무너지고 만다.

정부 제2청사가 있으며 보건복지부가 위치해 있는 지역인 경기도 과천의 한 건물 3층 풍경은 의사와 약사 간의 담합 의혹을 풍기고 있다. 대개 약국들은 1층에 위치해 있지만 이곳 약국은 이비인후과 등 의원 몇 곳이 자리잡고 있는 3층 바로 옆에 붙어 있다. 조제실 안에 한 명, 그리고 밖에 한 명 등 두세 명 가량의 약사와 약사보조원으로 보이는 젊은 여성 두 명이 약국에서 일하고 있다. 이 약국은 보통 약국과 다르다. 보통 약국들은 약사가 복약 상담도 하고 드링크제나 모기약 등 일반의약품을 진열해놓고 팔고 있지만 이 약국에는 이런 것을 찾아보기 힘들다. 오로지 바로 붙어 있는 의원들에서 나오는 처방전에 따라 조제해주고 주사제를 주면서 간단한 복약 지도만 한다.

이 의원에서는 주사제 처방을 많이 낸다. 아내가 기침과 함께 콧물이 나와 이 건물의 이비인후과를 찾았더니 주사제 처방을 낸다. 간호사가 약국에서 주사제를 사오라고 한다. 주사제를 맞기 싫으니 알약을 처방해달라고 의사에게 말하자 '별 희한한 사람 다 보겠다'는 듯한 떫은 표정을 짓더니 기관지염에는 주사제를 맞아야 한다고 말한다. 그러나 굳이 맞기 싫다면 그렇게 하라며 처방전에 있는 주사제 처방 부분을 볼펜으로 죽 그어버린다. 이 의사의 말에 따르면 기관지에 염증이 있으면 무조건 주사를 맞아야만 하는 것이다. 이 의사의 처방이 맞다면 모든 의학 교과서에 기관지염에는 알약이 아닌 주사제를 사용해야만 치료 효과가 있다고 적혀 있어야 할 것이다. 또 전세계 모든 의료기관에서 이런 식의 처방을 내야 할 것이다. 아내는 주사제를 맞지 않고서도 며칠 만에 다 나았다. 기관지염에는 주사제를 맞아야만 한다고 이야기하던 의사의 말이 틀린 것일까. 아니면 주사제를 반드시 맞을 필요는 없지만 당시에는 주사제 처방료가 따로 있고 해서 의사가 주사제 처방을 많이 내 이로 인한 이득을 보려던 것일까. 주사제를 별로 사용하지 않고도 환자들을 잘 치료하고 있는 선진국의 의사들과는 달리 한국에서 의사들이 유독 주사제를 많이 쓰는 것은 주사제와 의사 수입과의 밀접한 상관관계 때문으로밖에 해석할 수 없다.

의사와 약사, 공생 관계를 넘어 유착 관계로

의약분업에서 의사와 약사는 실과 바늘에 비유할 수 있다. 한마디로 공생 관계이다. 따라서 본질적으로 담합의 가능성이 높다. 특히 환자들이 많이 찾는 병·의원 옆에 약국을 차리면 가만히 앉아서 돈을 벌 수 있다. 이 때문에 의사나 약사나 필요한 긴장과 견제 관계를 유지하기보다는 유착 관계를 가지려는 마음을 먹기 쉽다. 사실 유착 관계를 유지하면 갈등이 없기 때문에 스트레스도 덜 받고 돈도 그만큼 쉽게 벌 수 있다. 하지만 이런 관계가 만연하면 환자들의 건강은 위협받을 소지가 크며 의약분업을 시행한 본래의 취지가 무색하게 된다. 그래서 시민단체들이나 보건의료 전문가들이 의사와 약사 간 담합을 어떻게 해서라도 막아야 한다고 의약분업 실시 전부터 강조해온 것이다. 의약분업 시행 후 의사와 약사의 담합이 매우 심각하다는 여론이 빗발치자 보건복지부는 뒤늦게 감시에 들어갔다. 2002년 들어 담합 여부를 조사한 결과 수백 곳의 의료기관과 약국들이 담합했거나 담합한 의혹이 있는 것으로 드러났다. 우려가 사실이었던 것이다.

우리 사회에서 의료계의 형님 격인 의사만 깨끗하면 치과의사, 한의사, 약사 등도 함께 깨끗해질 수밖에 없다. 의사들이 편법과 불법을 저지르지 않고 그야말로 순수하게 인도주의 정신으로 진료하는데 동생뻘에 해당하거나 이웃사촌에 해당하는 다른 의료인들이 온갖 불법과 편법을 저지를 수 있겠는가. 물론 저지를 수도 있겠지만 사회적 문제가 될 만큼 공공연하게는 못할 것이다.

그런데 최근 의사들이 벌이고 있는 불법 진료 행위 감시 활동을 보면 앞뒤가 맞지 않다는 생각을 하게 된다. 수신제가치국평천하(修身齊家治國平天下)라는 옛말을 굳이 들먹일 필요도 없이 남을 비판하고 감시하려면 자신 또는 자기 식구부터 비판하고 감시해야 한다. 예를 들어 자신이 도둑질을 하면서 남의 도둑질을 감시한다는 것이 말이라도 될 법한 일인가. 그런데도 의사들은 이런 일을 겸연쩍은 마음도 가지지 않고 당당하게 하고 있다. 2001년 8월부터 대한의사협회 중앙과 각 시도지부에 '불법의료행위신고센터'를 만들어 약사와 한의사 등 의사를 제외한 다른 의료 관련 종사자나 비의료인의 불법 진료행위에 대한 감시 활동에 들어간 것이다. 의사협회는 "사회문화적으로 고착화된 약사의 불법 진료와 임의 조제 행위를 비롯해 한의사의 양방 진료 행위, 피부미용사, 척추교정원의 무면허 의료 행위 등을 뿌리 뽑아 건전한 의료 질서를 확립함으로써 국민 건강권을 보호하기 위한 조처"라고 설명했다. 이에 대해 대한약사회나 대한한의사협회는 "동료 의사들의 불법 진료 행위에 대해서도 바로잡지 못하고 있으면서 다른 직능 종사자를 흠집 내겠다는 짓"이라고 비난했다.

의사들이 주장하는 비의료인의 의료 행위와 약사들의 불법 진료 행위 등은 물론 우리 사회에서 있어서는 안되고 또 문제가 될 만큼 심각하다면 정부 당국이 강력한 단속과 처벌을 해야 한다. 하지만 의약분업 후 약사들의 임의 조제나 진료 행위 등은 과거에 견주어 거의 사라져 의사집단 스스로도 의약분업 시행 1년이 넘도록 이를 공식적으로 문제삼은 적이 없다. 한의사들의 양방 진료 행위도 마찬가지이다. 의사들이 이를 문제삼은 것은 어제오늘의 이야기는 아니지만 새

삼스레, 왜 느닷없이 이 문제를 들고 나왔는지 의심스럽다. 아마 의사들의 부도덕성을 비판하는 목소리가 높아지자, 이를 희석시키거나 의사 비리에 대한 관심을 딴 곳으로 돌리기 위한 전략이 아닌가 여겨진다.

의사와 약사의 담합, 시민들이 고발해야

의사들의 이런 전략은 한마디로 잘못됐다. 먼저 의사 사회에서 벌어지고 있는 각종 비리나 부도덕한 짓, 편법과 탈법 등을 바로잡고 나서 이런 일을 해야 한다. 그것도 자신들이 직접 나설 일이 아니다. 약사나 한의사 집단들이 벌이는 일들에 문제가 심각하다면 이들 집단 스스로 이를 정화하도록 촉구하는 것이 순서일 것이다. 그래도 이루어지지 않을 경우 정부 당국에 철저한 감시와 단속, 그리고 처벌을 촉구하고 이마저 제대로 이루어지지 않는다면 마지막 비상수단으로 '불법의료행위신고센터'와 같은 자구 차원의 감시 활동을 생각해볼 수 있다.

약사들의 진료 행위가 현재 전국적으로 얼마나 심각하게 이루어지고 있는 것일까. 의사들이 건강보험 진료비를 불법 청구하고 일반 진료비를 제멋대로 받고, 과잉 진료하는 것보다 훨씬 더 심각하고 더 자주 이루어지고 있는 것일까. 불법의료행위신고센터 설치는 같은 의료 전문인이면서도 남을 배려할 줄 모르는 의사 집단의 안하무인의 사고방식이 빚어낸 작품이다.

만약 약사들이 전국적으로 각종 불법, 탈법 진료 행위를 하는 의사들을 고발하는 창구를 개설해 활동하기로 했다면 의사협회나 의사들은 어떤 반응을 보일까. 또 한의사들이 의사들의 침 시술 등 불법 진료 행위를 감시하겠다고 선언하고 전국적인 고발센터를 만들어 본격 활동에 들어가면 어떤 반응을 보일까. 두 손을 번쩍 들어 환영할까, 아니면 불쾌하게 생각하고 비난을 퍼부을까. 아마 두 손을 번쩍 들어 환영하지는 않을 것이다. 그렇다면 이는 자신의 스캔들은 로맨스로 여기고 남의 스캔들은 불륜으로 매도하는 태도나 다름없다.

언뜻 보면 의사와 약사의 담합은 소비자인 환자들에게 유리한 점도 있겠다고 생각할지 모르겠다. 병·의원 바로 옆에 약국이 있어 손쉽게 약을 조제받을 수 있기 때문이다. 하지만 이것은 잘못된 생각이다. 의약분업의 취지는 의사가 제대로 된 처방전을 내고 있는지, 다시 말해 필요 없는 약을 처방하거나 과다한 약물을 처방하는 것은 아닌지, 또 환자에게 약화 사고를 일으킬 위험이 있는 약을 처방하는 것은 아닌지 등을 약사가 감시하고 견제하는 것이기 때문에 의사와 약사 간 담합이 이루어질 경우 이런 감시와 견제는 사라지게 된다. 그렇게 되면 의사가 불필요한 약을 투약하거나 과잉 투약하는 등의 문제가 있더라도 이를 제대로 약사가 걸러내지 못하게 됨으로써 결국에는 환자들이 약화 사고를 당하거나 항생제 내성 등에서 벗어나지 못하게 된다. 의사와 약사 간 담합을 뿌리 뽑기 위해서는 물론 일차적으로 의사 사회와 약사 사회 내부의 자정 노력이 우선되어야 한다. 아울러 정부 당국의 감시와 엄한 처벌도 꾸준하게 뒤따라야 한다. 소비자들도 남의 일로만 여기지 말고 소비자 단체 등 시민단체와 정부당국에 담합이 의심스런 의료기관과 약국을 신고하거나 고발하는 적극적인 자세를 가져야 할 것이다. 그것이 곧 자신과 가족, 그리고 이웃의 건강을 지키는 지름길이다.

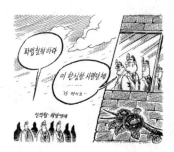

4부 한국 의료 희망 말하기

희망은 저절로 오지 않는다. 고뇌하고 노력해야만 밝은 미래가 있다. 서둘러 한꺼번에 뜯어고치려 하기보다는 하나씩 차근차근 고쳐가야 한다. 한국에서 의료의 희망을 말하기 위해서는 제일 먼저 의사부터 바뀌어야 한다. 아니 의사를 바꿔야 한다. 그리고 의사들의 사고방식에서부터 의료 시스템까지 면밀하게 검토해야 한다.

34
독일 의사와 한국 의사

막강한 권한 가진 독일 의사 단체

　나라마다 역사와 문화가 다르기 때문에 의사들의 특성 또한 나라
마다 다를 수밖에 없다. 또 나라마다 의료제도가 다르고 교육제도와
경제적 수준이 다르기 때문에 국민 수준 또한 다르고 의사들의 수준
또한 다르다. 따라서 우리보다 의료문화가 선진적이고 의료제도 또한
선진적으로 이루어지고 있는 독일 의사와 한국 의사의 수준을 똑같은
반열에 올려놓고 상대 비교하는 것은 무리가 있을지 모른다. 이런 사
정을 감안하고 글을 읽어주길 바란다. 하지만 아무리 경제적 차이와
문화적 수준 차이가 있다 하더라도 어느 정도 기본적인 수준은 되어
야 할 것이다.

　오래 전에 한 한국인 출신 독일 의사가 쓴 자신의 경험담을 읽은
적이 있는데 10여 년이 지난 지금에도 생생하게 그 내용이 떠오른다.

　잘 알다시피 독일은 세계에서 가장 먼저 의료보험제도를 도입한
국가이다. 비스마르크 시대인 1883년 이미 산재보험과 의료보험제도,

연금제도를 도입했으니 1977년 의료보험제도를 도입한 우리에게 의료보험과 관련한 한 '할아버지의 할아버지뻘' 되는 나라라고 할 수 있다.

독일은 한반도 면적의 1.6배에 달하는 땅덩어리에서 8,200만 명 가량이 살고 있는 나라이며 의무교육만 12년인 선진국이다. 1996년 1인당 국내총생산(GDP)이 약 2만 9,000달러에 이른다. 제2차세계대전 후 서독과 동독으로 서로 갈라져 있다가 1990년 통일해 2001년 11주년(10월 3일)을 맞았다. 단군 왕검이 이 땅에 나라를 세운 날과 딱 맞아떨어지니 우리와 인연이 있는 나라라고 할 수 있다.

독일의 의료제도를 소개하려면 매우 많은 지면을 할애해야 하므로 여기서는 생략하고 필자가 하려는 이야기와 관련 있는 내용만 간단하게 언급하려 한다. 독일에는 질병금고라는 것이 있는데 몇 년 전 통합 의료보험 방식이 되기 전의 잘게 쪼갠 우리나라의 의료보험조합에 해당한다. 질병금고를 보면 지역질병금고, 기업질병금고, 동업질병금고, 농업질병금고, 선원질병금고, 연방광산근로자조합 등이 있다. 기업질병금고만 640개가 있으며 농업질병금고도 57개나 되는 등 이들을 모두 더하면 약 800개 가량 된다. 이 질병금고는 의료보험료율을 결정하고 의사들에게 주는 진료 보수를 결정하는 등 강력한 자치권을 가지고 있다. 지역의사협회도 강력한 자율권을 가지고 있어 질병금고와의 의료보험 계약뿐만 아니라 의료정책과 회원에 대해 대단한 영향력을 가지고 있다. 특히 의사협회는 모니터링 기능을 통해 진료 기준으로부터 심각하게 벗어난 진료를 하는 의사를 징계한다. 외래 의사는 19개 지역 의사회(우리나라로 따지면 서울시 의사회, 부산시 의사회 등에 해당한다) 가운데 하나에 속하도록 되어 있다. 병원 의사들은 병원의사협회에 속하도록 되어 있다. 이 두 그룹은 면허, 의사 질 관리, 지속적인 의사 교육 등을 떠맡고 있다. 의료보험 수가는 질병금고와 의사협회가 협정한 수가 체계에 따라 결정되고 이 기준에 따라 의사들에게 진료비가 지급되는데 독일에서도 극히 일부 의사가 자신이 진료한 것 이상으로 진료비를 과잉 청구하거나 허위 청구하는 사례가 있는 모양이다.

동료의 허물에 대해 엄격한 독일 의사

한 독일 의사가 의료보험 진료비를 부정 청구한 것이 적발되어 일정 기간(5년간) 의료보험 취급을 할 수 없다는 징계를 지역 의사회로부터 받았다. 그는 오랜 기간 의료보험 환자를 취급할 수 없게 되자 지역 주민 가운데 어려운 사람들을 대상으로 무료 진료를 벌이거나 의료봉사 활동을 열심히 펼쳤다. 그래서 그에게 징계를 내린 조처를 중간에 해제할 것인가의 여부를 놓고 지역의사회 윤리위원회가 열렸다. 여기에 한 한국 출신 독일 개원 의사도 위원으로 참여했는데 그는 징계를 받은 의사가 워낙 성실하게 의료봉사활동을 한 것을 높이 사 징계 해제에 찬성표를 던졌다. 하지만 나머지 독일 의사들은 한결같이 반대표를 던졌다. 한국 동포 출신 의사는 처음에는 독일 의사들이 너무 심한 것이 아니냐는 생각을 했다고 한다. 이처럼 개과천선(改過遷善)한 사람을 받아주지 않는다는 것은 너무 고지식하다는 것이었다. 하지만 독일 의사들의 생각은 달랐다. 가장 윤리적이어야 할 의사가 환자들을 속이고 자신이 하지 않은 진료 행위에 대해 돈을 청구했다는 것은 비록 그 동안 이 의사가 징계로 인해 생계가 곤란했고 징계 기간 동안 나름대로 열심히 무료 의료봉사 활동을 펼쳤다 하더라도 두 번 다시 이 지역 의사회에서 이런 사건이 발생하는 것을 막기 위해서는 그에 대한 징계를 엄격하게 집행해야 한다는 것이었다. 한국 동포 출신 의사는 의사들의 부패와 부정을 막기 위해 의사단체 스스로 동료들에게 엄격한 독일 의사 사회의 참 모습을 한국 의사들에게도 전해 한국에서도 의사협회가 이와 같은 자세를 가졌으면 한다고 한 의료 전문 주간지에 기고했었다.

한국의 의사회는 어떤가. 의사회만 꼭 그런 것은 아니지만 잘 알다시피 동료 감싸기에는 올림픽 메달감이다. 1980년대 중반에 이런 일이 있었다. 유명 대학에서 임상을 맡고 있는 의대 교수들이 수술에 필요한 고가 수입 특수재료를 수입상으로부터 납품을 받아 사용하면서 이들로부터 엄청난 액수의 리베이트를 받아먹고 비싸게 구입한 뒤 이를 환자들에게 덤터기를 씌워오다 검찰에 적발돼 구속되는 사건이 벌어졌다. 당시 언론에 대서특필됐다. 국민들의 분노는 뜨거웠고 의사들에 대한 비난은 거셌다. 하지만 대한의사협회가 보인 태도는 국민들의 감정과는 딴판이었다. 신문에 사과 광고를 내거나 회원 자격 제명을 하는 등 상식적인 행동이 아니라 이들을 구속에서 풀어내기 위해 갖은 로비를 벌였다. 나중에 보건사회부 장관이 된 당시 대한의사협회 회장은 국무총리, 검찰총장, 보건사회부 장관 등을 잇따라 방문해 이들을 풀어줄 것을 요청했다. 그 이유 가운데 하나는 이들이 국내에서 인공 고관절(엉덩이 관절) 수술을 할 수 있는 대학 교수이기 때문에 수술할 예정인 환자들의 고통을 해결하기 위해서는 이들이 일선 현장에서 진료할 수 있도록 해야 한다는 것이었다. 이들은 결국 풀려났으며 나중에 한 대학교수는 이렇게 환자들을 속이고 받은 돈을 개인이 착복한 것이 아니라 병원 의국과 병원을 위해 기부해 사용한 것으로 드러나 계속 교수직을 유지하고 다른 두 명은 결국 학교를 떠나고 말았다.

이런 의사협회에게 어떻게 징계권을 줄 수 있으며 자율권을 줄 수 있겠는가. 징계권을 주는 순간 의사 사회의 정화보다는 비리 감추기와 권익 옹호에만 이용할 것이 분명하기 때문이다. 의사들의 비리와 부정을 스스로 정화하겠다는 주장을 의사협회가 줄기차게 해 최근 건강보험 진료비를 부정 청구한 의혹이 짙은 의사들을 대거 통보해 조사토록 한 결과 실제 부정 청구한 의사는 몇 명 되지 않았다고 발표한 바 있다. 이런 소식을 들은 대다수 국민은 "고양이에게 생선가게를 맡긴 꼴"이었다고 생각할 뿐이었다. 현실이 이렇다보니 어떻게 의사들에게 의사들의 부정과 비리를 스스로 바로잡도록 감독권과 징계권을 줄 수 있겠는가. 아마 독일처럼 의사회에게 자율 징계권을 주는데는 앞으로 상당 기간이 더 필요할 것으로 보이며 이 시기를 앞당기기 위해서는 의사들이 국민들로부터 신뢰받을 수 있도록 깊은 성찰과 행동이 필요하다.

정말 안타까운 것은 의사들이 자신들의 부정과 비리를 의료제도 탓으로만 돌리기에 급급하다는 사실이다. 그리고 의사 사회의 부정과 비리를 고발하는 동료에게는 내부고발이 아닌 배신자라는 딱지를 붙여 '왕따'를 시키는 데 힘을 쏟고 있다. 이런 현실 속에서 외치는 '의료 개혁'은 메아리로 되돌아올 뿐이다. 의료 개혁이라는 본래 외침이 아닌 '의료 개악'으로 말이다. 진정으로 의료 개혁을 할 뜻이 있으면 지금까지 의료계가 저질러온 죄악을 낱낱이 국민들에게 털어놓고 진정한 용서를 구하며 자신에게 엄격한 잣대로 의료 봉사는 아니더라도 성실하고 최선을 다하는 모습을 먼저 보여주어야 한다. 이래야만 국민들로부터 존경은 받지는 못하더라도 적어도 신뢰받을 수 있는 집단으로 대접받을 것이다.

35
의사 규제는 곧 개혁이다

병원과 의원이 경쟁하는 나라

의사와 같은 전문 집단은 자율성을 강조한다. 이들은 일반 국민들이 의료에 대해 무엇을 아느냐, 공무원들은 의료에 대해 얼마나 아느냐, 언론인도 의료에 대해 얼마나 아느냐고 외친다. 의료에 대해 가장 잘 아는 집단이 의사들이며 심지어는 환자에게 사용하는 약의 효과와 부작용 등에 대해서도 약사들보다 훨씬 많이 안다고 생각하고 있다.

좋게 이야기하면 자부심이 대단하고 나쁘게 이야기하면 '나밖에 없다'는 사고에 젖어 있다. 바로 이런 점 때문에 의사들에게는 일정한 규제가 필요하다. 미국, 독일 등 거의 모든 선진국에서는 물론이고 세계 각국에서 의사들에 대한 규제를 강화하고 있는 추세를 보이고 있다. 그 규제는 여러 가지 형태를 띠는데 독일과 같은 곳에서는 의사가 한국과는 정반대로 아무 곳이나 가서 개업(개원)을 하는 것을 못하도록 막는다. 하지만 한국에서 이런 일이 벌어지면 난리가 날 것이다. 의사면허만 가지고 있으면 자신이 개업하고 싶은 지역에서 멋대로 개업하는 것이지 웬 간섭이냐고 말이다. 아마 2000년 벌였던 의약분업 투쟁보다도 더 격렬하게 저항할 가능성이 높다.

또 영국에서는 모든 국민들이 주치의를 가지고 있으며 응급의료 등 특별한 경우를 제외하고는 자신이 등록된 주치의에게 1차 의료상 담이나 진료를 받아야만 한다. 2차 또는 3차 진료가 필요한 환자들은 자신들의 주치의가 써준 소견서 등을 들고 상급 병원으로 찾아가야 한다. 한국에서 이런 주치의 제도를 도입하려고 정부가 여러 차례 시 도했으나 의사들의 반대와 비협조 등으로 여태껏 실시하지 못하고 있 다. 김대중 정부 들어서는 의약분업 실시와 함께 이를 실시하려고 계 획을 세우고 시범 사업을 벌이려고 했으나 의사들의 반대에 부딪혀 한 걸음도 내딛지 못하고 있다. 의사들은 의약분업 반대 투쟁을 벌이 면서 아예 정부가 주치의 제도 시행을 포기할 것을 주요 의료 개혁 과제로 요구했다.

주치의 제도는 환자들이 가벼운 질병으로도 종합병원이나 대학병 원을 찾는 것을 막아줄 수 있다. 또 한 가지 질병으로 이 병원 저 병 원 헤매며 찾아다니느라 시간을 소비하고 의료비 지출이 늘어나는 것 을 예방할 수도 있다. 다시 말해 동네 의원과 병원, 종합병원이 서로 불필요하게 경쟁하는 비효율을 바로잡기 위한 것이다. 우리나라 의료 는 한마디로 체급이 서로 다른 선수들끼리 메달 경쟁을 벌이는 것과 같다. 헤비급 권투선수와 라이트급 권투선수가 맞붙으면 어떻게 될까. 십중팔구, 아니 거의 백 퍼센트 헤비급 선수의 일방적인 승리로 끝날 것이다. 이럴 때는 당연히 제대로 된 규칙을 세워야 한다. 다시 말해 헤비급 선수는 헤비급 선수끼리, 라이트급 선수는 라이트급 선수끼리 싸워 실력을 겨루도록 해야 한다.

의료기관도 마찬가지다. 의원은 의원끼리 경쟁해야 하며 병원은 병 원끼리, 종합병원은 종합병원끼리 경쟁해야 한다. 그렇지 않으면 그

것은 불공정 경쟁이라고 볼 수 있다. 이런 불공정 경쟁이 관행으로 되면 가장 큰 손해를 보는 쪽은 환자, 즉 국민이다. 의료기관도 피해자가 될 수 있다. 종합병원에 환자가 몰리는 이유도 바로 이 때문이다. 이런 모순된 현실을 바로잡기 위한 개혁적인 조치가 바로 주치의 등록제이다.

그런데도 의사 단체는 반대하고 있다. 표면적으로 내건 이유는 주치의 등록제를 할 여건이 갖춰져 있지 않다는 것이다. 주치의 제도를 시행하려면 일반 의사가 훨씬 많아야 하는데 우리나라는 일반 의사보다 전문 의사가 더 많은 기형적 구조를 하고 있기 때문이라는 것이다. 의사들의 주장에 따르면 적어도 일반 의사와 전문 의사가 9대1 또는 8대2 비율이 될 때까지 시행하면 곤란해진다. 이렇게 하려면 먼저 전문의사 배출 숫자를 지금의 10~20% 수준으로 줄여야 한다. 이렇게 하고도 10~20년을 더 기다려야 한다. 그러면 의사들은 주치의 제도를 시행하기 위해 전공의(레지던트) 정원을 지금의 10~20% 수준으로 당장 줄이는 데 찬성할까. 의사들 가운데 이런 주장을 펴는 사람을 거의 보지 못했다. 그렇다면 결론은 한마디로 개혁이 싫다는 것이다. 지금과 같은 의료 시스템에서 돈을 잘 벌고 있는데 자꾸 이런저런 제도, 더구나 의사들을 규제하는 제도를 만드는 것에 대해 극도의 알레르기 반응을 보이는 것이다.

선진국에서는 의사 규제를 강화하는 추세

의약분업을 시행하면서 의사들의 불만 가운데 대표적인 것이 약효 동등성이 입증된 약을 약사가 대체 조제할 수 있도록 허용한 것이다. 한국 의사들은 대체 조제는 곧 의사들의 처방권 침해라며 대체 조제

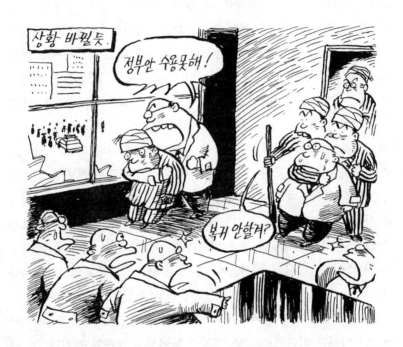

진정한 의료 개혁을 위해서는 규제를 완화할 분야는 완화하되 강화할 부분은
대폭, 그리고 적극적으로 강화해야 한다.

자체를 문제삼는다. 미국, 독일 등 대다수 선진국에서는 약효 동등성이 입증된 약에 대해서는 대체 조제를 널리 허용하고 있을 뿐만 아니라 오히려 권장하는 정책을 펴고 있다. 이들 나라 의사들은 이를 잘 따르고 있다. 선진국 의사들은 왜 한국 의사들과 같은 주장을 하지 않는가. 선진국 의사들은 죄다 제 밥그릇도 제대로 못 챙기는 한심한 집단인가. 또 많은 선진국에서는 의사들이 제멋대로 처방하지 못하도록 한다. 특정 질병에 대한 표준 처방이나 수술 지침 등을 만들어놓고 이 가이드라인을 따르도록 규제하고 있다. 다시 말해 의사들에게 모든 것을 맡겨 놓으면 환자들에게 과잉 진료를 할 가능성이 높고(과잉 진료를 해야 의사들의 수입이 더 늘어난다) 그 결과 의료비 상승으로 이어져 전체 국민 의료비 상승을 가져온다. 이런 무분별한 의료비 상승은 결국 국민과 정부의 재정적 부담으로 나타나고 결국에는 심각한 사회적, 정치적 이슈로 떠오르게 되기 때문이다. 서울대학교 보건대학원 교수들이 2000년 가을 발표한 의사들의 파업 철회 촉구 성명서에서 "선진국에서는 의사들에 대한 규제를 강화하고 있는 추세를 염두에 둘 필요가 있다"고 밝힌 것도 바로 이런 이유 때문이다.

문민정부 들어서부터 시작된 각종 규제 철폐 또는 규제 완화가 규제 개혁이라는 이름으로 국민의 정부 들어서도 계속되고 있다. 이 때문에 일부에서는 규제 개혁이 곧 규제 완화(철폐)이며 그것이 올바른 정책인 것처럼 이야기하고 있다. 이는 대단히 잘못된 생각이다. 진정한 규제 개혁은 규제를 완화할 분야는 대폭 완화하고 강화할 부분은 대폭 강화하는 것이다. 대체적으로 인허가와 기업들의 설립이나 사업 등과 관련한 규제는 뒷거래와 비효율 등을 가져올 수 있으므로 규제를 대폭 풀어줄 필요가 있다. 하지만 환경 문제나 의료 문제 등과 관련해서는 규제를 강화해야 한다. 이는 선진국에서 이루어지고 있는 것이며 선진국 여부를 떠나서도 성격상 당연히 규제가 강화돼야 할 부문이다. 그런데도 의사들은 규제 완화를 외치고 있다.

지금 이 순간에도 세계 각국, 특히 선진국에서는 오존층 파괴를 막기 위해, 지구 온난화를 막기 위해, 유해 화학물질로부터 인간을 안전하게 보호하기 위해 기업들에게 이산화탄소 배출량을 얼마로 줄여라, 이런 물질을 제3국에게 수출할 때에는 허가를 받아라, 이런 물질은 국제교역을 할 수 없다 등등 까다로운 규제를 하고 있다. 물질적인 이익보다는 지금 우리들이 사용하고 또 미래 후손들이 터전으로 삼을 지구 환경보전이 더 중요하다는 인식에서 시작된 것이다.

의료 규제 완화, 그리고 고가 의료 장비 보유율 세계 1위

전지구적인 환경규제 강화와 더불어 의료에 대해서도 거의 모든 선진국들이 개원의사와 병원, 의약품 가격 등과 관련해 규제를 강화하고 있다. 의사들의 과잉 의료 서비스와 의료비 상승을 막기 위한 것이다. 예를 들어 방광 결석이나 콩팥(신장) 결석 등의 치료에 쓰이는 초음파충격쇄석기나 자기공명영상촬영장치, 초음파진단기기, 전산단층촬영장치 등의 고가 의료 장비를 국내에 들여오기 위해서 이들 기기 도입 초기에는 심사위원회의 까다로운 심사를 거쳐야 했다. 하지만 이를 새로 들여오려는 의사들과 병·의원들은 의사협회 등을 통해 이것이 규제라며 완화해줄 것을 강력하게 요구하거나 치열한 로비를 벌여 이를 관철시켰다. 이 때문에 한국은 이들 진단 기기 가운데 어떤 것은 인구당 보유 수가 세계 1위이고 거의 대부분의 장비가 세계에서 으뜸 수준이다. 한마디로 이런 기기에 대해서는 엄격한 규제가 필요하다는 사실을 알면서도 자기 병원 또는 자신만의 이익을 위해 나만큼은 이 기기를 들여와야 한다고 외친 것이다. 엄청난 외화를 주고 그렇게 많이 들여와 병원에 차려놓았으니 이 비싼 기기를 놀릴 수는 없고 환자만 왔다 하면 불필요한 곳까지 마구 촬영하게 된다. 그래서 교통사고 환자가 들어오면 머리에서 발끝까지 이들 기기로 사진을 찍고 허리가 아프다고 호소하는 데도 팔다리까지 컴퓨터단층촬영을 한다. 심지어는 이들 고가 장비로 촬영할 환자 한 명을 데리고 오거나 맡겨주는 의료기관에게 환자 1명당 5만~10만 원씩 소개비를 주는 병원들도 있었다. 이러다 보니 불필요한 기기 사용이 이루어지고 의료비는 덩달아 올라가며 국민들의 호주머니에서 나가는 의료비는 커져만 간다. 그리고 만약 보험기관이 병원들의 이런 행위가 과잉진료라며 보험 처리를 해주지 않으면 의사들은 의사들의 고유 권한인 진료권을 침해하는 행위라며 목소리를 높인다. 이런 일이 지금 이 순간에도 여기저기서 비일비재하게 이루어지고 있는데 어떻게 의사들을 규제하지 않을 수 있을까. 정부와 보험공단이 이들에 대한 감시와 규제를 게을리 한다면 그것이야말로 직무 유기에 해당하며 철저하게 문책해야 할 일이다.

36
의사 수 더 늘려야 한다

의약분업과 의료제도를 의사들에게 유리한 방향으로 끌고 가기 위한 파업을 벌인 의사들의 요구 가운데 정말 터무니없는 주장 중 하나는 지금 우리나라 의사 수가 과잉이어서 의과대학 입학 정원을 대폭 줄여야 한다는 것이다. 정부도 의사들의 요구에 굴복해 장기적으로 의과대학의 입학 정원을 10% 줄이겠다고 약속했다.

얼마만한 의사 수가 적정한가를 이야기하기란 쉽지 않다. 매우 많은 변수가 작용하기 때문에 이 분야의 전문가들조차 어떤 잣대를 들이대느냐에 따라 적정 의사 수가 크게 달라진다. 그런데도 이번 10% 감축 요구(애초에는 30% 감축을 요구했다)와 이의 수용 과정에서는 이런 과학적이고 객관적인 분석이 뒤따르지 않았다. 의사들의 일방적인 주장과 정부의 달래기식 수용만이 있었을 뿐 전문가들의 연구 등이 뒷받침되지 않았다.

수요와 공급 법칙이 작용하는 완전 시장에서는 공급이 많으면 가격이 내려가고 공급이 적으면 가격이 올라가게 된다. 하지만 의료 시장은 완전 시장이 아니다. 다시 말해 의료 시장이 완전 시장이라면 공급, 즉 의사의 수를 늘려 의료 가격을 낮추어야 한다. 하지만 공급이 수요를 창출하기 때문에 의사 수가 늘어난다고 해서 무조건 가격이 낮아지지는 않는다. 어떤 학자는 의사 수뿐만 아니라 병상 수도 의료비를 증가시킨다고 주장한다. 그러면 의사 수를 줄이면 되지 않겠는가. 그렇게 되면 환자(수요)는 많은데 의사(공급)가 적어 환자들이 진료를 받기 위해서는 많은 시간을 기다려야 하며 의사들은 떼돈을 벌 수 있다. 결국 의료 시장에서는 수요에 맞춘 적정한 의사 수가 유지되어야 한다. 그리고 의료 시장은 사실상 독점 시장이기 때문에 독점의 폐해를 막기 위한 적절한 규제가 불가피하다. 선진국은 물론이고 세계 각국이 앞다퉈 의사들을 규제하는 것도 바로 의사들의 의료 시장 독점 때문이다.

적정한 의사 수는 유지해야

의사들을 길러내는 데는 다른 전문인력을 양성하는 기간보다 훨씬 더 많은 기간이 필요하다. 의과대학이 6년이고 전문의가 되기 위한 수련의와 전공의 교육 기간을 더하면 10년이 넘는 교육 기간이 필요하다. 여기에 남자의 경우 병역 의무까지 마치려면 대개 30대 초반이 되어야만 전문의가 될 수 있다. 이런 점 때문에 적정한 의사 수가 언제 얼마나 되어야 하는가에 대해서는 매우 치밀한 분석과 토론이 뒤따라야 한다. 이런 과학적이고 객관적인 자료를 바탕으로 의사 수요와 공급에 관한 정책이 이루어져야 한다. 지금까지 적정 의사 수에 대한 연구가 몇 차례 있었다. 하지만 연구자에 따라, 또 누가 연구비를 대주었느냐에 따라 적정 의사 수가 상당히 차이가 났다.

정부 연구기관인 한국보건사회연구원과 대한의사협회가 함께 추계

한 '의사 - 수요 공급 추계'(1994년)를 비교해보자. 한국보건사회연구원은 2005년 공급될 진료 의사 수가 7만 1,186명이 되고 2010년에는 8만 2,109명이 될 것으로 분석한 반면, 수요는 2005년 낮게 잡을 경우 5만 8,423명, 중간으로 잡을 경우 7만 3,502명, 높게 잡을 경우 7만 7,377명으로 추계했다. 또 2010년에는 낮게 잡을 경우 6만 4,889명, 중간으로 잡을 경우 8만 4,362명, 높게 잡을 경우 8만 8,805명으로 각각 추계했다. 따라서 보건사회연구원은 수요를 중간 정도로 잡을 경우 2005년과 2010년 모두 2,000여 명 가량의 의사가 부족할 것으로 보았다.

반면 대한의사협회의 재추계 결과(1997년)는 공급될 의사 수가 2005년 74,825명과 2010년 86,880명으로 보건사회연구원에 견주어 4,000~5,000명 가량 많아 수요를 중간 정도로 잡을 경우 오히려 1,300~2,500명 가량 의사가 남을 것으로 보았다. 이들 두 예측 가운데 어떤 것이 실제에 더 가까울지는 학자에 따라, 그 사람의 가치관에 따라 다를 것이며 두 추계 모두 사실에 근접하지 않을 수도 있다. 그만큼 수요 공급 예측이 어렵다는 것이다.

만약 대한의사협회의 애초 요구대로 30% 감축을 결정했다고 하자. 지금의 의대 입학 정원이 3,300명 가량이므로 30% 감축은 약 1,000명을 줄여 입학정원을 2,300명 수준으로 유지하겠다는 것인데 이는 1980년대 의과대학 입학 정원 수준이다. 또 1년에 1,000명이 적게 배출되면 10년에 1만 명, 30년에 3만 명이 덜 배출되는데, 이렇게 되면 의사 부족으로 2010~2030년대에는 사회적 혼란이 올 게 틀림없다. 아마 중국이나 인도, 동남아 국가 등으로부터 의사를 수입해와야 할 것이다. 몇 년 전부터 한국 노동자가 기피하는 3D 업종에 동남아 노동자를 데려와 일을 시키듯이 말이다. 하지만 이 또한 언어 소통 문제 때문에 쉽지는 않다.

의과대학을 없애는 것은 매우 어려운 일이겠지만 정원을 조정하는 문제는 여기에 비하면 그래도 쉬운 편일 것이다. 일본의 경우 의사 과잉공급을 우려해 1981년 80번째로 마지막 의과대학이 신설 인가되었고 총 정원을 8,360명으로 고정했다. 그리고 1985년부터 1994년까지 10년간 국공립 의과대학을 중심으로 입학 정원을 10% 줄였으며 1995년부터 사립 대학교의 의과대학에 대해서도 감축 작업에 들어가 2004년까지 입학 정원 10% 감축을 목표로 단계적인 정원 축소 작업을 벌이고 있다.

의사 감축, 체계적이고 과학적인 연구 뒷받침되어야

우리나라에서도 의사 수가 많다는 일치된 견해가 의사, 보건학자, 경제학자 등으로부터 나온다면 정부가 의과대학 정원을 축소할 필요가 있다. 물론 정원 축소는 미국과 일본처럼 10년 정도 기간을 정해 단계적으로 시행해야 할 것이다. 그러나 지금과 같이 의사들이 시위를 벌이고 파업을 한다고 해서 무턱대고 정원 감축을 약속하는 것은 너무나 무책임하다. 지금부터라도 미래의 적정 의사 수 합의를 위한 위원회를 만들어 여기에 시민단체 대표, 언론계 대표, 의사·치과의사·약사·간호사 등 보건의료계 대표, 학자, 정부 연구기관, 정부, 보험자 대표 등이 참여하도록 해야 할 것이다. 그리고 이 위원회에서 중립적인 기관에 복수로 연구 용역을 주어 그 결과를 토대로 토의해 감축 시기와 감축 규모, 그리고 감축 방법 등에 대한 타협안을 만들어내야 한다.

의과대학의 입학 정원은 계속 늘어나기만 한 것은 아니다. 1970년 1,100명이던 의과대학 입학 정원은 1980년 2,090명으로, 10년 만에 두 배 가량 늘었고 전두환 정권의 5공화국 때 급격히 늘어 1983년 입학 정원이 3,522명으로 정점을 이뤘다. 그 뒤 1991년 2,888명으로 그사이 의과대학 수는 늘어났으나 의과대학의 전체 입학 정원은 많이 줄었다. 하지만 김영삼 정부 들어 의과대학 수가 급격히 늘어났으며 입학 정원도 3,300명 가량으로 다시 늘어났다. 김영삼 정부 때 늘어난 의대 수만 해도 모두 아홉 곳으로 현재는 모두 41개의 의과대학이 문을 열고 있다. 이는 인구 대비 의과대학 수에서 세계 으뜸이 되는 것이다.

김영삼 정부 때 세워진 이들 의과대학은 정원이 모두 학년당 30~50명으로 절반 가량은 의사 출신들이 세운 것이어서 의사들이 무분별한 의대 신설과 관련해 정부만 비판할 것이 아니라 스스로 반성해야 한다. 적어도 동료 또는 선후배 의사들이 의대가 많아 신설해주지 말 것을 요청하고 있는 상황에서 같은 의사 출신들이 의과대학을 세운다는 것은 설령 이들이 다른 곳과 견주어 의대를 잘 운영할 의지와 요건을 갖추었다 하더라도 비판받아야 할 것이다. 다른 집단들은 무분별한 의과대학 신설을 신랄하게 비판할 자격이 있지만 적어도 의사 집단이 건전한 집단이라면 내부에서 먼저 의과대학을 설립한 의사들을 혹독하게 비판하거나 이들이 세운 의과대학을 자진 반납 또는 다른 곳과 통·폐합하도록 정화 운동을 벌여야 하며 그 뒤 정부의 무분별한 의과대학 신설을 비판하는 것이 올바른 순서일 것이다.

병·의원에서 명세영수증을 받자

사탕 하나를 사도 영수증 주는 세상

요즘은 웬만한 구멍가게에서 물건을 사도 영수증을 준다. 예를 들어 아이스크림 한 개, 사탕 한 봉지, 우유, 콜라 등을 사면 그 하나하나의 물건값이 얼마이며 낸 돈은 얼마고 거슬러주는 돈은 얼마라는 내역이 적힌 영수증을 찍어준다. 500원어치를 사든지, 1,300원어치를 사든지, 30만 원어치를 사든지, 물건 하나하나에 대해 일일이 값을 계산한 영수증을 발행하는데 많은 병·의원에서는 왜 이런 기본적인 일조차 하지 않을까.

소비자는 돈을 내는 사람인 만큼 그 돈이 어디에 해당하는 것인지를 알 권리가 있다. 하지만 우리나라 의료계에서는 소비자가 왕이 아니라 봉이다. 왕은 의사다. 내가 진료를 했으니까 어떤 진료를 했는지 어떤 진료가 얼마나 되는 비용인지는 따지지 말고 내라고 하는 대로만 내라는 막무가내식 영업을 하는 곳이 의료기관이다.

예를 들어보자. 홍길동 씨가 편도선 수술을 위해 어느 대학병원에 입원했다. 간호사가 오라고 해서 갔더니만 환자복과 실내화, 입안 청결제, 칫솔, 치약, 체온계 등을 한 꾸러미 내주었다. 홍길동 씨는 이 꾸러미가 병원이 환자들에게 '우리 병원에 입원해주어서 고맙소'라는 뜻에서 특별히 주는 서비스인 것으로만 여겼다. 그리고 집에서 괜히 신발과 치약, 칫솔을 가져왔다고 생각했다.

사흘을 입원한 그는 수술과 치료를 끝내고 병원비를 지급했다. 총 병원비와 본인이 부담해야 할 비용, 그리고 건강보험 적용이 되지 않아 100% 본인이 부담해야 하는 비보험 진료비로 나눠 모두 55만 원을 내라는 영수증을 받았다. 그는 당연히 '병원에서 잘 알아서 계산했겠지'라고 생각하며 돈을 지불했다.

얼마 뒤 홍길동 씨는 친구인 의사 김길동 씨를 만났다. 그는 "그 대학병원 매우 친절하더라. 실내화, 체온계 등도 공짜로 주더라. 나중에 퇴원할 때 그냥 가져가도 된다고 해서 집으로 가져왔다"라고 말했다. 친구는 "야! 이놈아. 세상에 공짜가 어디 있어. 나도 공짜를 좋아하지만 요즘 세상에 그런 것을 환자들에게 공짜로 주는 병원이 어디 있어. 정신 차려. 다 돈 받은 거야"라고 핀잔을 주었다. 무안해진 홍 씨는 "아니 그러면 영수증에 그런 것을 써놓든지, 치약은 얼마고 칫솔은 얼마라든지, 아니면 물건을 주기 전에 신발은 얼마고 칫솔은 얼마라는 사실을 알려줘서 시중 할인점이나 슈퍼마켓하고 비교해서 값이 싼지, 비싼지 미리 알 수 있도록 해줘야 하는 거 아니야?" 하고 되물었다. 김씨는 말을 이어갔다. "그런 소모품은 병원이 받고 싶은 대로 받는 거야. 예를 들어 병원이 하나에 1,000원을 주고 사온 체온계를 5,000원을 받든지, 10,000원을 받든지, 아니면 1,000원을 받든지 그것은 병원 마음이야." "아니 그러면 정부가 환자들에게 바가지 씌우지 못하게 진료 수가를 정해야 하는 게 아닐까? 적어도 영수증에 각 재료비와 처치비, 개별 사용 약값 등을 적어야 되는 거 아니야?

예를 들어 스트렙토마이신 주사제 하루 1회, 총 3회. 개당 가격 2,000 원, 합계 6,000원 식으로 말이야"라고 홍길동이 말했다. 그러자 김길동이 설명했다. "그래서 원래는 건강보험 진료비, 다시 말해 건강보험 수가 외에 일반 진료 항목에 대해 받은 일반 진료비(비보험 진료비)에 대해서도 각 병·의원들이 시·도지사의 인가를 얻은 뒤에 받도록 법에 명시되어 있지. 하지만 건강보험 수가는 매년 한두 차례 정하면 되지만 일반 진료비는 병원들이 받고 싶은 가격을 제멋대로 받는 것이어서 시·도지사들이 인가를 포기한 상태고 그래서 제멋대로 받는 거야. 아마 병원 원무과 담당자가 아니면 온도계 값을 얼마 받는지 모를걸."

홍길동과 김길동은 몇 시간이나 대화를 이어갔다. 그리고 나름대로 결론에 이르렀다. 최소한 그것이 일반 진료비든, 보험 진료비든 환자가 낸 돈의 명세에 대해 각 서비스별로, 그것이 처치가 됐든, 약이 됐든, 물품이 됐든 가리지 않고 자세하게 된 영수증을 의무적으로 발행해야 한다고 말이다. 그리고 정부가 강제적으로라도 모든 의료기관에서 카드 사용을 의무화하도록 해야 한다고 의견 일치를 보았다. 나아가 의료보험 급여 항목을 대폭 늘려 비보험 진료 항목을 줄이거나 이렇게 하기 전에라도 일반 진료비에 대한 기본 원칙, 예를 들면 '구입 가격 또는 유통 가격의 1.5배를 초과하지 못한다' 등을 법에 명시해 환자들이 멋도 모르고 악덕 병원에서 바가지를 쓰는 일이 없도록 해야 한다는 생각도 같았다. 그리고 일반 국민들도 병·의원에서 "이것은 건강보험 적용이 안되지만 매우 효과가 좋다"고 의사가 접근해오면 약자로서 그냥 끌려 다니지 말고 꼬치꼬치 캐묻거나 정확한 판단을 해야 한다. 두 길동이가 낸 결론은 이랬다. "세상에 공짜는 없다. 공짜는 자나깨나 조심 또 조심. 진료명세표 영수증 주지 않는 병·의원은 동네 구멍가게보다 못하고 그런 의사들은 구멍가게 주인보다 못한 상도덕을 가졌다."

병·의원 신용카드 사용 의무화해야

아마 병·의원에서 이루어진 모든 의료 행위의 낱낱에 대해 구체적인 영수증을 발급토록 의무화한다면 병·의원 경영은 투명해질 것이다. 의료기관 영수증을 연말 정산 때 제출할 경우 그 액수 등급에 따라 세금 공제 혜택을 주면 대부분의 국민들이 이를 국세청에 제출할 것이다. 지금은 소득의 일정 퍼센트 이상을 의료비로 지출한 사람에 한해서 세금 공제 혜택을 주는데, 제한을 두지 말아야 한다. 그렇게 되면 건강보험이 적용되지 않는, 그래서 100% 국민들의 호주머니에서 직접 비용을 내야 하는 일반 진료비의 세세한 내역까지 알 수 있어 병·의원의 매출 규모를 정확하게 알 수 있다. 그렇게 되면 의사들의 탈세 걱정을 할 필요도 없고 환자들도 의료기관이 혹시 자신이 받지 않은 진료를 받은 것처럼 꾸며 건강보험공단에 청구하거나 자신한테 본인 부담금을 과다하게 받지 않았나 하는 의심을 가질 필요가 없다. 그리고 나중에 환자를 일주일 진료하고 한 달 진료한 것처럼 꾸며 보험료를 청구하거나 환자들에게 치료 효과도 거의 없는 공산품을 의료기관에서 파는 짓도 함부로 못할 것이다. 그렇게 되면 의사와 환자 모두 떳떳하게 서로를 대할 수 있어 좋다. 의사로서 한 가지 나쁜 점은 옛날보다 돈을 더 벌 수 없어진다는 것이다. 하지만 투명 경영을 하고 열심히 환자를 진료하는 데도 전문인으로서 품위를 유지할 수 있는 생활을 하기가 어렵다면 문제가 있다. 이런 상황이라면 의사가 환자를 제대로 진료하기 어렵다. 따라서 그런 상황이 될 정도라면 그런 상황이 오기 전에 정부 차원의 조처가 뒤따라야 한다. 물론 대다수 국민이나 언론 등도 의사들이 생활 걱정은 하지 않고 환자를 돌보아야 한다는 데 전폭적인 동의를 보낼 것이다. 의사가 된 뒤 돈을 왕창 벌어 1년에 몇 차례씩 해외여행과 해외 골프를 즐기고 주말마다 국내에서 골프를 하는 등 풍족한 생활을 하거나 큰 병원을 짓고 나아가 의과대학까지 세우겠다는 생각만 하지 않는다면 말이다.

국민건강보험공단은 2002년 들어 모든 병·의원들이 영수증 발행을 의무화하고 이를 어길 때에는 처벌할 수 있도록 관련법을 개정토록 관계 당국에 건의해 추진할 방침이라고 밝혔다. 아마 의사들은 분명 반대할 것이다. 하지만 병·의원 영수증 발행과 카드 사용 의무화와 같은, 환자를 위한 제도는 반드시, 그리고 이른 시일 안에 이루어져야 한다.

38
처방전 발행을 일반명으로 하자

상품명 처방이 가져온 의사의 부도덕

의약분업을 하기 전에 의사와 약사 간 최대의 쟁점은 의사가 처방전을 발행할 때 상품명으로 할 것이냐, 일반명(성분명)으로 할 것이냐는 것이었다. 물론 의사들은 상품명으로 하자는 쪽이었고 약사들은 일반명으로 하자는 쪽이었다. 상품명으로 처방을 할 경우 약의 주도권은 의사가 쥐게 되고 약사는 단순히 의사의 처방에 따라 약을 정확하게 찾아내 환자에게 전달해주는 일만 해야 하기 때문이다. 반대로 일반명으로 처방을 하도록 하면 약의 주도권은 약사에게 넘어간다. 여러 제약회사가 같은 성분의 약을 만들어 시판할 수 있으므로 약효 동등성이 인정된 약 가운데 어떤 약을 환자에게 조제해줄 것인가는 약사의 손에 달려 있다.

이를 두고 의사와 약사 간 사활이 걸린 싸움이 벌어졌다. 결코 타협하기 어려운 것이었다. 결국 그 절충안으로 의사가 처방전에 상품명이나 일반 명 가운데 아무것이나 마음대로 선택해서 약 이름을 적되 상품명으로 처방된 약의 경우 약효 동등성이 인정된 약에 한해 약사가 환자의 동의를 얻어 대체 조제를 할 수 있도록 했다. 상품명 처방이나 일반명 처방 가운데 의사가 선택해서 하도록 한 것은 사실상 상품명 처방을 하도록 하는 것과 같은 효과를 가져온다. 둘 중에 하나를 골라서 하라고 하면 의사 열 명 가운데 아홉 명은 상품명 처방을 할 것이기 때문이다. 실제 의약분업이 시행된 뒤 일반명 처방을 내는 의사를 찾아보기란 하늘의 별 따기처럼 어렵다. 일반명 처방을 내는 의사에게 찾아와 자신들의 약을 많이 처방해달라고 로비를 벌일 제약회사는 없을 것이기 때문이다. 또한 의약분업이 이루어진 뒤에도 국내 제약회사들과 다국적 제약회사들이 여전히 의사들의 각종 학회 모임을 후원하고 병원들에게 뒷돈을 대주며, 의사들의 골프 모임과 해외여행 경비를 대주는 이유도 바로 의사들이 상품명 처방권을 갖고 있기 때문이다.

국내 제약회사들의 이익을 옹호하는 한국제약협회는 그 동안 음성적으로 해오던 의사들에 대한 로비를 양성화해 지난 1994년부터 공정 경쟁 규약을 만들어 의사들이 해외 학회나 심포지엄에 참가할 때 팀장에게는 항공료와 숙박비 등 여행 경비를 지급할 수 있도록 해놓았다. 한국릴리 등 한국에 진출한 다국적 제약회사들의 이익을 옹호하기 위해 만들어진 한국다국적의약산업협회는 여기에 한술 더 떠 회의 참석이 주 목적인 참석자 모두에게 여행 경비를 지급할 수 있도록 하는 '의약품거래에 관한 공정거래 규약안'을 만들어 2002년 초 공정거래위원회에 제출한 바 있다. 이들 다국적 제약회사들은 항공료와 숙박비 외에도 다른 필요 경비를 지원할 수 있도록 했고 비행기 좌석도 한국 제약회사들이 이코노미클래스로 제한한 반면 비즈니스클래스로 지정할 수 있게 했다. 의사들에 대한 로비에서도 다국적 제약회사들이 한 수 위인 것이다. 의약분업 이후 값비싼 약 위주로 의사들이 처방하고 있고 다국적 제약회사들이 과거보다 매출액이 연간 30~40%씩 늘어나고 있는 것도 이런 로비와 무관하지는 않을 것이다. 의약분업은 국내 중소제약회사들을 어려운 처지에 빠트리고 있으며 그 주범은 의사인 것이다.

이에 대해 의사들은 오리지널 약을 많이 가지고 있는 다국적 제약회사의 약이 약효가 뛰어나기 때문이라고 해명하고 있다. 오리지널 약이란 복제 약(카피 약)과 대비되는 개념의 약으로, 예를 들어 바이엘이 세계 최초로 아스피린을 개발해 시판했는데 이 '바이엘아스피린'이 오리지널 약에 해당한다. 그리고 나중에 특허권이 소멸되어 다른 여러 제약회사가 바이엘과 똑같이 만들어낸 아스피린은 카피 약이 된다. 최근에는 제약 기술이 뛰어나 오리지널 약과 모든 면에서 똑같은 카피 약을 얼마든지 만들어낼 수 있다. 따라서 오리지널 약만이 약이고 카피 약은 약효가 없거나 크게 떨어지는 '밀가루 약'이라고 이야기하는 것은 문제가 있다. 또 오리지널 약은 다른 카피 약과 비교도 안될 만큼 뛰어난 약효를 지녔다면 대한민국뿐만 아니라 세계 모든 의사들이 오리지널 약만 처방하거나 사용해야만 하는데 현실은 그렇지 않다. 의사들 가운데에도 의약분업이 시행되기 전에 일반 카피 약 처방을 한 사람이 많다. 그런데 의약분업이 된 뒤 오리지널 처방을 많이 하는 것은 과거 자신들이 해온 처방 행태가 잘못됐다는 것을 인정하는 것이 된다. 그리고 의약분업이 이루어진 상황에서 환자들에게 카피 약 처방을 하는 의사들이 있는데 이런 의사는 오리지널 약만 처방하는 의사의 눈에는 모두 엉터리 의사가 된다.

만약 같은 성분의 A라는 오리지널 약과 B라는 카피 약을 주로 처방하는 두 의사가 있다고 하자. 의사들의 논리대로라면 오리지널 약을 처방하는 의사만이 제대로 된 의사이다. 두 가지 다 아무런 문제가 없기 위해서는 오리지널 약이 잘 듣지 않고 오히려 카피 약이 더 잘 듣는 환자가 있다거나 카피 약 가운데에도 오리지널 약에 전혀 손색없는 경우도 있어야만 한다. 그런데 이 두 가지 경우 모두 오리지널 약만 주로 처방하는 의사들의 행태에 문제가 있음을 보여준다. 의사들에게 의무적으로 일반명 처방을 하도록 한다고 해도 환자 치료에는 아무런 문제가 없을 것이다. 물론 의사들이 뒷돈을 받아 챙기는 데에는 문제가 있지만 말이다. 한국 의사들의 주장이 진실한 것이 되려면 전세계 모든 나라들이 단 하나의 예외도 없이 상품명 처방을 의무화하고 있어야 하고 대체 조제도 인정하지 않고 있어야 한다. 오히려 세계적인 추세는 의약품 비를 줄이기 위해 의사들에게 일반명 조제를 권장하고 있으며 일반명 처방을 하는 경우 인센티브를 주는 쪽으로 처방전 발행 행태를 유도하고 있는 형편이다.

비싼 약 처방 막으려면 일반명 처방해야

한국 의사들의 오리지널 약 위주의 처방 행태를 바꿀 수 있는 가장 바람직한 정책은 상품명 처방을 못하도록 하는 것이다. 물론 이는 다른 부작용을 낳을 수 있다. 약 조제의 주도권이 약사에게 돌아가면 거꾸로 제약회사들이 약사와 대형 약국을 공략해 각종 로비를 벌일 가능성이 높기 때문이다. 환자 진료와 연구를 함께하고 있는 대학병원 의사들이 각종 국내의 학술대회에 참가하거나 종종 해외여행을 하는 것과는 달리 약국의 개원 약사들이 해외 학술대회 참가하는 경우는 드물고 약대 교수 등이 직접 환자를 대상으로 약을 조제해주는 일은 있을 수 없기 때문에 일반명 처방을 의무화한다고 해도 그 부작용은 상품명 처방에 비해 그리 크지 않을 것이다. 물론 약사들이 관계가 깊은 특정 제약회사의 약만 환자들에게 줄 가능성은 매우 높다.

따라서 일반명 처방을 의무화할 경우 약사들의 이런 부도덕성을 막을 수 있는 강력한 견제 장치가 반드시 필요하다.

일반명 처방이 이런저런 부작용을 일으킬 가능성을 염려한다면 차선책으로 일반명 처방을 하는 의사들에게 인센티브를 주고 의사가 상품명 처방을 낼 경우 약효 동등성이 인정된 약에 한해 환자의 동의를 얻어 대체 조제를 할 권한을 약사에게 주는 것이다. 의약분업을 시행하기 위해 정부와 시민단체가 택한 것은 바로 이 차선책이었다. 상품명 처방을 한 약에 대해서 성분과 약효가 같은 다른 약으로 대체조제를 못하게 할 경우 모든 약국들은 국내에서 생산·판매되는 모든 약을 구입해놓고 의사가 발행할 처방전에 대처해야 하다. 이럴 경우 자그마한 동네 약국은 의사들의 처방전을 소화해낼 수 없게 된다. 결국 환자들은 의사들이 처방한 약을 구하기 위해 이 약국 저 약국을 전전할 도리밖에 없게 된다.

의사들은 이런 방식의 의약분업을 원했다. 이렇게 되면 불편이 극에 달한 환자들이 심한 불평을 터뜨릴 것이고 결국에는 의약분업을 하지 말자는 여론으로 흘러가게 된다. 하지만 시민단체나 정부가 이런 안을 받아들일 리가 없다. 의사들의 상품명 처방을 인정하되 소비자들의 불편을 줄이고 약국에 충격을 덜 주기 위해 대체 조제를 광범위하게 인정하는 방향으로 잡았다.

그러나 의약분업 시행 과정에서 의사들은 반발했다. 의사가 상품명으로 처방한 약을 약사들이 다른 약효 동등성 약으로 바꾸면서 의사의 사전 동의도 받지 않는 것은 결코 용납할 수 없다는 것이었다. 그리고 약효 동등성도 생물학적 약효 동등성 시험을 거친 약만 인정해야 한다고 주장했다. 의사들의 주장을 그대로 받아들이면 대체 조제를 할 수 있는 약은 얼마 되지 않는다. 사실상 대체 조제 제도 자체가 존립하기 어렵게 되는 것이다. 의사들이 주로 일반명 처방을 하고 환자의 상태가 특이한 경우에 한해 상품명 처방을 할 때에는 의사의 사전 동의를 구할 수도 있을 것이다. 하지만 그것도 쉽지 않다. 의사가 진료 마감 시간이 임박했을 때 찾아온 환자에게 내준 처방전에 적힌 약을 약사가 대체 조제하려 할 경우 이미 퇴근해버린 의사와 연락이 안될 가능성이 높다. 또 진료중인 의사는 환자 진료에 바쁘다는 평계로 약사와 통화를 잘 하려 들지 않을 가능성도 있다. 약사가 환자들의 처방전 약을 조제해주거나 일반 약을 판매하느라 바빠 대체 조제의 필요성이 있음에도 일일이 의사에게 연락하기 번거로워 다른 약국으로 돌려보낼 가능성이 있다. 따라서 의사가 자신이 처방한 상품명 그대로 환자가 약을 복용해야만 하는 특별한 이유가 있다면 '대체 불가'라는 표시와 함께 그 이유를 처방전에 간단히 적으면 될 것이고, 이런 약에 대해서는 대체 조제를 하지 말도록 제도화하면 이런 문제는 술술 풀린다.

생물학적 약효 동등성 시험에 통과한 약만 의사 동의 없이 대체 조제할 수 있다는 논리도 비과학적이다. 약 가운데에는 약효 동등성을 평가하기 위해 반드시 생물학적 동등성 시험을 거쳐야만 할 종류가 있고 얼마나 몸 속에서 잘 녹아 성분이 퍼지느냐를 따지기 위해 비교 용출 시험과 붕해도 시험 등 일반 이화학적 동등성 시험만 거쳐도 충분한 약이 있다. 이는 남자냐, 여자냐를 가리기 위해 알몸을 검사하면 99.9% 충분한 데도 세포를 떼어내 염색체를 검사해 성염색체가 XX인지, XY인지 확인해야만 인정하겠다는 것과 같다. 피부연고제, 소화제 등 일반적인 약은 일반 약효 동등성 검사만 해도 충분하다. 그래서 미국을 비롯한 전세계 모든 나라들의 의사들은 한국 의사처럼 "생물학적 동등성 시험을 거치지 않은 약은 약효가 다른 약이다"라는 해괴한 주장을 하지 않는다.

약효 동등성 문제는 대체 조제와 직결되어 있다. 이것은 의사 파업처럼 힘으로 밀어붙일 일이 전혀 아니다. 이는 의학적인 문제이다. 약효 동등성 시험과 대체 조제는 이미 미국 등 다른 선진국들이 시행하고 있는 것이므로 그것을 준거로 해 결정하면 될 일이다. 의약분업을 시행하기 전에 많은 토론과 연구 끝에 이루어진 일인데도 의사들은 집단의 힘으로 "생물학적 동등성 시험을 거친 약만 약효 동등성을 인정한다"는 억지 주장을 폈고 그리고 이를 관철시켰던 것이다. 그래서 2001년 8월부터 일반 약효 동등성 시험에서 합격한 약이라 할지라도 생물학적 약효 동등성을 거친 약이 아닐 경우 의사의 사전 동의 없이는 대체 조제가 불가능해졌다.

갈 곳 잃은 미아 신세 된 500억 원어치 약

그 결과 500억 원이 넘는 의약품들이 약국의 창고에서 무용지물이 되고 있다. 약국당 300만 원어치 가까운 약들이 환자들에게 사용되지도 못한 채 고스란히 쌓여 있는 것이다. 일반명 처방이 이루어졌더라면 이런 일을 일어날 수가 없다. 상품명 처방 제도 아래에서도 약효 동등성이 있는 약의 경우 대체 조제만 할 수 있도록 만들었어도 이런 일은 있을 수 없다. 하지만 사실상 대체 조제를 인정하지 않는 이상한 방식의 의약분업이 이루어졌기 때문에 의사들이 애초 하던 A라는 상품명 처방을 B로 바꾸고, 다시 C로 바꾸는 등 변덕을 부릴 경우 이처럼 약국에는 환자들에게 요긴하게 쓰일 약들이 쓰레기처럼 쌓이게 되는 것이다. 이는 한마디로 의사들의 농간 때문이다. 예를 들어 어느 약국이 가까이 있는 의원에서 주로 처방하는 A라는 항생제를 300만 원어치 사놓고 약을 조제해주기 시작했다고 하자. 그런데 이 의원이 제약회사의 로비에 따라 한 달 만에 느닷없이 다른 회사가 생산하는,

같은 성분의 B라는 항생제 처방을 낸다고 하자. 한 달 동안 A항생제가 50만 원어치만 팔렸다면 나머지 250만 원어치는 무용지물이 되고 만다. 애초 A라는 상품명의 항생제가 가장 좋다고 하던 의사가 마음을 바꿔 B라는 항생제가 좋다고 처방을 바꿔 일어난 일이다. 이런 일들이 전국 곳곳에서 일어나 무려 500억 원어치라는 엄청난 액수의 약이 천덕꾸러기로 전락한 것이다.

과연 이런 의약분업을 계속할 필요가 있을까. 의사들은 마음만 먹으면 처방전에 적는 항생제의 종류를 일 년에도 열두 번씩 바꿀 수 있다. 그리고 의사와 약사가 서로 협력하는 의약분업 정신을 잘 살려 환자를 진료하고 있는 선진국과는 달리 한국에서처럼 약사들을 골탕 먹이려고 작정한 의사들이 있는 한 이런 어처구니없는 일은 계속해서 벌어질 것이다. 이는 더 이상 그대로 둘 수 없는 문제다. 애초 제대로 된 작품이었던 의약분업은 의사 파업과 정부, 국회의 거듭된 개악으로 이상한 모양이 되어버렸다. 두 개의 귀와 눈이 있어야 하는데 하나밖에 없다거나 팔이 달려야 할 곳에 다리가 달리는 등 뒤죽박죽이다. 제대로 된 의약분업을 시행하기 위해서는 처방전을 일반명으로 발행하도록 의무화하거나 아니면 적어도 의약분업이 시행되기 전에 시민단체 중재로 만들었던 방식대로 대체 조제를 정상적으로 인정해 같은 효능을 지닌, 같은 성분의 약에 대해서는 약사가 환자의 동의를 얻어 약을 조제할 수 있도록 만들어야만 한다.

39
의료비 형평성을 높여야 서민이 산다

의사 수입은 국민 호주머니 돈

의사들은 파업을 하면서 건강보험 수가 현실화를 외쳤다. 정부는
의약분업을 하기 전에 의약품 실거래가 제도를 시행하면서 그 동안
약 조제를 통해 막대한 수익을 올려오던 의사들의 수입이 줄어든 것
을 벌충해주기 위해 무려 네 차례나 건강보험 수가를 인상해주었다.
그런데 그 인상률은 실거래가 제도로 인한 수입 손실을 웃돌았다. 물
론 당시 일부 의사들은 오히려 이전보다 수입이 줄어들었다고 주장했
다. 물론 수입이 이전보다 줄어든 의사들도 있을 수 있을 것이다. 그
러나 수입이 줄어든 의사들만 있는 것이 아니라 평균이 늘어났으므로
전체적으로 수입이 늘어난 의사들이 많을 것이다. 아니면 수입이 늘
어난 의사 수는 이전보다 약간 줄었더라도 수입이 대폭 늘어난 사람
이 많든지 말이다. 수입이 늘어난 사람은 말이 없다. 수입이 줄어든
사람은 반대로 자신의 불만을 여기저기 이야기하게 마련이고 이런 의
사들의 이야기만 들은 기자들은 이들의 이야기만 잔뜩 보도하다 보니

마치 의사들이 의약분업 실시 전보다 수입이 적은 것처럼 이야기되었다. 하지만 지금은 과거보다 수입이 줄어들었다고 목소리를 높이는 의사들을 찾아보기란 정말 어렵다.

의사들의 수입은 어디에서 나오는가. 결국 국민들의 호주머니에서 나온다. 그것이 국민 세금에서 나온 것이든, 건강보험료에서 나온 것이든, 자동차보험이나 다른 암보험 등 민간 보험에서 나온 것이든, 아니면 본인 부담금이나 비건강보험 항목에 대한 진료비 등 국민들의 호주머니에서 직접 나온 것이든, 의사들이 받는 월급이나 병·의원을 개원해 버는 수입은 100% 국민들의 호주머니에서 나온 돈이다. 결국 의사들이 건강보험 수가를 올려달라거나 의사들의 수입을 지금보다 더 많이 보장해달라고 요구하는 것은 국민들의 호주머니에서 돈을 더 꺼내가겠다는 선언이다.

여기서 지금까지 국민들의 호주머니에서 어떻게 의사들에게 돈이 넘어갔는가를 살펴볼 필요가 있다. 앞서 이야기한 네 가지 주머니, 즉 국민 세금, 건강보험료, 민간 보험, 개인 호주머니 등에서 의사들의 진료 행위를 통해 의사들의 호주머니(굳이 따진다면 의사뿐만 아니라 관련 보건의료인, 즉 의사, 치과의사, 한의사, 의료기사, 간호사, 약사, 제약회사, 의약품 도매상, 의료기기상 등등 많은 부문으로 나뉘어져 건네졌지만 편의상 여기서는 의사만 다루기로 한다)로 넘어갔다.

의사는 파이 재료보다는 크기에만 관심

우리나라의 경우 국민 의료비 가운데 이 네 가지 주머니가 각각 차지하는 비중(비율)이 얼마나 되는지에 대한 통계나 분석은 미국이나 유럽 등 다른 선진국과는 달리 이루어져 있지 않지만 대체적으로 국민 세금과 민간 보험이 차지하는 비중은 극히 미약하고 개인 호주머니와 건강보험료가 차지하는 비중이 상대적으로 높다. 물론 정부가 최근 지역 건강보험 재정의 50%를 지원키로 해 국민 세금 비중이 약간 높아질 것으로 보인다.

그런데 의사들이 의약분업 파업을 계기로 과거 시민단체와 농민단체 등이 줄기차게 요구해온 지역의료보험 재정의 50% 국고 지원 등을 요구하고 나섰다. 그리고 마치 이것이 개혁적인 것처럼 이야기하고 있다. 하지만 사실 제대로 알고 나면 이는 개혁적인 것이 아니라 반개혁적인 것이다. 어떤 사람은 무슨 뚱딴지 같은 소리를 하고 있느냐고 이야기할지 모르지만 사실이 그렇다. 50% 국고 지원이라는 것은 다른 말로 표현하면 국민 세금에서 50%를 지원한다는 것이다. 다시 말해 국민 의료비에서 국민 세금의 몫이 더 늘어난다는 것을 뜻한다.

사실 의사들은 자신들이 차지할 파이의 크기만 생각하지 그 파이가 무엇으로 만들어졌느냐에 대한, 다시 말해 질적인 내용에는 관심이 없다. 못사는 사람들이 돈을 많이 냈는지, 부자들이 돈을 더 많이 냈는지에 대한 관심보다는 자신이 차지할 전체 파이의 크기가 관심거리인 것이다. 국민 세금에서 돈이 더 많이 나왔는지, 개인 호주머니에서 돈이 더 많이 나왔는지에는 관심이 없는 것이다. 만약 대한의사협회에게 가난한 사람이 지금보다 돈을 훨씬 더 적게 내고, 부자인 사람이 더 많이 내는 시스템의 의료제도를 만들되 총 파이의 크기가 지금보다 약간 줄어드는 경우와 가난한 사람들이 지금보다 더 많이 내고 부자들은 지금과 같은 수준의 의료비를 내는 시스템의 의료제도를 만들되, 총 파이의 크기가 지금보다 약간 더 커지는 경우 가운데 어느 것을 고르겠느냐고 묻는다면 망설임 없이 후자, 즉 파이의 크기가 더 커지는 것을 고를 것이다.

진정으로 개혁을 생각하고 사회보장제도의 근본 이념을 조금이라도 염두에 두는 사람은 의사들의 태도와는 정반대일 것이다. 이들은 의사들이 얼마나 많은 돈을 가져가게 하느냐에 초점을 둔 의료 시스템보다는 누가 얼마나 내느냐 하는 의료비 기여의 형평성 문제에 관심을 가질 것이다. 형평성은 한마디로 가난한 사람이 적게 내고 돈 많은 사람이 더 많이 내게 하는 것을 뜻한다. 기여의 누진성을 말하는 것이다.

만약 월 100만 원 소득자가 소득의 10%인 10만 원을 소득세로 내고 월 1,000만 원의 소득자도 10%인 100만 원을 소득세로 낸다면 이는 '비례적'이라고 말한다. 만약 월 100만 원 소득자가 소득의 10%인 10만 원을 소득세로 내고 1,000만 원인 사람이 20%인 200만 원을 소득세로 낼 때 우리는 이를 '누진적'이라고 말한다. 이와는 반대로 소득이 100만 원인 사람과 1,000만 원인 사람이 똑같이 10만 원을 소득세로 낼 때 이는 '역진적'이 된다. 1,000만 원 버는 사람에게 10만 원은 시쳇말로 '껌값'이나 다를 바 없고 100만 원 버는 사람에게 10만 원은 '피눈물' 같은 돈이 된다.

우리나라에서 의료비가 나오는 네 개의 주머니(재정원) 성격을 살펴보자. 먼저 국민 세금은 역진적이다. 잘 아시다시피 우리나라의 세금제도는 간접세 위주로 되어 있다. 다시 말해 부자나 가난한 사람이나 담배 한 갑 사 피우고 똑같은 세금을 낸다는 것이다. 이는 매우 역진적인 것이다. 어느 나라 할 것 없이 그래도 누진적인 세금은 소득세인데 봉급생활자의 소득세는 확실히 누진적이라고 할 수 있지만 변호사, 의사, 고급 음식점 등 고소득 자영업자의 대부분은 공공연하게 탈세를 하고 있어 자영업자와 월급생활자 간은 물론이고 자영업자 사이에서도 형평성 있는 소득세 과세가 이루어지지 않고 있다. 따라서 전체적으로 국민 세금에서 의료비를 충당하는 것은 부(富)가 높은 곳(富者)에서 낮은 곳(貧者)으로 옮겨가는 것이 아니라 오히려 거꾸로 되는 것이다. 왜 지역의료보험 재정의 50%를 국고에서 지원하는 것이 반드시 바람직한 것만은 아니라고 주장하는지 이 정도의 설명으로도 어느 정도 이해할 수 있을 것이다.

건강보험료 갹출은 비례적

반면 건강보험료는 역진적은 아니고 비례적이라고 볼 수 있다. 얼마 전까지 직장인들에 대해서 일괄적으로 월급의 3% 가량을 건강보험료로 떼어왔다. 월급 100만 원인 사람은 3만 원, 300만 원인 사람은 9만 원 하는 식으로 갹출해왔던 것이다. 최근에는 이 보험료율이 평균 3.4%였으며 앞으로 계속 높아질 것이다. 과거에는 본봉에 대해서만 주로 보험료를 매겨왔지만 공무원과 교사, 직장인들을 한데 묶는 건강보험 통합 과정에서 기여의 형평성을 높이기 위해 각종 수당과 상여금 등 사실상 기본 급여처럼 주어지는 임금에 대해서는 보험료를 매기고 있다.

문제는 농민이나 도시 자영업자 등 비봉급생활자에 대한 보험료 갹출이다. 만약 이들 자영업자들의 소득이 90% 이상 노출되어 있으면 봉급생활자에게 적용하는 것처럼 이들의 소득의 몇 퍼센트를 일률적으로 떼면 소득 비례적이 되겠지만 소득 파악률이 워낙 낮아 이렇게는 하지 못하고 소득과 재산, 자동차 보유 등을 종합해 등급으로 보험료를 매기고 있다. 이는 자영업자의 신고 소득에 대해서만 보험료를 매기는 것과 비교해 형평성을 강화한 것으로 자영업자의 의료보험료가 봉급생활자의 보험료보다는 덜 누진적이지만 누진성을 강화하기 위한 나름대로의 노력을 기울인 제도로 볼 수 있다.

개인 호주머니에서 직접 나가는 의료비도 민간 보험과 똑같이 역진적이다. 만약 월 소득 1,000만 원인 사람이 암에 걸려 수술을 받았는데 총 입원 진료비 4,000만 원 가운데 2,000만 원만 의료보험 진료에 해당하고 나머지 2,000만 원은 비보험 진료비여서 의료보험 진료비의 30%인 600만 원과 비보험 진료비 전액인 2,000만 원 등 2,600만 원을 자신의 호주머니에서 직접 내야 한다면 자신의 월급의 2개월 반 치에 해당하는 돈을 내면 된다. 반면 월급 100만 원인 사람이 똑같은 암으로 입원 치료를 받았다면 그도 2,600만 원, 즉 자신의 월급 2년 2개월 치를 내야 한다. 9배 가량이나 역진적인 것이다.

40
시민단체를 위한 변명

21세기는 NGO의 시대

우리 사회에서 시민단체를 빼놓고 환경 정의든, 경제 정의든, 정치 개혁이든 말하기 어렵다. 시민단체, 즉 NGO는 21세기의 화두이다. 어떤 이는 시민단체를 또 하나의 권력기관으로, 어떤 이는 시민들의 권리를 대변하는 진정한 집단으로 극과 극의 평가를 한다. 우리나라 시민사회단체의 힘은 소비자운동과 환경운동을 중심으로 1980년대부터 꾸준한 성장을 해왔으며 특히 1999년과 2000년 16대 총선 때의 낙천낙선운동과 의약분업 중재를 통해 일반 대중의 관심 한복판으로 들어갔다.

이제 우리는 시민사회단체가 긍정적인 기능을 하든 부정적인 기능을 하든 존재 자체나 활동 자체를 외면하고서는 사회를 이야기할 수 없는 단계에 이르렀다. 사실 그 동안 정부나 국회의 압력에도 굴하지 않고 의약분업을 하지 않으려고 하거나 연기시키려고, 또는 자신의 입맛에 맞는 의약분업만을 고집하던 대한의사협회와 대한약사회가

1999년 5월에 전격적으로 완전 의약분업 2000년 7월 실시에 합의한 것은 시민사회단체가 지닌 도덕성과 이들에 대한 국민들의 지지 등을 무시할 수 없었기 때문이라고 할 수 있다.

의사협회 간부들이나 의사 대표들이 자신들이 원하는 방식으로 의약분업이 이루어지지 않는다고 걸핏하면 전국적인 대규모 집단 파업을 일삼자 언론과 시민사회단체로부터 왜 이런 행동을 하려면 당시 1999년 5월에는 의약분업 실시에 약사회와 함께 도장을 찍었느냐는 비판을 받게 이르렀다. 당시 수석부회장이었으며 그 뒤 의사협회 회장으로 있다 후배 신상진 씨에게 회장 자리를 넘겨준 김재정 씨 등 집행부는 이런 비판에 대해 공개토론회나 기자회견 등을 통해 당시 사회적 분위기가 합의를 해주지 않고서는 매도당할 강압적인 분위기여서 그랬다는 변명 아닌 변명을 늘어놓았다. 이들의 이런 발언에서 당시 약사나 의사 등 어느 이익집단에 대한 이해관계가 전혀 없는 시민단체의 중립적인 중재를 무시할 경우 당시 사회 개혁의 물결이 거세게 일고 있는 시점에서 이를 거스르는 반동 집단으로 몰릴 것을 두려워했기 때문으로 볼 수 있다. 이는 한마디로 의사집단 자체가 의약분업을 진정으로 원하지는 않았다고 할 수 있으며 사회적 분위기에 휩쓸려 반대할 명분도 없고 해서 일단 시행 안에 서명한 것으로 볼 수 있다.

그래도 시민단체는 도덕적이다

그 뒤 의사들은 몇 차례의 전국적인 총파업을 거치면서 무서운 단결력을 과시했다.' 이 결과 정부와 국민들에게 엄청난 타격을 가하자 자신감을 얻은 이들은 시민단체까지 공격하고 나섰다. 시민단체는 시

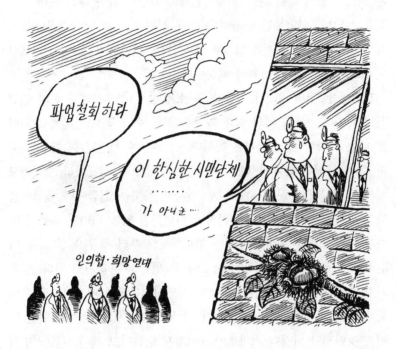

국민의 단결된 힘과 시민사회단체의 정당한 비판만이 집단이기주의에 사로잡혀 있는 의료계를 개혁할 수 있다.

민들을 대표하는 단체가 아니라 상근자 몇몇이 꾸려가는 임의 단체라는 것이다. 시민사회단체 대표나 간부들은 정치적 입지를 목표로 뛰는 사람들이며 정부의 하수인이나 김대중 정권의 친위대나 다름없다는 말도 서슴지 않는 등 시민사회단체의 위상을 깎아 내리는 데 주안점을 두었다. 의약분업과 같이 밥그릇 싸움으로 보이기 쉬운(실제로 의사들의 의약분업 투쟁은 밥그릇 싸움이라고 단언할 수 있다) 사건에서는 도덕성이 매우 중요하기 때문이다.

도덕성을 깎아 내리기 가장 좋은 소재는 뭐니뭐니 해도 돈과 관련한 문제이다. 시민단체의 최대 약점은 회원 수가 적으며 실제로 회비를 내는 사람이 많지 않다는 것이다. 이 때문에 시민단체들은 의사협회 등과는 달리 대개 변변한 사무실조차 없으며 상근자라 할지라도 의사들 월급의 10분의 1에도 채 미치지 못하는 월급이나 활동비를 받고 있는 경우가 허다하다. 하지만 이런저런 일을 하려면 돈은 들어가게 마련이고 일부 시민단체는 정부 등으로부터 정부가 할 일을 대신하고 프로젝트 수행비 명목으로 돈을 받아 사용하기도 한다. 물론 가장 바람직한 것은 일반 국민들이 시민사회단체에 자발적으로 회비를 내거나 기부금을 내고 NGO가 이 돈으로 각종 활동과 사업을 벌이는 것이지만 이것이 제대로 이루어지지 않는다고 해서 모든 시민사회단체들이 문을 닫고 있을 수는 없는 노릇이다.

따라서 시민사회단체가 투명한 과정을 거쳐 국민들이 낸 세금을 받고(시민사회단체는 충분히 받을 자격이 있다) 이를 투명하게 집행한 뒤 회원들과 정부로부터 감사를 받으면 그리 문제 될 일이 못된다. 이는 선진국에서도 장려되고 있으며 또 이루어지고 있는 일이다. 국민의 세금을 받아 투명하게 시민단체를 꾸려나가는 것은 도덕적으로 타락한 방법으로 돈을 번 재벌이나 기업들로부터 기부금을 받는 것보다 오히려 훨씬 더 떳떳하다. 그런데도 의사 집단이나 일부 언론들은 이를 부도덕한 것으로 매도하고 정부와 시민사회단체가 돈을 연계로 커넥션을 구축하고 있는 듯한 주장을 펴고 있다. 그 대표적인 것이 2000년 10월 27일자 《중앙일보》 사설이다.

"정부 돈 받고 의료 개혁해?"라는 제목의 이 사설에서 이 신문은 시민사회단체가 정부로부터 돈을 받는 것 자체를 문제삼고 있는 듯하다. 먼저 이 사설은 특정 목적을 위해 책정된 정부 예산을 받아 쓴 것을 문제삼고 이로 인해 도덕성과 공정성을 둘러싸고 시비가 일고 있다고 주장했다. 그렇다면 특정 목적을 위해 책정되지 않은 예산은 받아쓴다면 괜찮다는 것인지, 특정 목적을 위해 책정된 예산을 그 목적에 맞게 쓰더라도 정부가 아닌 제3자가 쓰는 것은 안된다는 뜻인지, 시민단체는 안되지만 언론사는 괜찮다는 뜻인지 알 수가 없다. 이 사설의 들머리는 마치 특정 목적을 위해 책정된 예산은 정부가 직접 집행해야지, 그 어느 누구도 사용해서는 안되는데 시민단체가 이를 어겼으므로 도덕성과 공정성에 문제가 있다는 논리를 펴고 있다. 도덕성은 특정한 목적에 쓰라고 정부가 준 돈을 다른 목적을 위해 시민단체가 사용했을 때 문제가 된다. 따라서 시민단체도 정부와의 계약으로 예산을 사용할 수 있다는 전제 아래에서 그 목적에 맞게 투명하게 사용했다면 어떤 도덕적 시비도 나올 수 없다. 공정성 부분은 정부의 의약분업 홍보를 하려고 하는 시민단체가 많은 데도 이를 무시하고 특정 단체에 주었거나 이를 문제삼는 단체들이 여기저기서 나올 때 생길 수 있다. 하지만 아직 어떤 특정 시민단체가 왜 우리들에게 이런 기회를 주지 않느냐고 문제를 삼았다는 이야기를 듣지 못했다. 그렇다면 공정성 시비는 있을 수 없다. 사설에서는 이런 부분에 대한 근거를 제시하지 않았다. 다시 말해 왜 도덕성과 공정성에서 시비가 일고 있는지에 대해 설명하지 않았다. 시민단체들이 정부로부터 돈을 받았으므로 이는 도덕성과 공정성에서 문제가 있다는 비논리적인 주장만 늘어놓았다. 그리고는 사설은 첫 단락에서 "시민단체가 이런 식으로 국민의 기대와 신뢰를 잃으면 결코 설 땅이 없다"고 밝혔다. 이 사설은 이미 시민단체가 국민의 기대와 신뢰를 잃은 것으로 단정을 해버렸는데 한 야당 국회의원의 무책임한 폭로(사실 폭로라고 할 것까지는 없고 이 분야에 있는 사람은 대개 이미 알고 있는 내용이다)에 대해 국민들의 기대와 신뢰가 이미 무너졌다고 단정하는 근거가 어디에 있는지, 사설을 쓴 논설위원 개인이나 논설위원실의 막연한 추측은 아닐지, 국민들을 대상으로 여론조사라도 해보았는지 궁금하다. 아니면 이를 주제로 한 토론에서 시민단체를 질타하는 여론이 있었는지.

시민단체도 국민 세금 사용할 수 있다

사설은 여기서 한 걸음 더 나아가 "국민들은 시민단체가 그 어떤 기구나 단체보다 더 깨끗하고 공정하길 바란다. 그런데 의료 파행과 관련해 의료계를 압박하고 비판했던 그 시민연대기구가 정부의 홍보 예산을 받아썼다니 정부의 목표 달성에 들러리를 선 것으로 비춰진다"고 밝혔다. 이 내용은 마치 시민단체가 정부 돈을 받고 의료계를 압박하고 의약분업 홍보를 한 것으로 매도하고 있다. 그렇다면 ≪중앙일보≫는 시민단체가 국민의 생명을 담보로 장기간 파업을 벌인 의사들을 비판한 것이 잘못됐다고 비판하고 싶었던 것인가, 아니면 정부가 할 일을 정부의 능력이 모자라 국민들을 위해 시민단체들이 나서 홍보하고 그 필요 경비를 정부가 지불해주니까 시민단체들이 의사들을 비판할 이유가 없는 데도 불구하고 막무가내로 의사들을 압박했다는 것인가. 시민단체들이 정부가 할 일을 대신한 것을 두고 이 때문에 의사들을 핍박했다는 뉘앙스를 풍기는 사설을 쓴다는 것은 매카시적 수법이나 다름없다. 만약 이 두 가지 사건이 개연성이 없다면 서로 연결시키지 말았어야 한다.

그리고 무엇보다도 중요한 것은 서로 특정 목적을 가지고 민간과 민간, 정부와 민간이 계약을 해 프로젝트를 수행하는 것 자체를 두고 뭐라고 하는 것은 지나치다. 중앙일보사를 비롯해 대한민국의 모든 언론사들이 특정 단체, 기업, 정부기관과 협찬해 공익광고도 해왔고 특별 취재, 기획 취재도 해왔고 지금도 하고 있지 않은가. 만약 어느 대학의 연구소가 특정 신문의 요청에 의해 한강의 수질을 쟀다고 하자. 이 프로젝트를 수행하는 데 이 연구소가 이 특정 신문의 돈을 받은 것이 잘못된 것일까. 아마 중앙일보사도 이런 식으로 대학 등에 돈을 지불한 적이 있을 것이다. 중앙일보사가 돈을 주지 않는데도 왜 대학이 자신들의 인력과 돈을 들이며 그 결과를 왜 특정 신문이 독점해 보도하는가. 그 신문은 그만큼 투자를 했고 이를 자신들의 신문에 독점 게재함으로써 신문 판매와 신문의 질을 높이는 데 기여했을 것이다. 당연히 신문이 조사 비용을 댔을 것이다. 이처럼 언론사가 환경단체 등 시민단체에 돈을 대 함께 사업을 벌이거나 조사를 한 적이 많이 있다. 특정 언론사의 기획 기사를 위해 가난한 시민단체가 그 비용을 감당하지는 않았을 것이다. 마찬가지로 의약분업 홍보의 책임은 정부에 있다. 정부는 국민과 무관한 집단이 아니다. 국민의 세금으로 운영되는 기관이기 때문에 시민단체들은 때로는 정부를 감시하고 때로는 국민의 세금을 직접 사용할 수도 있다. 물론 세금을 사용하는 과정에서 정부와 유착하거나 정부 감시를 게을리 하는 쪽으로 변질되면 결코 안되겠지만 말이다. 보건복지부가 손발이 모자라고 시간은 촉박해 전국적인 조직을 가진 시민단체들에게 국민들을 대상으로 한 홍보 업무의 일부를 맡기고 그 과정에서 들어가는 실비를 정산해주는 것에 무슨 문제가 있는지 이해하기 어렵다. 만약 중앙일보사가 그 어떤 방식, 어떤 사유로도 정부 예산을 시민단체에게 주어서는 안된다고 판단한다면 결국 의약분업의 홍보를 위해 정부 조직을 새로 만들고 공무원을 대폭 뽑아야 한다는 결론을 내릴 수밖에 없다. 그렇다면 차라리 사설을 통해 시민단체를 통한 홍보는 있을 수 없고 수백 명 또는 수천 명의 새로운 홍보 요원을 공무원으로 채용해 홍보해야 한다고 주장하는 것이 떳떳하지 않을까. 그렇지 않으면 시민단체들이 순수한 자체 예산으로 수억 원을 확보해 국민들에 대한 의약분업 홍보를 했어야 한다고 주장하든지 말이다. 아니면 시민단체는 의약분업과 관련한 홍보를 해서는 안된다고 주장하든지 했어야 한다. 이런 주장에서 더 나아가 시민단체들은 의약분업 중재안 마련으로 임무가 끝났으니 의약분업이 잘 정착되도록 홍보하는 것에는 더 이상 끼지 말도록 촉구했어야 한다.

≪중앙일보≫의 사설은 " '정부와 기업의 돈을 받더라도 올바르게 사고하고 행동하면 될 것 아니냐'는 반론을 펼 수도 있겠지만……조건 없는 기업의 헌금과 뜻을 같이하는 시민들의 성금이 모아져야 시민단체의 건전성이 살아날 수 있다"고 끝을 맺었다.

여기서 우리는 정부의 돈과 기업의 돈을 동일시하는 사고가 잘못됐음을 유념해야 한다. 정부의 돈은 정부의 돈이 아니라 국민의 돈, 즉 세금이다. 정부가 마음대로 주무르는 돈이라고 생각하면 크게 잘못된 것이다. 신뢰할 수 있는 정부일 것 같으면 안심하고 정부에게 세금의 사용을 맡길 수 있겠지만 그렇지 않다면 차라리 믿을 수 있는 시민단체가 정부가 하려는 특정 목적에 맞게 훨씬 효율적이고 투명하게 사용할 수 있다는 점에서 오히려 시민단체가 자신의 역량 안에서 국민들을 위해 예산을 집행하는 것이 바람직할 수도 있다. 하지만 기업의 돈은 다르다. 기업은 이윤을 내는 것을 최대 목표로 삼는 집단이므로 ≪중앙일보≫의 사설처럼 조건 없는 기업의 헌금과 같은 발상은 매우 안이한 것이다. 일반 기업과는 성격이 다른 ≪중앙일보≫ (흔히들 너무 과대평가해 公器라고 부르는 언론)조차도 조건 없이 특정 개인이나 단체에게 돈을 마구 갖다주지는 않을 것이다. 아무리 조건 없는 돈이라고 하더라도 마피아처럼 해서 번 돈을 받는 것은 문제가 있다. 아무리 조건 없는 헌금이라 할지라도 중소기업을 짓밟고 탈세와 외화 도피, 변칙 유산, 환경오염 등 부도덕을 일삼는 기업으로부터 돈을 받는 것은 곤란하지 않을까. 이런 기업의 조건 없는 돈보다는 특정 목적(그 목적이 국민들을 위한 것이라면)에 쓰일 정부 예산, 즉 국민의 돈을 받아 국민들을 위해 쓰는 것은 하등 문제가 될 것이 없다. 그것을 공정하고 투명하게 따냈다면, 그리고 그것을 투명하고 효율적으로 잘 사용했다면 말이다. 시민단체들은 이런 사설에 신경 쓰지 말고 더욱 적극적으로 국민들을 위해 필요할 경우 정부의 예산을 사용하기 바란다.

41
히포크라테스가 한국 의사에게 준 교훈

히포크라테스여! 한국에서 부활하라

한국의 의사들이 환자들을 내팽개치고 일제히 파업에 들어가자 히포크라테스 선서를 하며 아픈 사람을 내 몸 돌보듯이 하겠다는 맹세는 어디에 갔느냐고 질타하는 사람들이 곳곳에서 나왔다. 흔히들 히포크라테스 하면 '의성(醫聖)', '의학의 원조', '의학의 아버지'라고 부른다. 히포크라테스에 대한 이야기는 의료윤리 문제를 다룰 때는 으레 등장한다.

히포크라테스는 기원전 460년경 소아시아 서해안 가까이에 있는 코스 섬에서 태어나 의학 사상과 치료법으로 인류에게 많은 은혜를 베푼 실제 인물이다. 히포크라테스의 위상을 한마디로 정의하면 하늘과 마법의 세계에 머물던 의술을 인간이 사는 땅의 세계로 내려오게 해 자리잡게 만든 인물이라고 할 수 있다. 우주천문학자이자 과학저술가였던 칼 세이건은 이와 관련해 자신의 책 『악령이 출몰하는 세상』에서 "그가 이처럼 찬양받고 있는 가장 큰 이유는 당시만 해도 미신의 장막에 가려 있던 의술을 밖으로 끄집어내 과학의 빛 아래로 옮겨놓은 노고에 있다"고 평가했다. 히포크라테스는 "사람들은 간질을 신이 내린 벌로 생각한다. 그렇게 생각하는 이유는 단 하나, 사람들이 간질의 원인을 제대로 이해하지 못하고 있기 때문이다. 그러나 만일 사람들이 자신들이 이해할 수 없는 모든 것을 신적(神的)이라고 부른다면 신적인 것에는 끝이 없을 것이다"라고 밝힌 바 있다. 히포크라테스는 우주 만물의 근원이 불, 공기, 흙, 물의 4원소로 이루어져 있다는 4원소설을 받아들여 각종 질병은 네 가지 체액, 즉 혈액·점액·흑담즙·황담즙의 부조화에서 비롯된다고 보았다. 아마 균형과 조화를 중시하는 그리스인들의 철학이 밑바탕에 깔려 나온 의학 사상으로 보인다. 물론 히포크라테스의 4체액설은 대부분 받아들이기 어려운 것이기는 하지만 오늘날 영양섭취 과잉과 운동 부족으로 인한 비만 등에서 비롯한 심각한 각종 보건학적 문제를 생각해볼 때 인정해야 할 부분도 있을 것이다. 히포크라테스는 '히포크라테스의 선서'에서도 잘 나타나 있듯이 환자를 가장 중요하게 여긴다. 히포크라테스 선서는 그리스 시대 때 나온 것이어서 오늘날의 현실과 맞지 않는 부분도 더러 있지만 2천 년을 넘는 세월을 뛰어넘어서도 특히 우리에게 와 닿는 것은 특히 환자에 대한 의무 부분이다. 그리고 이 선서를 지키면 의사로서의 명성을 영원히 얻게 될 것이고 이를 어기면 그 반대가될 것이라고 한 벌칙 부분도 오늘날의 의사, 특히 대한민국 의사들이 깊이 새겨야 할 부분이 아닌가 생각한다. 잠시 다음의 선서를 마음속으로 선서하듯이 읽어보자.

서약

나는 의사인 아폴론을 두고, 아스클레피오스를 두고, 히게아를 두고, 파나케아를 두고, 그리고 모든 남신과 여신을 두고, 그들로 나의 증인을 삼으면서 내 능력과 판단에 따라 이 선서와 계약을 이행할 것을 맹세합니다.

스승에 대한 의무

이 기술을 남에게 가르쳐준 사람을 내 부모처럼 섬기고 나의 생계에서 그를 짝으로 삼으며 그가 재정적으로 궁핍할 때는 내 것을 그와 나누며 그의 가족들을 내 형제로 간주하고 또 그들이 그것을 배우기를 원하면 보수나 계약 없이 그들에게 이 기술을 가르치며, 내 아들과 내 스승의 아들과 의사의 규범을 선서한 학생들에게만 교범과 구두지시와 다른 모든 가르침을 전하고 그 밖의 다른 누구에게도 전하지 않을 것입니다.

환자에 대한 의무

나는 내 능력과 판단에 따라 환자를 돕기 위해 처방하지, 상해와 살해할 의도로는 처방하지 않을 것입니다.

또 나는 독약을 투약해달라는 요청을 받을 때라도 누구에게든 하지 않을 것이고, 그 같은 수단을 제안하지도 않을 것입니다. 마찬가지로 나는 어떤 여인에게도 낙태를 일으킬 좌제를 주지 않을 것입니다. 그 대신 나는 내 생애와 내 기술 모두를 순수하고 경건하게 지킬 것입니다.

나는 결석으로 고통받는 자에게 칼을 대지 않을 것이고 대신 그 분야의 기능인에게 양보할 것입니다.

어떤 집에 들어가든지 나는 환자를 돕기 위해 들어갈 것이고, 모든 고의적인 비행과 피해를, 특히 노예이든 자유민이든 남자나 여자의 신체를 능욕하는 것을 삼갈 것입니다.

그리고 내 직업을 수행하는 동안이나 직업 수행 외에 사람들과 교제하는 동안 내가 보거나 듣는 것이 무엇이건 간에 그것이 널리 퍼져서는 안되는 것이라면 그 같은 것들을 거룩한 비밀로 지키면서 결코 누설하지 않을 것입니다.

벌칙

이제 내가 이 선서를 지켜나가고 그것을 깨뜨리지 않으면 내 삶과 내 기술로 모든 사람 사이에서 영원히 명성을 얻게 되고, 만일 내가 그것을 어기고 맹세를 저버린다면 그 반대가 나에게 닥칠 것입니다.

의성(醫聖) 히포크라테스는 환자제일주의 의사였다

"알려고 하는 것은 과학이지만 알려져 있는 지식을 맹목적으로 믿는 것은 무지이다"라는 히포크라테스의 금언은 과학적 의학의 기초가 되었다. 히포크라테스는 또 "자연이 치유한다. 의사는 단지 자연의 보조자일 뿐이다"라고 주장했다. 그의 이런 과학적인 접근은 간질, 조울증 같은 여러 정확한 의학적인 발견을 가져왔다. 인간과 자연과의 조화로운 상호의존의 중요성을 강조한 생태학적인 시각은 환경오염이 극심해지고 있는 21세기 들어 재조명할 가치가 있는 철학이다.

히포크라테스의 정신은 지금도 유효하다. 그래서 그에 관한 이야기를 다소 장황하게 늘어놓았다. 이제 그를 타임머신에 태워 2002년 한국으로 데려와 이야기해보자. 히포크라테스는 환자 비밀 유지, 낙태금지 및 생명 중시, 환자 제일주의 등을 이야기했다. 이런 문제들과 관련해 한국 의사들은 할 말이 별로 없을 것이다. 아무런 문제가 없어서가 아니라 이런 윤리들이 제대로 지켜지지 않고 있기 때문이다.

　현대 의료윤리학자인 보참과 칠드레스는 『생명의료윤리학의 원칙』에서 생명 의료윤리의 네 가지 원칙 — 자율성 존중의 원칙, 악행 금지 원칙, 선행 원칙, 정의 원칙 — 을 제시했다. 자율성 존중 원칙은 의사는 의료와 관련한 전문 지식을 갖고 있으나 환자는 문외한이기 때문에(학술적으로는 이를 '의료 정보의 비대칭성'이라고 한다) 환자에게 충분한 설명을 한 뒤 진료하는 행위에 대해 동의를 구하는 것이다. 악행 금지 원칙은 히포크라테스 선언에도 나와 있듯이 "환자에게 해악을 입히거나 환자의 상태를 악화시키는 데에는 의술을 결코 사용하지 않겠다"는 내용과 통한다. 선행 원칙은 악행 금지 원칙과 달리 적극적인 선의 실행을 뜻한다. 정의 원칙은 어떤 의료기술을 개발하는 데 연구기금을 쏟아붓는 것이 바람직한가와 어떤 의료보험제도를 시행하는 것이 정의로운가와 같은 것이 해당된다. 이런 네 가지 원칙은 히포크라테스의 정신에서도 엿볼 수 있거나 들어 있는 것이다. 여기에 대해서는 비판적인 반론도 있을 수 있겠지만 오늘날의 현대 의료에서도 매우 유효하게 적용할 수 있는 간결한 원칙으로 보인다.

　우리나라 의사들에게도 의료윤리는 매우 중요하며 의사들도 중요하다는 것을 잘 알고 있다. 대한의사협회는 이미 "의사윤리선언"과 "의사윤리강령"을 만들어 의사윤리 기본정신으로 삼고 있다. 하지만 그 동안 사실상 유명무실했던 이 윤리 선언과 강령을 되살리기 위해 더욱 구체적인 내용을 규정할 필요성을 느껴 의사 파업이 끝나고 2001년 들어 의사윤리지침을 만들었다. 이 지침의 채택은 2000년 의약분업 반대 대투쟁 때 의권쟁취투쟁위원회의 위원장으로 활약하다 감방살이까지 한 40대의 신상진 직선 회장 체제가 구축되면서 2001년 11월에 이루어졌다.

　6장 78조로 이루어진 이 의사윤리지침은 총강과 제1장 '의사의 일반적 윤리', 제2장 '환자에 대한 윤리', 제3장 '보건의료인에 대한 윤리', 제4장 '의사의 사회적 역할과 의무', 제5장 '시술 및 의학연구와 관련된 윤리', 제6장 '윤리위원회'로 되어 있다.

이 가운데 제2장 '환자에 대한 윤리'의 일부를 보면, "의사는 환자의 이익과 자율적인 의사를 최대한 존중하고 그러한 환자의 이익과 의사가 보장될 수 있도록 하며 최선의 노력을 다하여야 한다"고 규정하고 있다. 하지만 실제 이런 조항을 지킬 의사는 그리 많지 않을 것이다. 또 "환자의 인격을 존중해 환자를 단지 질병을 가진 사람이나 연구 대상이 아니라 인격을 가진 존엄한 존재로 대우해야 하며 환자에게 일체의 신체적, 정신적, 언어적 폭력을 행하여서는 안된다"고 못박고 있으나 그렇지 못한 경우가 비일비재하다. 이밖에 진단서 작성에 신중을 기하도록 강조하는 등 14조에서 32조까지가 환자에 대한 윤리를 규정할 정도로 이 부분에 지침을 집중하고 있다. 이 윤리지침은 치과의사, 한의사, 조산사, 간호사 등 의료법에 규정되어 있는 의료인은 물론, 약사, 의료기사, 사회복지사 등 의료 현장에서 함께 일하는 동료들을 보건의료인으로서 존중하고 신뢰하여야 한다고 밝히고 있는데 그 동안 의사들이 한의사나 간호사, 약사 등에 대해 보여온 배타적 우월주의를 생각해볼 때 이런 조항이 정말 실천될 수 있을지 의문이 간다.

윤리지침 조항 하나하나에 대해 이 조항이 어떤 의미를 가지며 과연 실천될 수 있는지, 실제 상황은 어떤지 등에 대해 이야기하려면 책 한 권 분량으로도 모자랄 것이다. 그래서 여기서는 의사윤리지침안의 내용에 대해서는 이야기를 줄이고 의사들의 윤리의식을 높이기 위해서는 어떤 일들을 해야 하는가에 초점을 맞추어 이야기하려고 한다. 연세대학교 의무부총장과 연세의료원장을 지내고 한국금연운동협의회를 만들어 지금도 그 대표를 맡고 있는 원로 격 예방의학자인 김

일순 교수는 틈나는 대로 의대 교육에서의 윤리 교육의 중요성을 강조한다. 필자가 아는 여러 저명한 의학자들도 "연간 3천 명 넘게 의사들이 쏟아져나오고 있지만 이들에게 체계적인 의료윤리 교육을 하는 대학은 거의 없으며 가르칠 전문가도 찾기 힘들다"고 털어놓곤 한다. 의학사상이나 의학사를 가르칠 교수들도 사실상 거의 없어 이 분야를 전공한 교수는 대부분 이 대학 저 대학을 바삐 오가면서 강의를 하고 있다고 한다. 이는 한마디로 우리의 의과대학들이 단순 의료 지식의 주입이나 처치와 시술의 기술을 가르치는 곳으로 전락하고 진정한 의술을 가르치는 곳이 되지 못하고 있다는 방증이다.

의대 윤리 교육 하루빨리 강화해야

의사는 단순히 학교에서 배운 의료 지식과 시술을 환자들에게 적용하고 돈을 받는 직업은 아니다. 만약 그런 직업이라면 굳이 윤리를 강조할 필요도 없고 따로 커리큘럼에 윤리 과목을 넣어 가르칠 필요도 없다. 의료라는 것은 정치적이고 사회적인 행위이다. 따라서 의사는 의료 지식을 바탕으로 자신에게 주어진 사회적 역할과 책무를 다하여야 한다. 의사협회가 윤리지침 내용 가운데 의사의 사회적 책무와 인권 보호, 환경 보호, 부당 이득 추구 금지, 부당 진료 금지 등을 조항으로 넣어 강조한 것은 바로 이 때문이다. 일반 국민들도 의사라는 직업인과 의료의 특성이 이러하기 때문에 부당 진료비 청구나 허위 진단서 발급 등이 문제가 될 때 강하게 비난하는 것이다.

윤리와 도덕은 법으로 강제하기보다는 자발적으로 이루어지도록 하는 풍토와 전통을 만드는 것이 올바른 접근이다. 이를 위해서는 대한의사협회나 의과대학 등이 앞장서야 한다. 때로는 읍참마속(泣斬馬

識)의 결단도 필요하다. 팔이 안으로 굽어버리면 윤리 문제는 해결하기 어렵다. 그렇게 되면 강제 수단이 등장하게 마련이다. 다시 말해 법의 심판을 받는 것이다. 이런 저런 부도덕하고 불법적인 행위를 했으므로 '징역 1년이다'와 같은 법의 판결이 내려지고 의사면허가 정지되거나 취소되는 불행이 생기게 되는 것이다.

이렇게까지 가지 않기 위해서는 의사가 자신들의 도덕 불감증을 스스로 치료할 수밖에 없다. 부도덕한 행위를 하거나 불법을 저지르는 동료 의사들에 대한 감시와 고발이 반드시 있어야 한다. 의사협회는 의사가 진료 등과 관련해 윤리 문제를 일으키면 단호하게 대처해 제2, 제3의 사건을 막으려고 애쓰는 독일 등 선진국 의사들의 자체 정화 노력을 본받을 필요가 있다. 의사 윤리를 바로 세우는 것은 우리나라 의료를 바로 세우는 첫걸음이요, 의사가 환자들로부터 존경받으면서 더불어 살아갈 수 있도록 하는 지름길이다.

지은이
안종주
서울대학교 미생물학과 졸업
서울대학교 보건대학원 보건학 박사과정 수료
≪서울신문≫ 기자를 거쳐 ≪한겨레신문≫ 창간에 참여하여
사회부·생활과학부 기자, 차장, 사회부장을 지냈으며
한국환경기자클럽 회장, 의약분업실행위원, 의약분업 의약품 분류위원 등 역임
현재 ≪한겨레신문≫ 심의위원으로 재직중
저서로『조용한 시한폭탄 석면공해』(편저),『에이즈 X-화일』외 다수

한국 의사들이 사는 법

ⓒ 안종주, 2002

지은이/안종주
펴낸이/김종수
펴낸곳/도서출판 한울

편집책임/곽종구
편   집/이원숙

초판 1쇄 발행/2002년 5월 20일
초판 3쇄 발행/2002년 5월 31일

주소/121-801 서울시 마포구 공덕1동 105-90 서울빌딩 3층
전화/영업 326-0095(대표) 편집 336-6183(대표)
팩스/333-7543
전자우편/newhanul@nuri.net
등록/1980년 3월 13일, 제14-19호

Printed in Korea.
ISBN 89-460-2974-9 03510